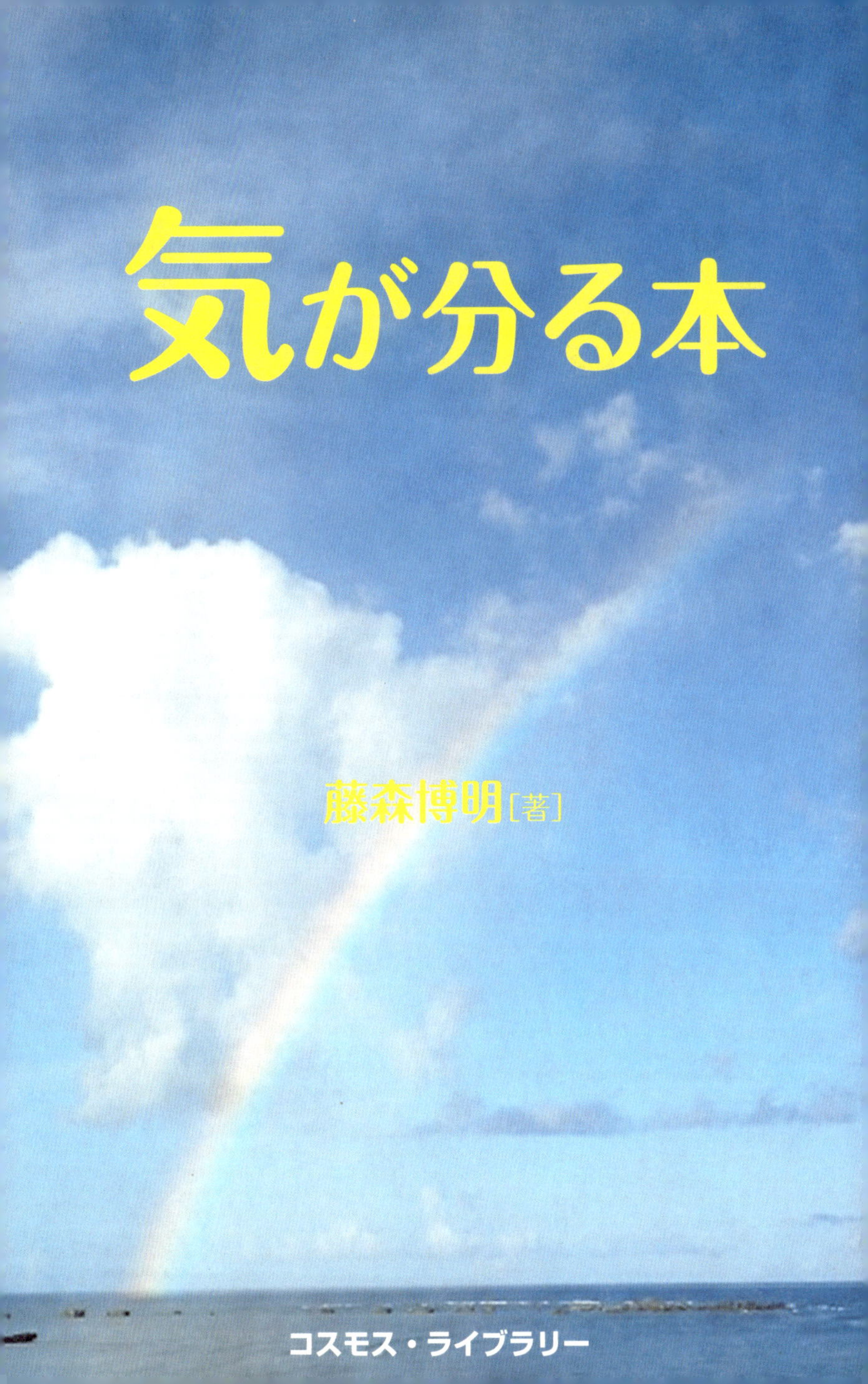

気が分る本

藤森博明［著］

コスモス・ライブラリー

目次

はじめに　1

第1章　気とは何か　9

気は生命活動を支えるエネルギー。気エネルギーは実際にはどのように使われて、どんな効果を生むかを解説。

§1　気は身体を動かすエネルギー……9
§2　気を降ろせば最善発揮……15
§3　気の効用……22
§4　気は個性を発揮……28
§5　生きているとは、気が流れていること……34

第2章　気を感じる　39

気を感じるための3条件、緩め、呼吸、意識を解説。
さらに、気を感じるための原理と方法を簡明に開示。

§1　気はどうしたら感じられるか……39
§2　身体を緩める……45
§3　呼吸による気の巡り……50
§4　身体各部の意識……53
§5　気の交流……57

第3章　緩骨法　61

気を感じるためには身体を緩めることが不可欠。緩めの意味と
具体的な緩め方について解説。また、意識の利用にも触れる。

§1 骨に触れると何かが変わる……61
§2 本当に骨を緩める……65
§3 緩骨法《かんこつほう》の流れ……69
§4 脳と内臓の緩め方……77

第4章 天地呼吸法 85

気を感じるには、呼吸によって体内外に気を導くことが不可欠。呼吸の意味と方法。希少的な価値のある充足法の解説。

§1 呼吸をする理由《わけ》……85
§2 呼吸法は全身で行う……90
§3 気の充足法……94
§4 天地呼吸法……98

第5章　気の交流（気タッチ）　111
気の交流の奥深い意味を解説。気の交流があると元気になり、病からの快復などの効果が生じる。気タッチの方法も開示。
§1　人は、独りでは生きてゆけない……111
§2　気の交流で健康に……115
§3　学びは気の交流……119
§4　気タッチで気の交流……123
§5　気は究極の交流手段……126
第6章　スカイウォーキング　131
気を味わう心構え。気で人生が蘇る実例。気と健康。人生における優先順位。

§1 江戸時代の人は腸腰筋が使えた……131
§2 スカイウォーキングの歩き方……135
§3 肩甲骨、骨盤、腸腰筋……139
§4 神様の秘密……143
§5 スカイテニス……148
§6 スカイウォーキングの効果……152

第7章 骨格と緩め方

155

難関の緩め方について深く指導。骨格の構造や成り立ちを解説。さらに神経系統にも配慮して、芯までほぐれる緩め方を解説。

§1 骨格と筋肉……155
§2 骨を感じる……159
§3 意識を身体の隅々まで……162
§4 背骨と神経……165

§5　具体的な緩め方……170

第8章　上達方法論　175

単なる思い付きで気や合気は発見できない。人生の実現にも役立つ、時間のない一般人にも可能な思考方法論。

§1　上達の流れ……175
§2　思考方法について……180
§3　実行について……184
§4　全局部を押える……187
§5　弁証法的な用語の解説……192

第9章　気と心の在り方　197

心の使い方、身体の使い方で流れる気の量は変化する。基本は身体を固くしないこと。それには何をどう考えるとよいか。

§1 二の矢を放つな……197
§2 気付きは「気」が付く……202
§3 生きがいを見出す……208
§4 リラックスは武器……212

第10章 気と身体……217

気の観点で物事を見ると、どのように見えるのか。一般的な世界の見方が一転する。それが気を捉えた実感になり、目安になる。

§1 マッタリとキビキビ……217
§2 生命の底力……223
§3 身体は掛け算……227

§4 信じると気が流れる……231
§5 ア・プリオリな能力……234
§6 人智の及ぶ範囲……238

第11章 女の気、男の気

女の出す気と、男の出す気は異なる。それはどのように違うのか。そして、それはなぜなのか。

§1 女はライオン……243
§2 女はなぜ強い……247
§3 男女は対等に遺伝子を残せない……251
§4 女の勇気、男の勇気……253
§5 男はロマン、女は実利……257

243

第12章 気で楽しい人生 261
気を日常生活に活かすと人生は一転する。
気も人生を楽しく、幸福にする手段になる。
§1 幸運を呼ぶ生活……261
§2 気で安産……265
§3 神風の吹く条件……269
§4 健康は人生の土台……274
§5 嬉しい、楽しい、好いことが来る……278

あとがき 285
参考文献 289
著者略歴 291

はじめに

「気」は、古く老子や荘子の時代から存在するものです。しかし、その内容や真実性は今一つハッキリとしない。その「気が分る」とは、一体どんな風に分らせてくれるのだろう。こう疑問に思われる方も少なくないでしょう。

気を求めながらも、途中で諦めてしまう人が多いのは「気が分りにくい。」ためです。では、頭脳で分らないものは誰にも出来ないのでしょうか。いや、そんなことはありません。例えば、眠りです。これを言語で説明することに成功した人はいません。しかし、誰でも眠れています。そして、眠れた人には眠りという事実が分るのです。

気で飛ぶ人たちの中に、「あれは自分から飛んでいるのだ。」という批判を受ける人がいます。確かに、そういう人もいます。それは眠ったフリをするのに似ているのです。本当に気を受けて、身体が宙を舞うのと、そのように振舞うのとは異なります。仮に嘘寝をしてもバレてしまうように、注意深く観察すれば分ります。

では、「嘘寝があったら、眠りはないのか。」と言えば、「眠りはある。」と答えるしかないでしょう。

気も同じです。

身体で分るものは、実際に体感して初めて分ります。

だから、気を体感するように導けば気は分ってしまうのです。

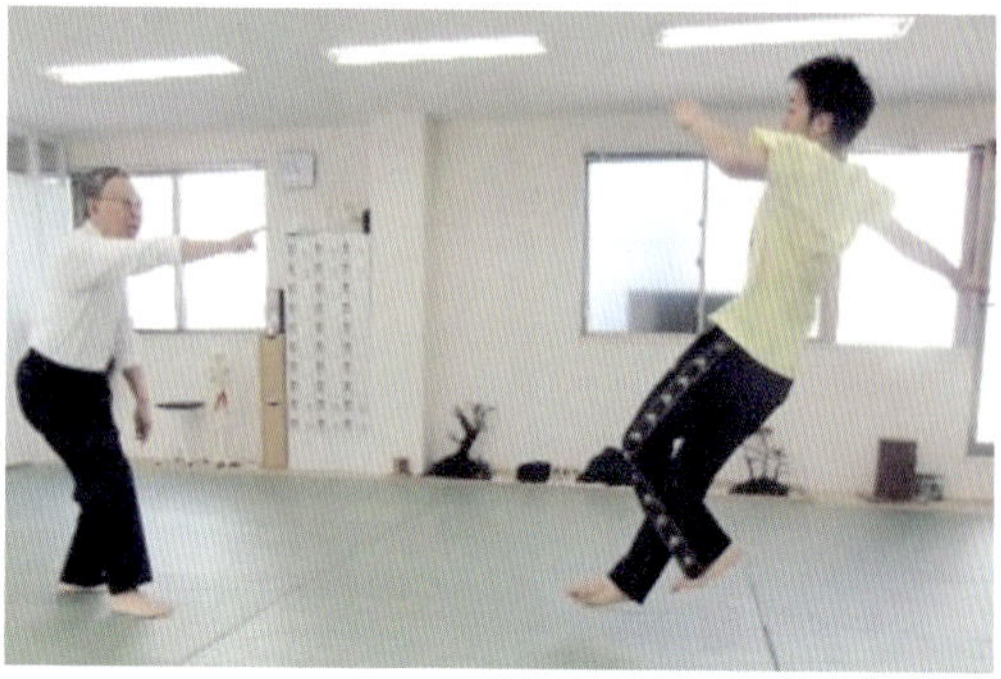

「気」は、呼吸・緩め・意識の共通部分に生まれます。
呼吸は、背骨呼吸で行う。これは気を身体の内外に巡らせる手段になります。
緩めは、緩骨法という方法で行う。気が流れるためには、緩んでいることが必要です。
意識は、身体を感じるために用いる。これは、気を感じて気の通り道を作る助けです。

三条件の絶妙なバランスの中に、「気」は生まれ、感じられるようになります。

これは経験上からの判断ですが、誰にも可能なことであると思います。

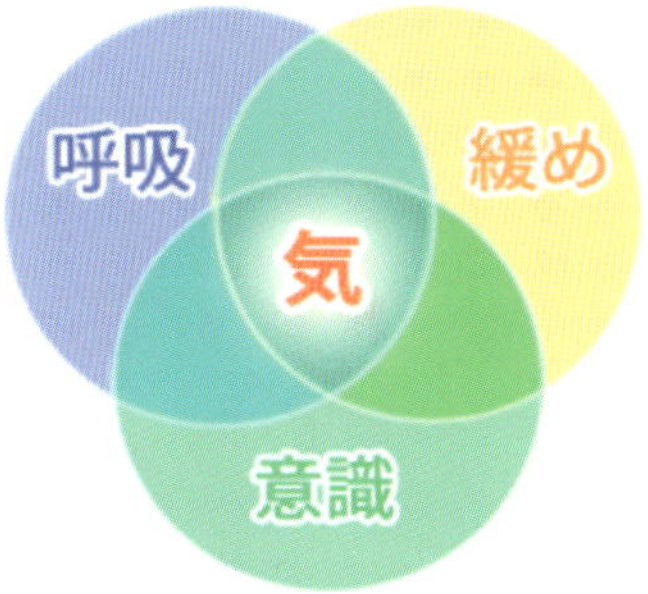

西野先生も言われるように、この三条件の中で最も難しいのは「緩めること」であります。

私たちの生活や現代社会の常識が、身心を固くする方向へと傾いているからです。

今の時代は頑張り好きであり、苦難に耐えながら良い成果をあげることが尊ばれる風潮があります。

上達するために困難を乗り越えるのは大事なことです。

しかし、無意味な苦難は身体を固くするだけで、必要なものではありません。

呼吸はある程度まで習ったうえで、年に３６５回ほど丁寧にやれば足ります。勿論、上手な人と一緒に呼吸を行えば効果は増します。

意識は、意識を導く稽古を積み重ねたり、身心的な実感が深まって来ると、それに対応して高まってきます。

以上三つのことを同時に行うのは、少し難しいかもしれません。けれども、やればできます。本を読みながら無造作にお茶を飲めますね。だとしたら、今の貴方にはできます。日常生活で何気なく行う動きも、初めて行った時のことを考えてみたら難しいことではありませんか。人には一度に複数の行為ができる能力があるのです。

私は「合気」という身体の使い方から「気」を捉えることに成功しました。合気とは、腸腰筋等のインナーマッスルや骨格構造を巧みに使う古武術的身体技法です。その主な手段は、身体意識と緩めです。「気」と「合気」は共通部分が多いので、合気道の世界には気を捉えようとする人も多いようです。

「気の世界」は、遠からず正式に認知されるであろう素晴らしい世界です。そして、誰もがあこがれる世界です。気を感じてみたい人、気を味わいたいと思う人、気の世界に入りたいと思う人は数知れずおられます。

では、何が躊躇させるのか。それは、常識や科学と呼ばれる頭の枷でしょう。常識では、人に触れることなく気で飛ぶことなんてありえない。物理的に測定できないエネルギーの存在なんて認めることはできない。

しかし、このような狭い考え方は現実から目を背けさせてしまいます。

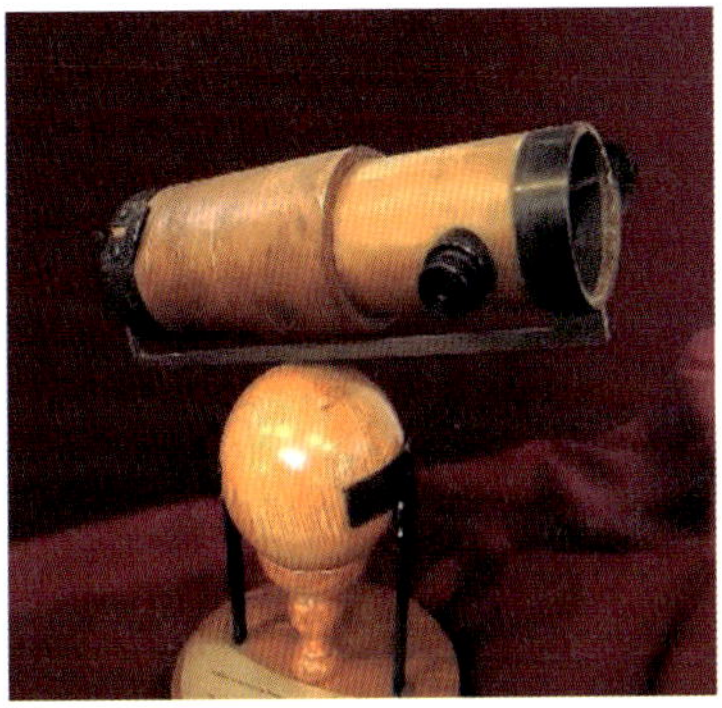

本当の科学は現実を検証することから出発するものです。〝気〟は正に現実的な存在です。

それを理論や常識で先に否定してしまえば、新たな発見や感動は得られないでしょう。

本書を手にされる方は努力家であり、進取の気性に富む方であることを私は知っています。

端から否定するのではなく、実感してみようと思われるに違いありません。

そして、本書を読み終える頃には、気に正面から取り組みたいという気持ちがハッキリするかもしれません。

気は、西野流呼吸法の創始者、西野皓三先生によって現代に蘇るように躍り出ました。

古来、武術の達人や空海や白隠などの高僧だけが到達しえた世界が「気の世界」です。

西野先生はバレエで有名な方ですが、実は医学部に在籍されて学ばれた方でもあります。

医学という現代科学の最先端を学ばれた方が見事に捉えたのが「気の世界」です。


古代と異なるのは、誰でも真剣に学べば体得できる可能性がある点です。

その意味で、西野先生の灯された「気の明かり」を受継ぐ者が少ないのは勿体ないことです。

継承しているとか、練習していると云われる方々の中には残念ながら「気」にはなっていない場合が多いようです。

その方々の映像を見ると、腕や腰の筋力で動かしているものや、気で飛びたいという願望が強すぎて、自分から飛んでいるように動かれる方が見受けられます。

そういう事態が、「気の世界」を少し胡散臭いものにしているのも事実です。

しかし、「気」は筋力とは別の世界にある、優しく柔らかくそして巨大なエネルギーの世界であります。


生命体には必ず流れている素晴らしいエネルギーが「気」なのです。


私の捉えた「気の世界」も、元はといえば西野先生の教えに基づいています。

先生が開示をされた方法があったればこそ捉えられたものです。

しかし、先生と全く同じプロセスを辿ったわけではありません。

富士山に登るのに幾つかの登山道があるように、「気の世界」という高みに登るのにも色々な登山道があってよいと思います。

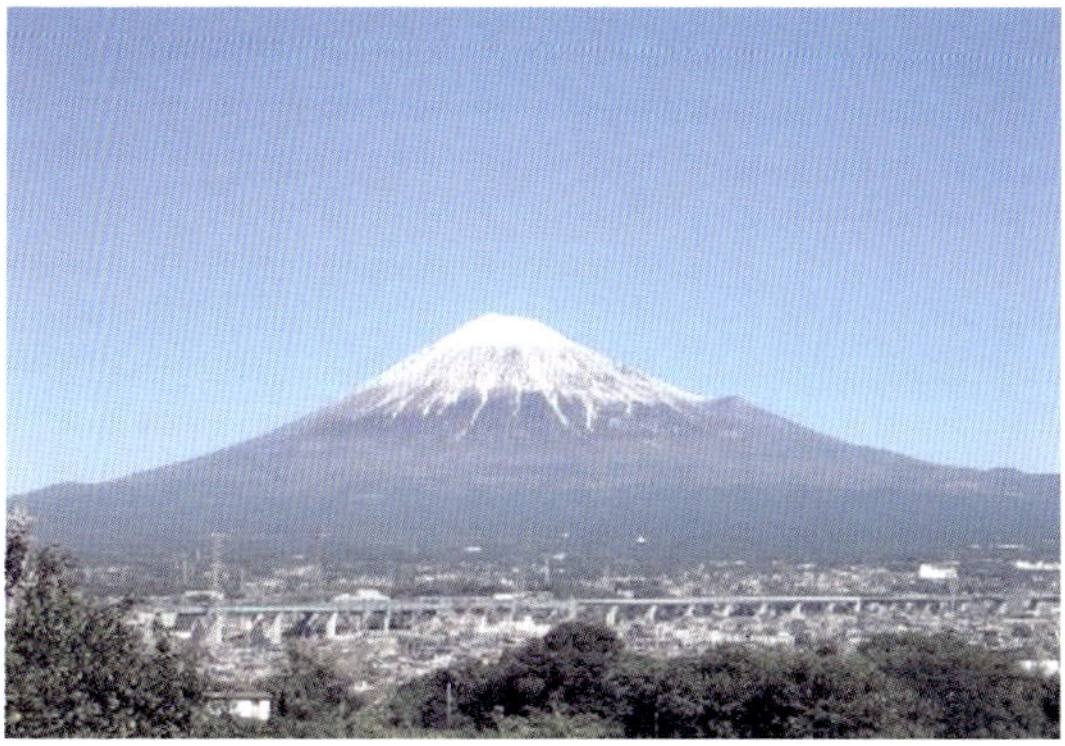

世の中には気を求めたい多くの方がおられて、その数だけ個性や状況が存在します。
だから、沢山のプロセスや方法は必ず活きるものになります。
私も、西野先生の後を追う一求道者です。そして、これからも更に伸び続けて行きます。
気はどこまでも伸びることのできる世界です。その「気の世界」を一緒に求めることにしましょう。

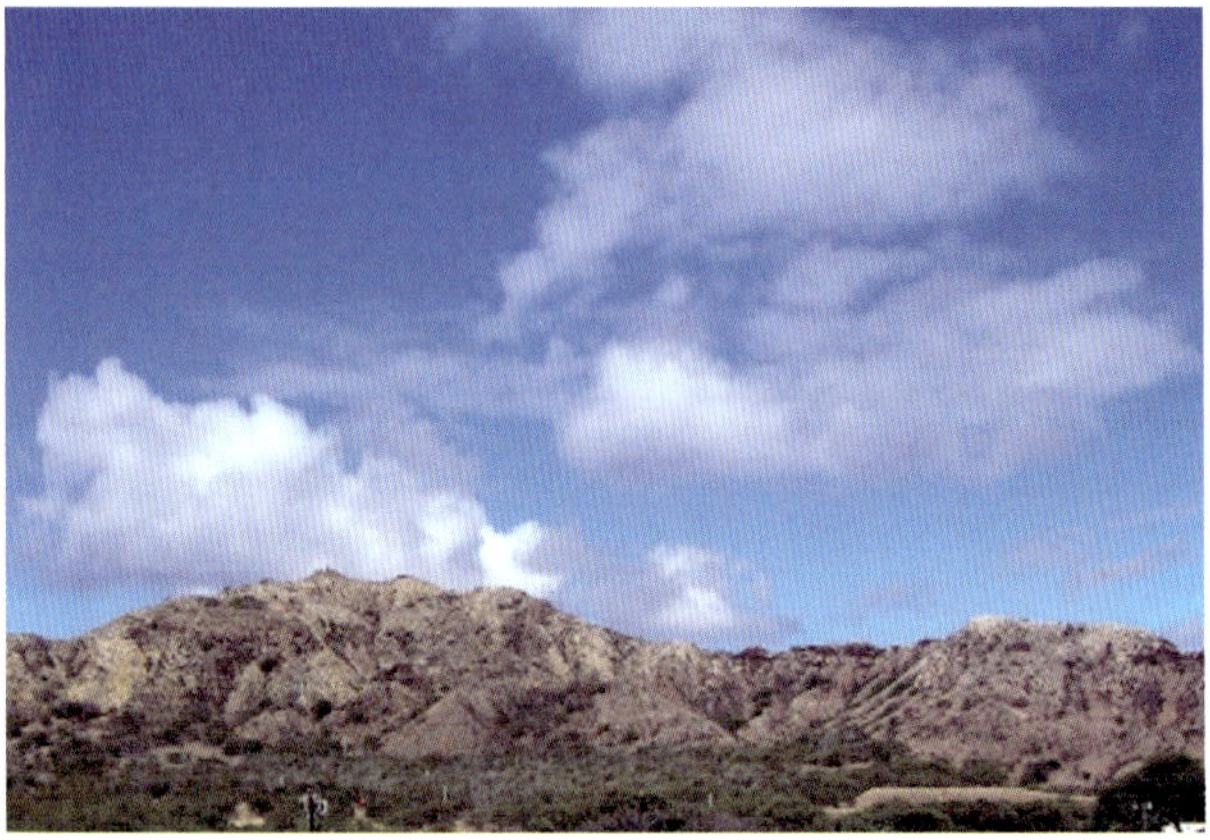

第1章　気とは何か

§1　気は身体を動かすエネルギー

気は立ち上がるためのエネルギーです。

人が立ち上がるのにも、稲が立ち上がるのにも、気のエネルギーが働いていることをご存知でしょうか。

鹿や馬などの草食動物は誕生後、数時間で立ち上がります。陸上の動物たちにとっては、立ち上がることは生命の存続に関わるもの。立ち歩くことによって全ての行動が生まれるからです。

あらゆる生物の活動には、エネルギーとして「気」が使われています。

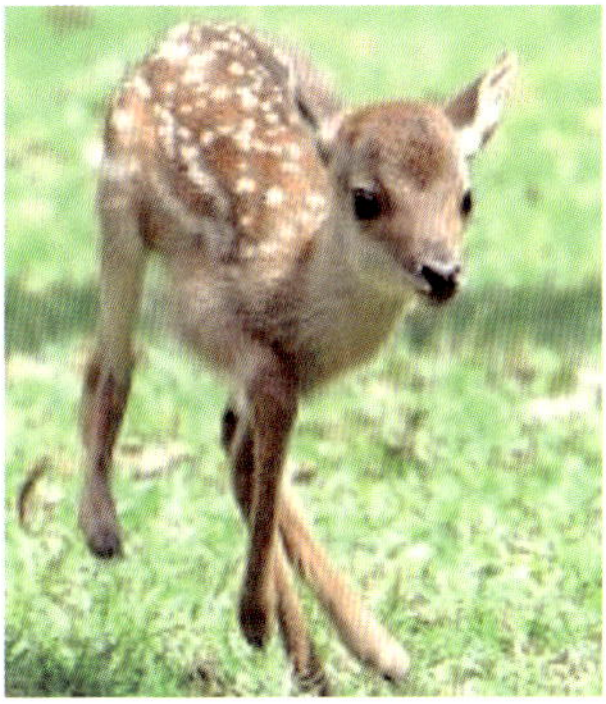

赤ちゃんの頭に手をかざした時に、フワーッとした柔らかい気体が出てくるのを感じたことはありませんか。赤ちゃんは生命活動が活発であり、百会という頭頂部が閉じていません。

また、呼吸法の稽古を長年続けて来られた方の中には、丹田から湧出するフワーッとした気を掌《てのひら》で受け止められる方もいることでしょう。

この柔らかな水蒸気を、さらに細かくしたフワーッとした気体のようなものが「気」の正体です。

気は大変きめ細かい。だから、骨をも貫通し、生物の活動全般を支えられます。

但し、目で見えるものではありません。身体感覚をフルに働かせた時に感じ取られるのです。

気（=見えないエネルギー）の存在は、昔から使われる多くの言葉からも分ります。

人の活動に関しては、人気、元気、気配、景気、運気、意気、熱気、快気……

自然現象に関しては、天気、湿気、空気、火気、電気、磁気、暑気、大気……

本書で取り上げる「気」は、生物が有する生命エネルギーとしての気です。

気は生物の体内を巡り、筋肉に協力して、重力に抗して立ち上がることを助けます。

陸上に棲む生物にとって、重力は避けられない大きな抵抗です。

あらゆる動物は、まず立ち上がるという試練を乗り越えなくてはなりません。

その時に生物の助けになるのが、気のエネルギーなのです。

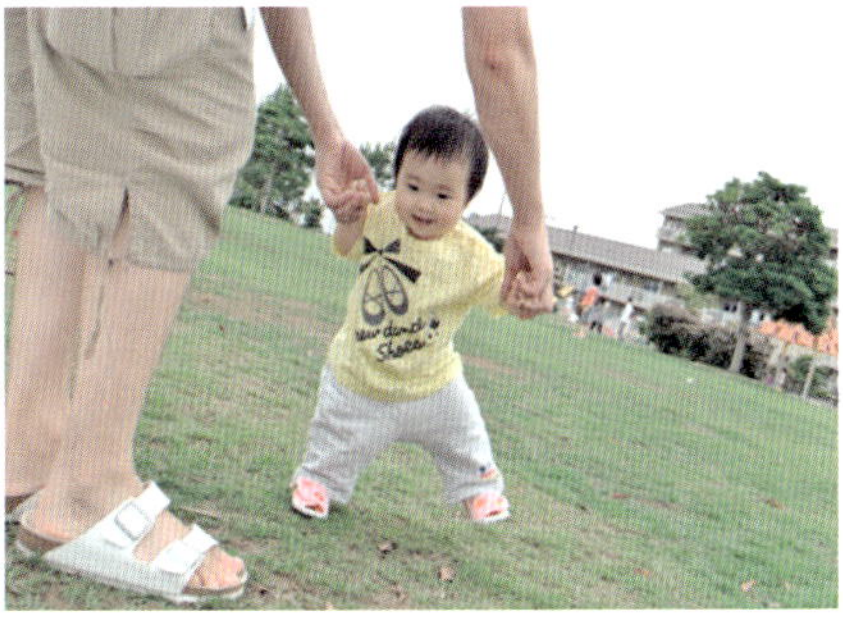

赤ちゃんは、「這《は》えば立て、立てば歩め。」と育てられます。生きて行くには、重力に打ち勝って、行動できなくてはならないのです。
これを筋肉だけで行うことは不可能です。どうしても気エネルギーが必要です。
歩き始めた赤ちゃんの足は頼りないほど柔らかで未熟な筋肉。だから、筋肉の発達だけでなく、気のエネルギーも十分に発動しなくてはなりません。
そのために、立って歩けるようになるまでに相当な時間が掛かるのです。

さらに動物だけでなく、植物も気の力の恩恵を受けて生存しています。

草や茎が立っていられるのもやはり気の力が働いているおかげです。枯れた草は立ちません。

稲やタンポポのように草系植物は樹木のような幹がありません。

植物にとっても、重力に打ち勝って立ち上がることは容易ではないのです。

しかし、立ち上がってこそ花を咲かせ、実を作り、種を蒔くという生命活動ができます。

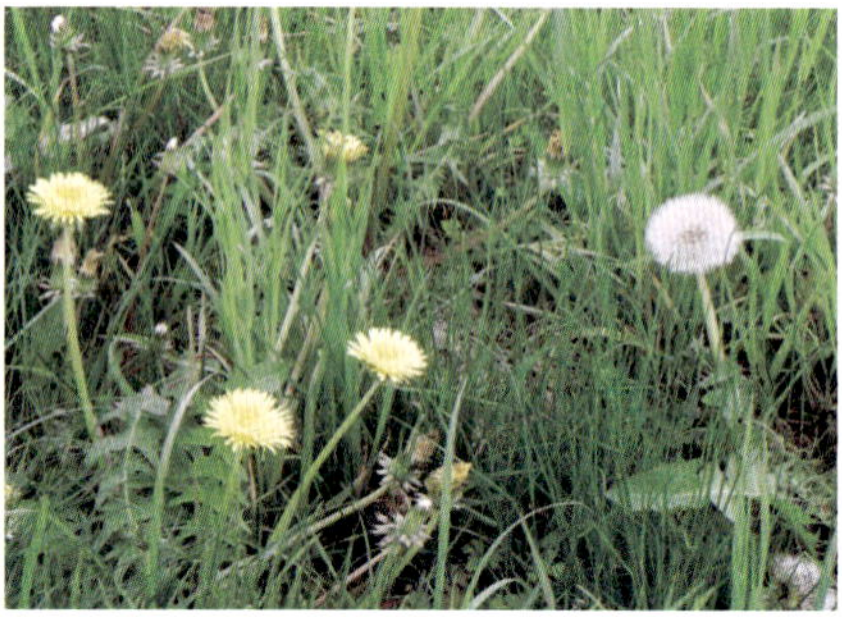

水害で倒れたトウモロコシは後日、再び立ち上がります。しかし、その実は甘くない。重力に打ち勝って立ち上がるために、養分＝エネルギーを使い尽くしてしまうからです。

朝顔などのツタ植物も、上へ上へと蔓を伸ばして行きます。

不思議な感じもしますが、総ての生物は重力に打ち勝って、生命活動を行えるようになるのでしょう。

人間の行動も、抵抗に打ち勝って成り立つものであることは、これまた不思議な気がします。

そして、動物たちが行う捕食行動や危険回避行動、そして繁殖行動などの生命活動を行う際にも気のエネルギーが支えです。

このようにあらゆる生物の生存と活動になくてはならないのが「気」エネルギー。

これほど活躍範囲の多い「気」ですが、筋肉と異なって、働いている実感が得られにくいのです。そのため「気」の存在は分かりづらくなっています。

また、スポーツや医療においても骨格や筋肉ほどには重視されていません。

けれども人は実感として「やる気が起きない。」とか「気持ちが切れた。」という表現を使って、活動できない身体状況を表します。気のエネルギーなしには、立ち上がることも、動くことも、活動することもできないからです。

さらに気は、「気持ち」という言葉があるくらい心の状態と連動しています。嬉しい時には身体が弾むように動きます。

スポーツの勝利や合格時の万歳、宝くじでも当たったら身体はウキウキします。女子高生がアイドルタレントに出会った時の「キャー……」という歓声もいいですね。

逆に、辛い時や悲しい時、気乗りのしない仕事をしている時、テストの日には身体が重く感じられます。そして大震災の直後は動けなかった方が多いのではないでしょうか。

そういうわけで、「気」とは精神的な力ではないかという誤解を受けることもあります。

しかし、気で人が吹っ飛ぶという事実を見れば、明らかに物理的な力なのです。

元気な若者を腕力だけで軽く吹っ飛ばすことはできない。
気の力は使い方次第で、強大な威力を発揮します。

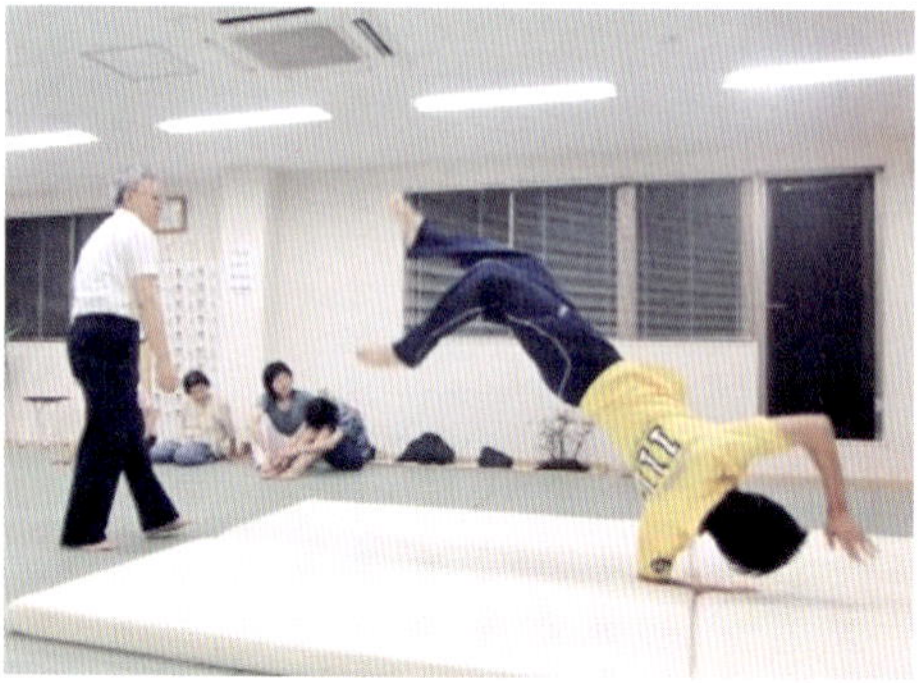

§2　気を降ろせば最善発揮

古来より、気が降りている、肝が太い、腹が据《す》わっている等と表現される身心があります。多くの武人や高僧たちが求めた心と身体のあり方です。

これは気の観点からみると、気が丹田に降りた状態です。

気が丹田に降りれば、本当に人は最善が発揮できるのでしょうか。


稽古に来られるお一人に、Ｔさんという坐禅や瞑想に造詣の深い方がおられます。

ある日、Ｔさんから質問が出ました。

「坐禅を組む時に、背骨はどんな感じに坐ればいいのですか。禅寺で指導されるように、背筋を反って、背中をピンとさせて坐ると、緊張して身体が固くなってしまいます。そうすると呼吸法の緩めと繫がらなくなって、うまく行かないのです。」


「坐禅（ざぜん）」とは、姿勢を正して坐った状態で精神統一を行う、禅の基本的な修行法。姿勢、呼吸、心をととのえる（調身、調息、調心）ことが目標。

坐る際には坐禅用のクッション坐蒲《ざふ》を用いる。坐蒲に腰を下ろし、膝を床につける程度に浅く、足を組む。

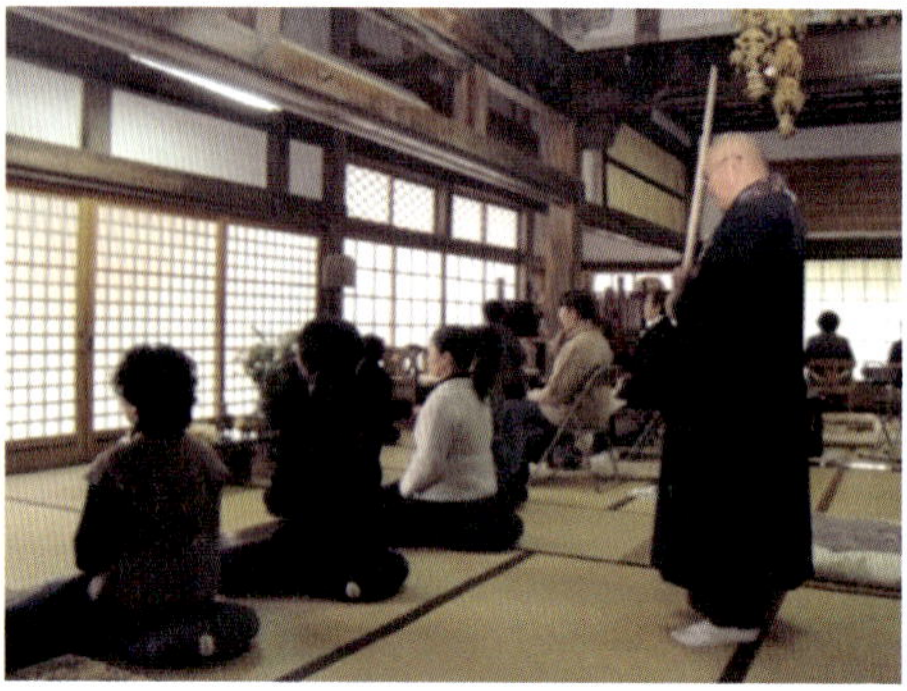

足の組み方は結跏趺坐《けっかふざ》もしくは半跏趺坐《はんかあぐらざ》。結跏趺坐は左腿《もも》の上に右足を乗せ、右踵《かかと》を腹に近づける。次に右腿の上に左足を乗せる。左足のみを右腿に乗せるのが半結跏趺坐。いずれも両足と尻との三点でつり合いよく座る。手は法界定印を組む。目は半開きにして視線は１ｍ程度先で落とす。あごを引き、舌は前歯の付け根に軽く触れるようにし口を軽く結ぶ。

肩の力を抜き、背筋を伸ばす。腰は引き気味で腹を少し前に突き出す。鼻とヘソが相対。

呼吸は自然にまかせ鼻からゆっくり吐き、吸う。

一回の坐禅は「一炷」（線香一本が燃焼する時間）を一単位として行う。

集中が乱れてくると姿勢が前屈みになるという。寺院においては坐禅を行う者の背後に、直堂と呼ばれる監督者が巡回し、姿勢の崩れた者の肩を警策《けいさく》で打ち警告を与える。

さて少し考えた末、私の答えは、

「無理に背筋を伸ばすよりも、頭が背骨に乗るような感覚でフワッと座ったらよいのでは。そうすれば、身体が固くなることもないでしょう。それに坐禅の目標も、気が降りることだと思えば総ては統合されるはず。」

するとTさんは、聞き返しました。

「気が降りたら、どうなるのですか。気が降りたことは自分でも分るのですか。」

そこで気を降ろすとどうなるか、大実験が始まりました。

正座して気の流れを整え、警策の代わりに硬質のビニールバットを使って打ち込む。

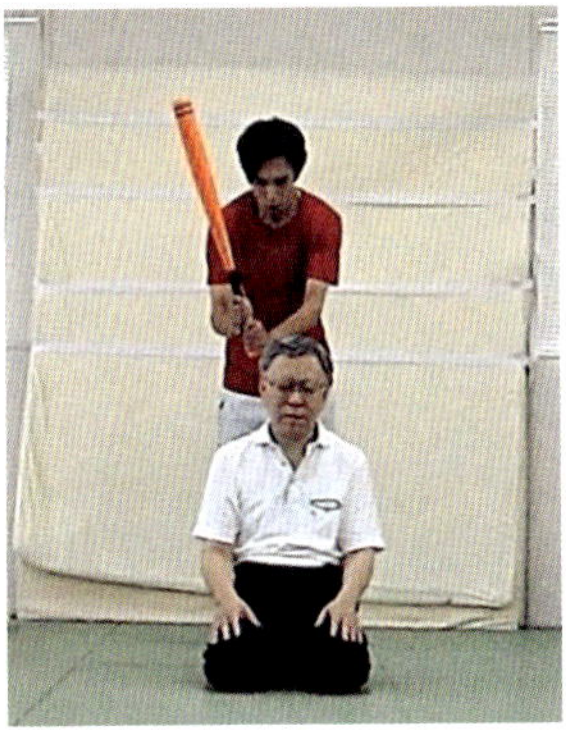

①坐って気を丹田に降ろす。

普通、気は簡単には丹田に降りない。

気の流れを整え、気を降ろす。

気を降ろすには、気を感じ意識で気を導く。その他、呼吸法の利用もよい。

気が降りると上半身は空になる。丹田は充実する。

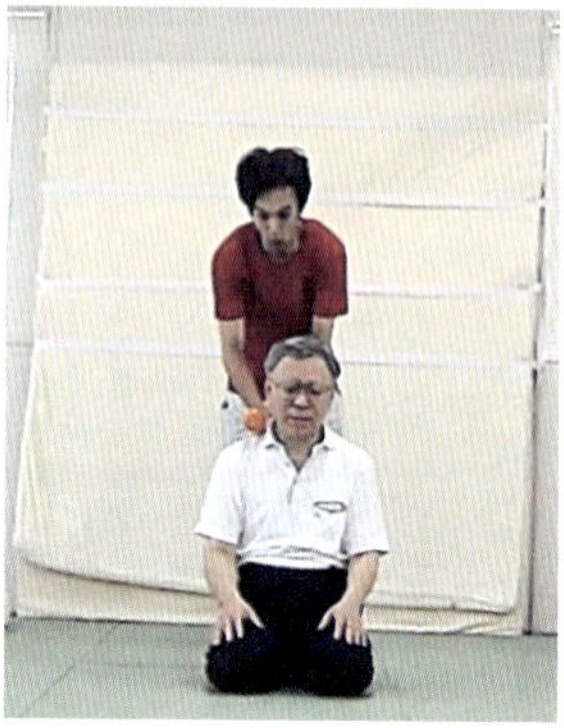

②警策に見立てた硬質ビニールバットで打ち込む。

直堂に代わる者が、硬質のビニールバットを、全力に近い強さで打ち込んだ。
打ち込まれた瞬間、バシッと音が響き、硬質のビニールバットが肩に食い込む。
しかし、不思議なことにまったく痛みは感じない。

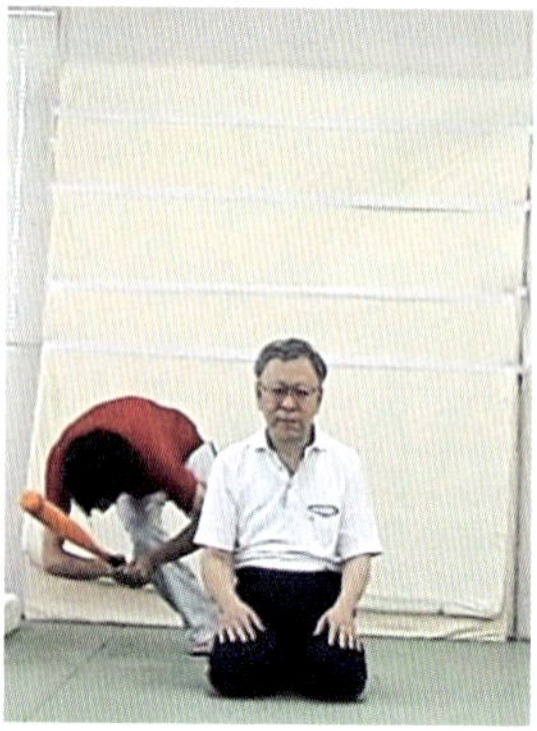

③打ち込んだ者に気が流れ、崩れだす。

バットを打ち込んだ者から
「ウワッー」という叫び声が発せられた。
私の気と、打ち込んだ者の気がぶつかった。
緩めと呼吸の稽古により、気は発達する。
気エネルギーの大なる方は不動。
小なる方は吹っ飛ぶ。

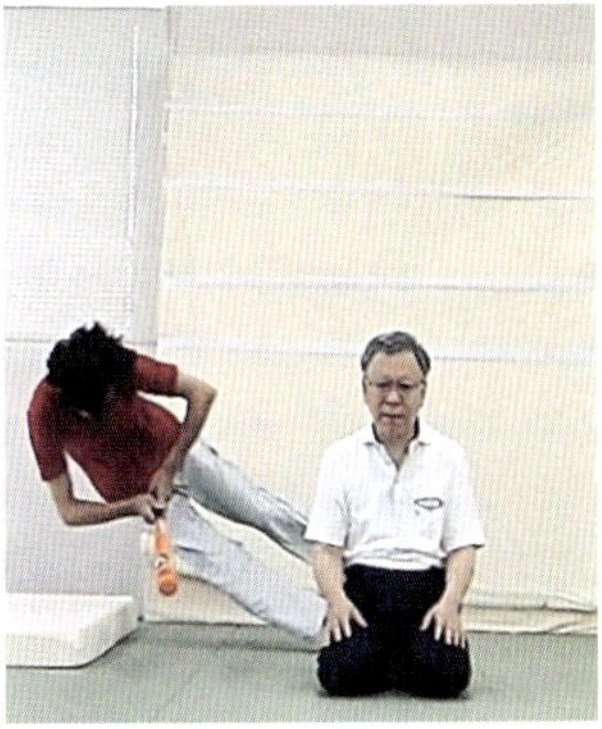

④崩れる勢いは加速的に。

ぶつかる気の衝撃で、打ち込んだ者は
崩れ落ちてゆく。
しかし、打ち込まれた私はまったく気付かない。

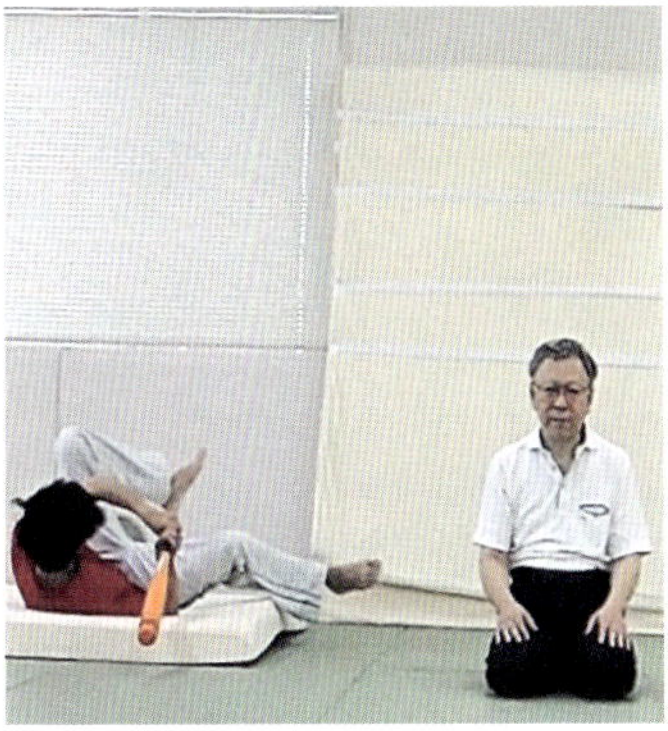

⑤ついには仰向けに転がる。

打ち込んだ者の、倒れこむ音を聞き、
状態を察知する。
打たれた肩は痛くない、むしろ心地よい。
丹田の充実は変わらない。

昔、日蓮上人が鎌倉にある竜の口の刑場で、流刑であったにも関わらず、日蓮のことを快く思わない役人に切り殺されそうになったことがあります。

その時、日蓮上人が「南無妙法蓮華経」のお題目を唱え始めると、役人が切りかかっても腕が動かせなくなり、刀を振り下ろすことができなかった。

その上、雷や竜巻が発生し、日蓮は切られずにすんだと言われています。

この話は作り話のように思えていましたが、しかし気を捉えて、この実験をしてみて、この逸話は真実であると思えるようになりました。

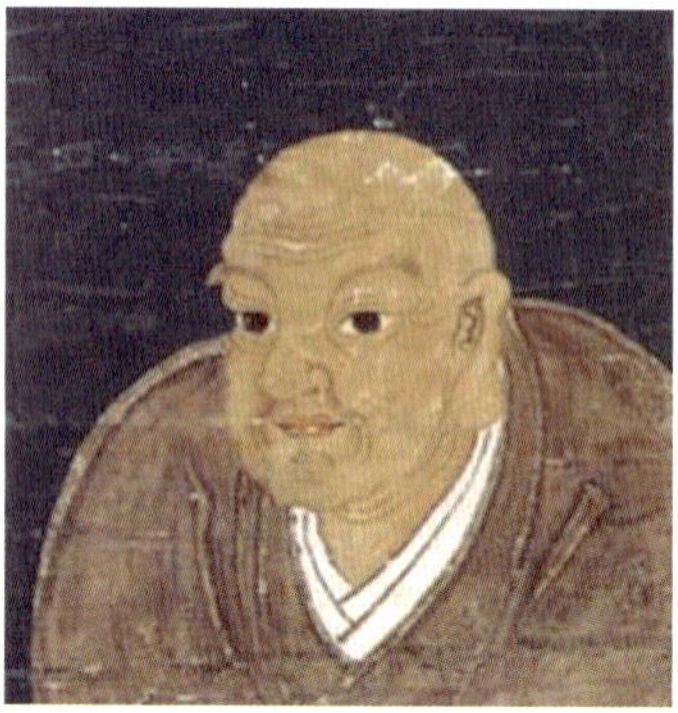
（日蓮上人）

丹田に気が降りると、頭を含む上半身は空になる。

それは何とも言えない爽快なもの。何も考えなくなり、唯打たれるに任せます。

すると気の巡る状態になり、身心は最善の能力を発揮することができます。


身体が最善の能力を発揮できるなら、身体の一部である頭脳もやはり最善が出せる。

そして心の在り方も最善の状態になる。

これが古来より、多くの人が求めていた身心の状態なのか、そう思うと感動もひとしおです。

身心の緩めや呼吸法の稽古に、時間・労力・お金・気持ちなどのエネルギーを掛けて来たことは本当に運が良かったと思えます。

§3　気の効用

NHK歌謡ショー等に出演するプロダンサーのPinkyさんこと嶋村雅美さんがいます。

彼女は公演の最中に舞台で転倒。生命の次に大切な足を骨折してしまいました。

その時に書かれたブログです。

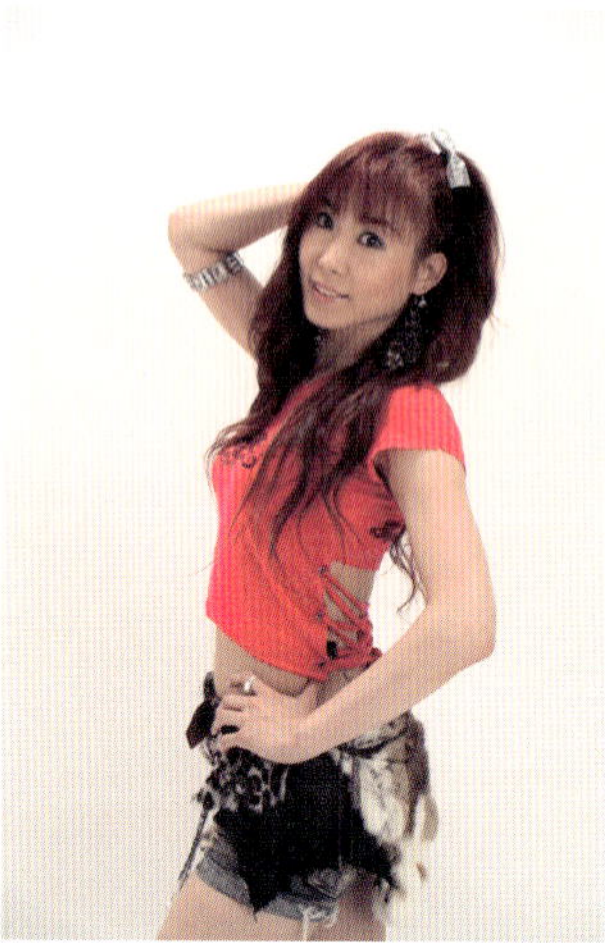

奇跡の体験をしました

お友達の女優のSさんからのご紹介で

Sさんが、気功の先生にPinkyの話をしたら、すっとんで家に来てくださいました

そして気を入れて頂きました。すると、どうでしょう　Pinkyの複雑骨折の左足が……

「まずは、気を入れてもらう前」

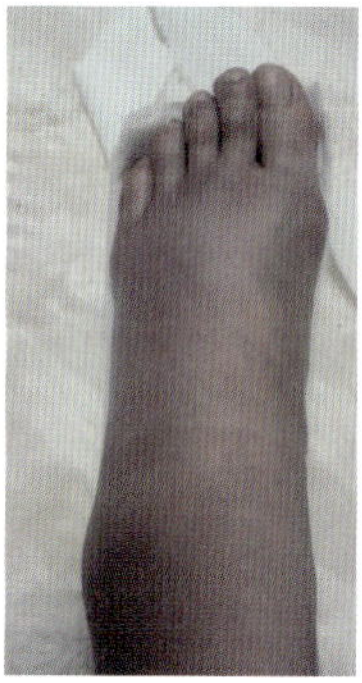

すっごいでしょ

ゾウさんみたいにはれあがってます

内出血もかなりひどいです

「が、気を入れてくださった6時間後」

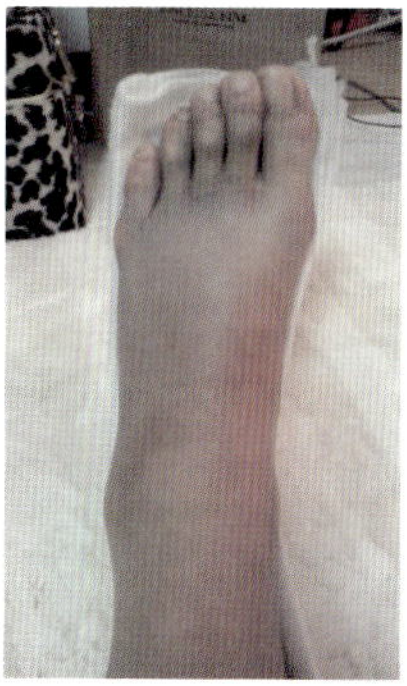

すごくないですか

翌日、レントゲンを撮ったら

４つに複雑に折れていたPinkyの足が

２つしか折れてないのです

奇跡です

「骨折した時には、目の付近にある接骨のツボに気を送ると、骨は勝手に良い位置に戻り、繋がってしまう。」という内容のことが野口晴哉氏の本に書かれてありました。

それを参考にして、「気」を送ってみたらこんな素敵な結果になったのです。

野口先生は凄い、と思いました。


気を整体治療に用いられていた、野口晴哉氏は気の達人。

そして野口先生も、気を活用するうえで背骨呼吸をされる方です。

初めのうち野口先生の本は難しく、とても一読で分る代物《しろもの》ではないな、という感じ。

しかし気の観点が備わると、なるほど素直な説明であると思えてきます。


気の道場に来ると、なぜか元気になる。

道場に入って数分たつと、膝の痛みで正座できなかった人が正座できるようになったり、腰の痛い人が楽になったり、腕が上がらなかった人の腕が軽く上がるようになったり、目の見えづらかった人がスッキリと見えるようになる。

なぜか勝手になるのです。

気で満たされた道場にいると、身体が緩み始めるためかもしれません。

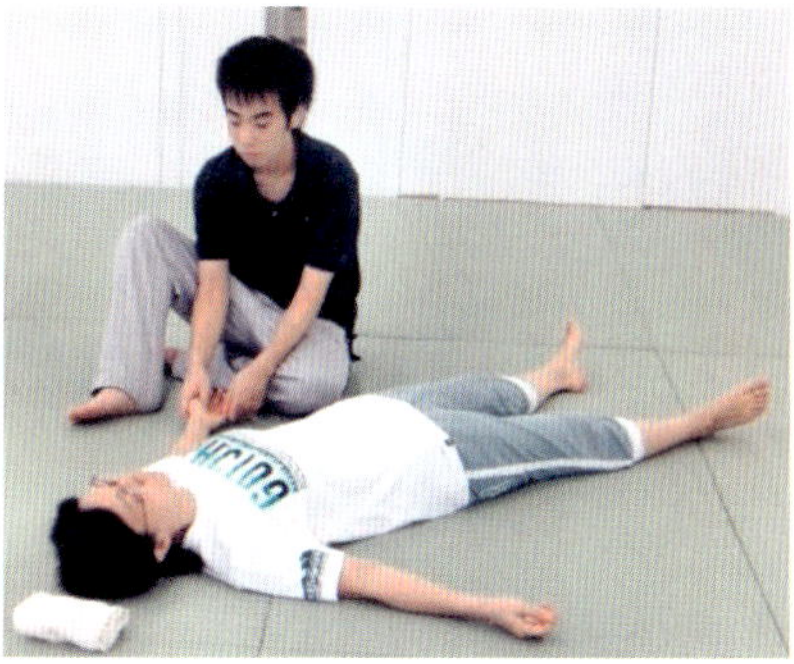

気は身体を緩める働きを持っており、その気が快復を手助けしてくれます。

そして、本来有する自然治癒力が発動します。

他の人に、緩める助力を受けると深く緩みます。

しかし、そのお陰で楽になったとしても、けして誰かの力で身体が改善したのではありません。

まったく皆さんご自身が持つ生命力のお陰によるのです。

病気とは〝身体が固くなって〟起きるもの。

摘出されたガン細胞や腫瘍を実際に手で触れてみると相当固いので驚きます。

また、頭部の打撲で出来るコブや骨折した時に足が腫れてもやはり固い。

さらに、肝硬変、脳梗塞、動脈硬化など病名の多くに「硬い」意味の言葉が入っています。

手術後などに動かないでいると身体は固くなってしまいます。

老化して衰えの現れた身体もやはり固いのです。

こう考えてみると、「健康」とは身体が〝緩んだ水の身体〟の状態にあることと気付けます。

人の身体は６０～７０％が水であり、赤ちゃんにいたっては身体の８０％が水です。

人は、血液やリンパ液などの体液によって生きているといっても過言ではない。
出血も必要量が出たら止まります。血液自体に素晴らしい判断力があるのです。
血液を汚さない心の持ち方や言葉の使い方は大事です。
生存に不可欠な酸素は、呼吸で肺に到達し、血液に乗って身体の各所へ送られます。
また、養分や身体を守る白血球なども血液が運びます。
胎児は、へその緒を通じて酸素や養分を母親の血液からもらいます。
なるほど人体とは水の身体なのである、と実感できます。

老子は「人は柔らかく生まれて、固くなって死んで行く。」と語りました。
確かに、若い人には瑞々《みずみず》しさ＝水々しさを感じます。
逆に、年を取ると、あの人も枯れてきたなという表現が使われます。
そうであるならば、「緩んだ瑞々しい身体」を作ればよいわけです。
緩めば、血液を始め身体の体液循環は善くなります。
実は、それだけではありません。緩めば、気の流れも善くなるのです。
気は、身体を緩める手助けになります。固い身体は気の流れを阻害します。
身体が緩めば、より多くの気が流れるのです。

道場では日々の暮らしで気の流れが滞ったり、固くなりだした身心を解きほぐすお手伝いをしています。

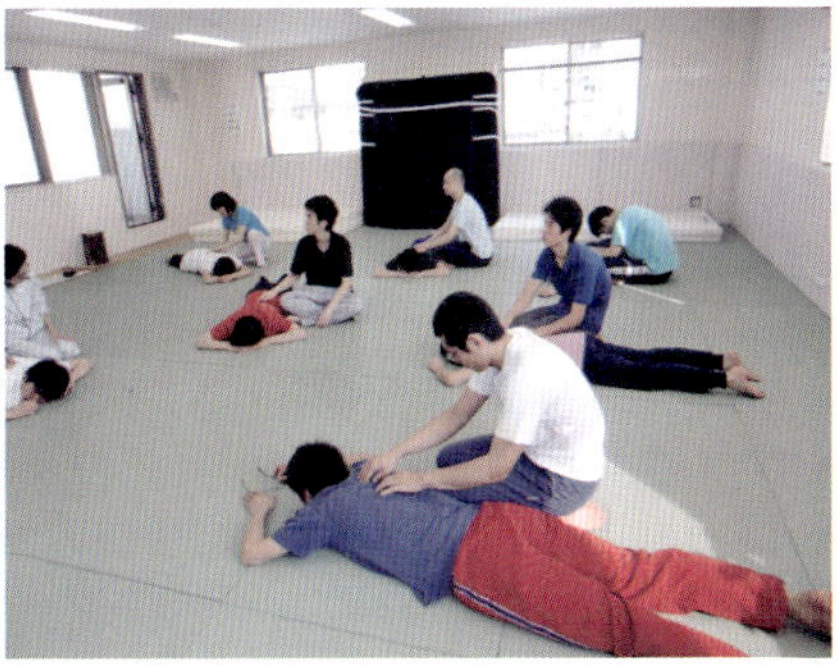

どうやったら身体は緩むか、などの方法をお伝えしています。

また、どのように考えたら心は緩むか、などのお話もしています。

さらに、皆さんが協力して緩めを行います。

するととても眠たくなります。

その時の掛け声は当然、「寝る気でやれ！」

§4　気は個性を発揮

気は身心を緩める大いなる作用を持っています。

周知のように、身体を緊張させたり、固くすることは容易にできます。しかし、身心を緩めることは難しい。また、時間もかかります。

世の中が難しくなればなるほど身心も固くなりやすい。そうなると本来の力や能力は発揮しにくいものです。そこで気を利用して身心を緩めます。


気を受けて身心を緩めるだけでよい。

緩めば、その人の体力もやる気も復活し、個性が発揮しやすくなる。

そのわけは……気を受けて飛ぶ時に、飛び方は皆違います。不思議なほど飛び方は千差万別。親兄弟は多少似たところもありますが、よく見ると全員が異なっています。

「飛び方が異なるのは、総ての人のDNAが異なるのと同じである」と、西野先生は言われます。

確かにそのくらい飛び方は異なります。

それがまた面白いのです。

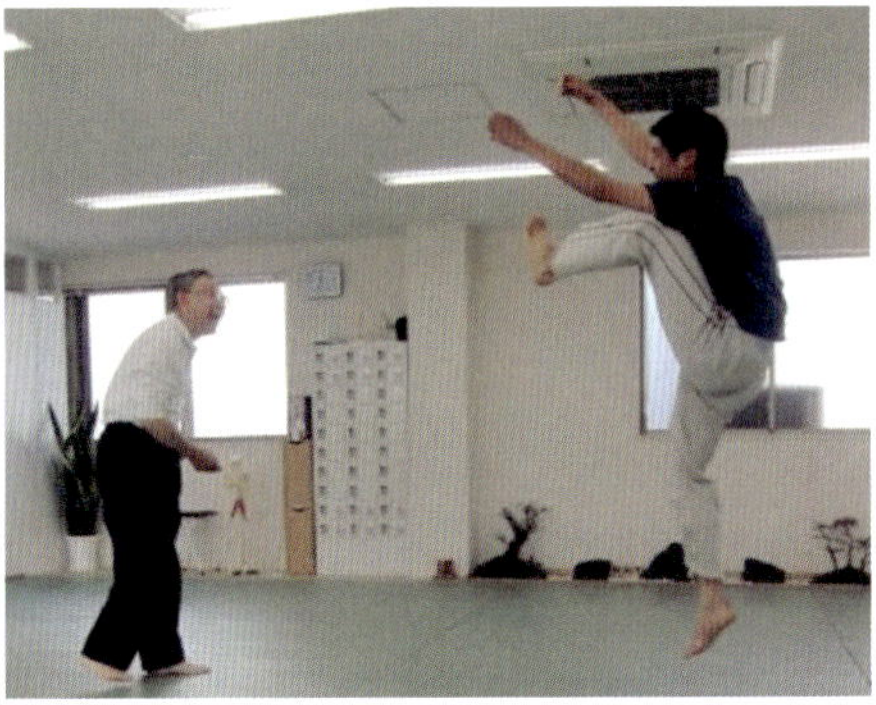

そして、人は誰しも素晴らしい能力を持っています。その能力を発揮させる生命エネルギーが「気」です。気が異なるからこそ、各人に個性的な能力が発揮されるのでしょう。

例えば、絵が好きな人、絵が上手い兄弟がいたとしても、出来上がる作品は異なります。それぞれに味わいがあっていいのです。絵を見る人にとっても、多くの作品があればあるほど色々な視点で楽しめたり、癒されます。

音楽や文学にも多くの作者がいますが、作品は皆異なり、それぞれに味わいがあります。そして多くの人が楽しめます。

私は、特に書が好きです。それは気が楽しめるお陰。書から、丹田から発せられる〝気〟を感じ取ることが出来ます。それで真贋は、ほぼ間違いなく見分けられます。

気を確実に捉えていたと分るのは、勝海舟と西郷隆盛。お二人の書は丹田と筆先が繋がっています。

次の写真は、幕末三舟といわれた高橋泥舟、勝海舟、山岡鉄舟の書です。

いずれも気を相当に捉えた剣の達人。中でも勝海舟は剣と禅で気を確実に捉えた人。

さて、どれが勝海舟の書いたものか分りますか。

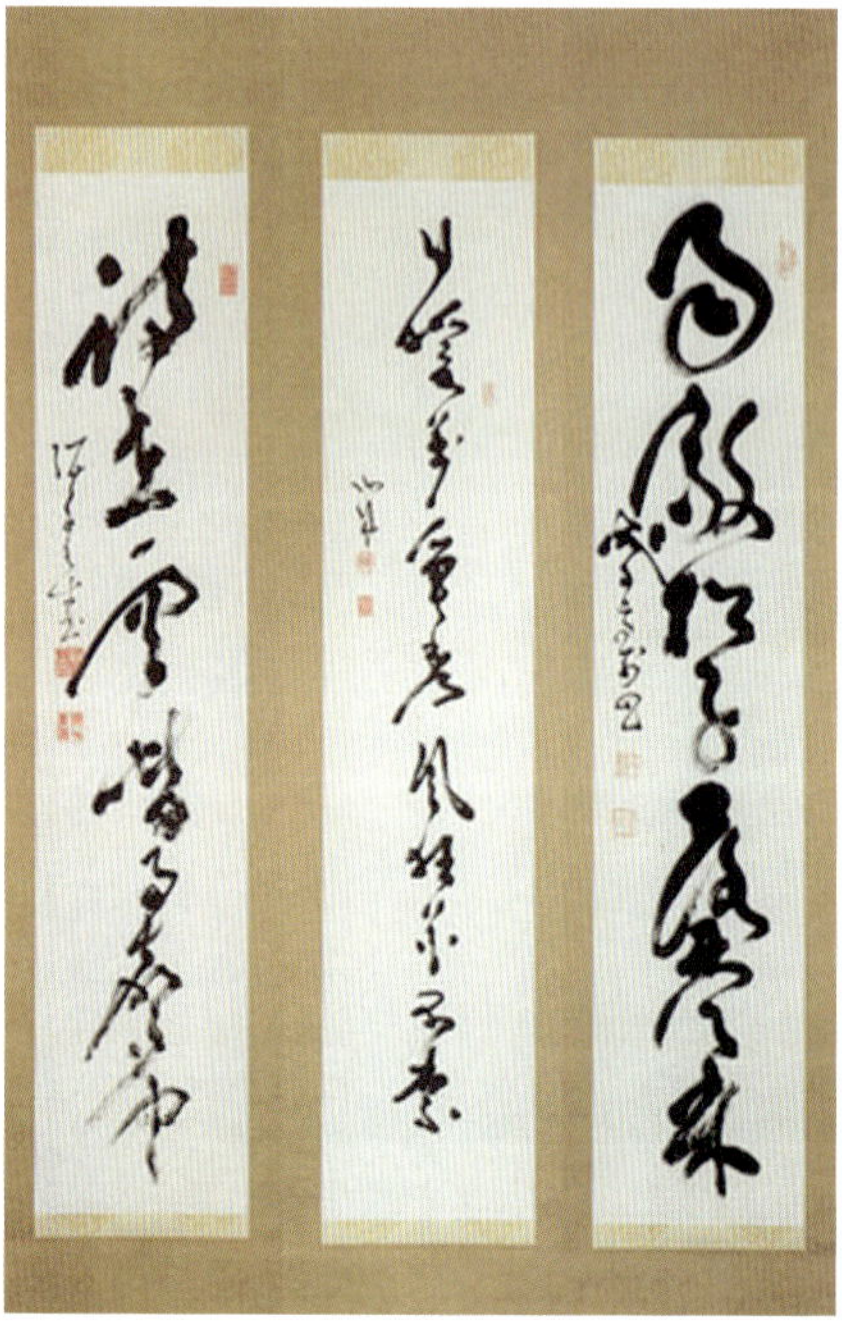

禅僧の大森曹玄が、三舟の書と人柄を比較評価しています。
・泥舟の草書は、まるで枯れ木を思わせるその線は、まことに異常の人であることを示している。それが、楷書になるとガラリと趣が変って線は軟らかく、気品すこぶる高く、しかも並々ならぬ力量が窺える。

・海舟は、智者は水を愛す、といった趣がある。水の流れるような機略の人であるが、拮屈《きっくつ》ともいうべき書体からは、あまり素直でないものを感じさせる。

（詰屈：文章が滑らかでなく、読みづらい）

・鉄舟は、その墨跡も若書きのものは意気にまかせて書きなぐったような、やや上滑りのものもあるが、晩作のものになると情味の濃さや心境の深さを示すものが多い。その傑作のものになると、三舟中の随一といってよい。鉄舟の傑作とされる書に匹敵するのは、西郷南州のそれであろう……。

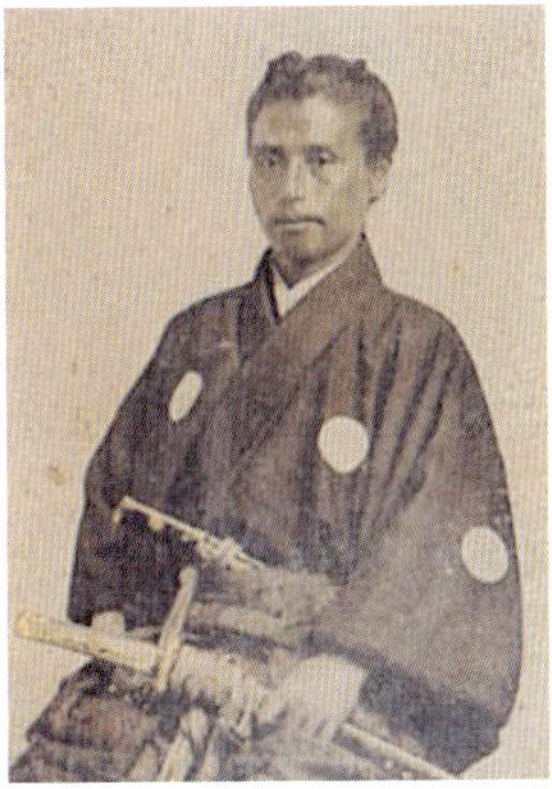

右の評価は、書に対する造詣と深い洞察力が感じられます。

しかし、気の観点から言えば、的を射てはいません。勝海舟の書は、他の二人とは質が違うのです。勝海舟の気の捉え方は群を抜いています。

丹田を筆先と繋いで筆跡を辿れば、海舟の上手さは桁が違うことが分ります。

（答）左から順に、高橋泥舟、勝海舟、山岡鉄舟。

科学や数学も同様に個性が発揮されて成り立つものです。光という同じ現象を見ても、人によって受け取り方が違っていました。

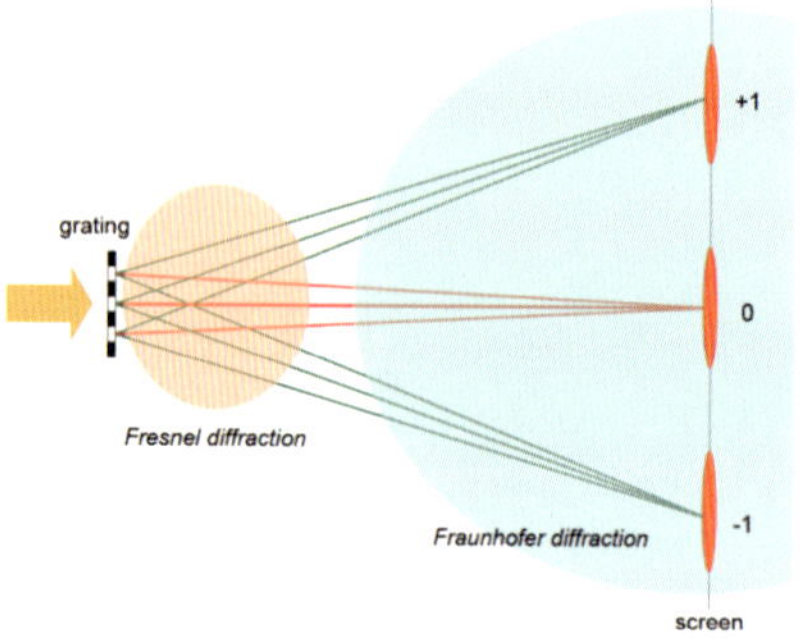

光を見て波動的に（光は波である）捉えた人たちの説は、ヤングという物理学者の行った光の干渉実験、マックスウェルの考えた電磁波などです。光を物質的に（光は物質である）捉えた人たちの説は、ニュートンの粒子説やアインシュタインの光子説などです。そして実は、そのどちらも正しかったのです。物の見方には個性があってよいと分かります。

私たちは、学校において「誰もが同じことが出来る」ように教育されています。教育の目的の一つは、皆が能力を高めて現代生活を享受できるようにすること。それは大切なことですが、皆が同じようにできるという点を強調しすぎると、同じ答えでないと丸が付かない、評価されないという行き過ぎが生じます。個性を育て発揮させる観点が不足してしまうのです。

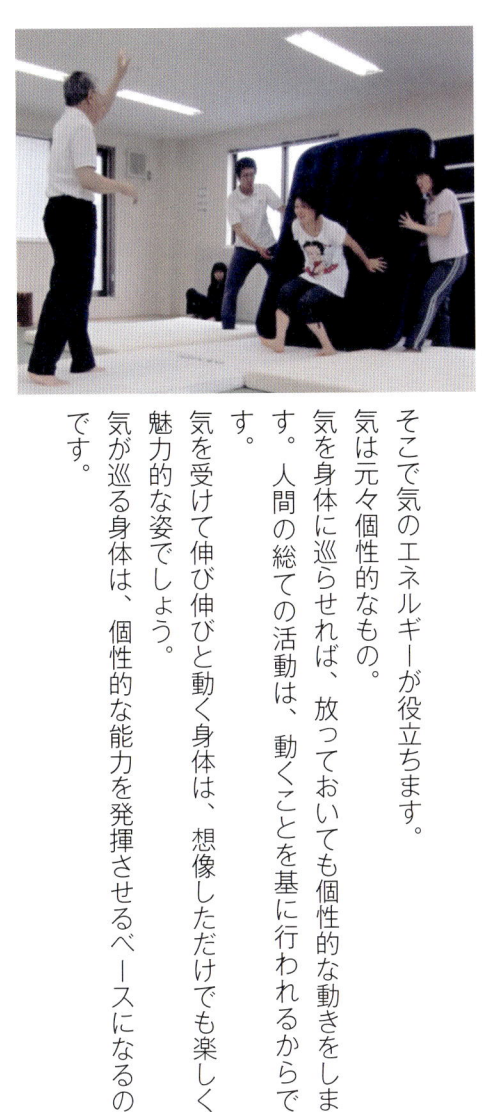

そこで気のエネルギーが役立ちます。

気は元々個性的なもの。

気を身体に巡らせれば、放っておいても個性的な動きをします。人間の総ての活動は、動くことを基に行われるからです。

気を受けて伸び伸びと動く身体は、想像しただけでも楽しく魅力的な姿でしょう。

気が巡る身体は、個性的な能力を発揮させるベースになるのです。

§5　生きているとは、気が流れていること

西野皓三先生はいつも以下のような話をされます。

「今、生きていることだけが真実です。その余のことは総て人間の為す作り事にすぎません。例えば、出世をするのも、お金を儲けるのも、金メダルを取るのも、生きていればこそ為せる技です。これらは総てゲームであると言ってもよいのです。だから、生きていることを大事にしたいものです。」

これは、デカルトの「我思う、ゆえに我在り」を凌《しの》ぐ、奥深い名言であります。

理性を深く追求したデカルトは、何が真実なのであろうか、と思考の総てを疑いました。

その結果、今思考をしている自分の存在だけは確かなものであると気付いたわけです。

最近、「生の始まり」と「死の始まり」を間近に見る機会がありました。

生の始まり、とは妊娠です。

稽古に来ているCさんという女性といつものように気タッチという気の交流をしていました。ところが何か、いつもとは感じが違うのです。

その女性Cさんの発する気が普段に比べて、大変重い感じがしました。

それが1週間も続くので思わず、

「身体に何か変化はないかい。妊娠していないか検査してごらん。」

と話したのです。

すると後日、「先生、当たりです。見事に妊娠していました。」

胎児にも気が宿る。そして、胎児の持つ気のエネルギーの大きさは成人と変わらない。

う～ん、凄い。神様はなんて素晴らしいものを人間に与えたのだろう。

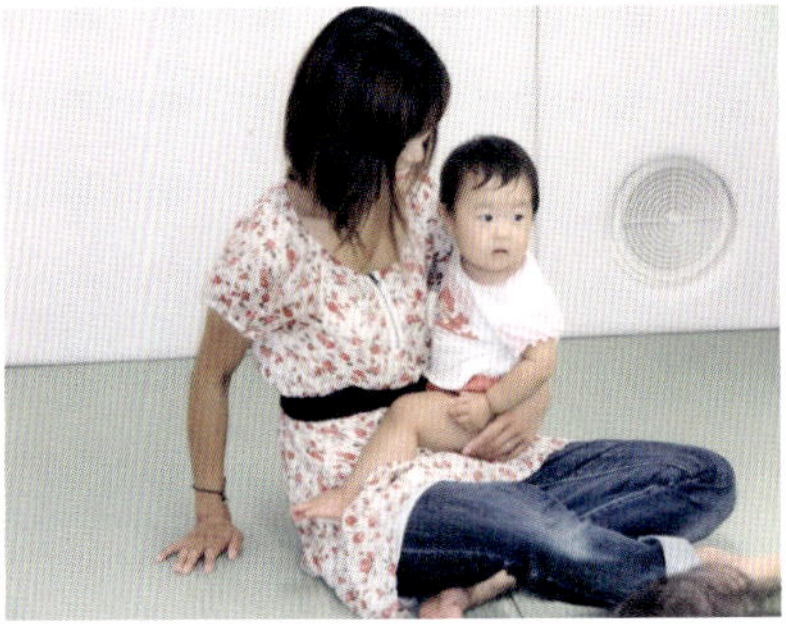

胎児も一つの大事な生命。けして中絶などしてはいけない。そのことを本当に実感しました。
過去にも何名かの妊娠的中があります。
それは骨盤の変化、それに伴う歩き方などの変化が見えたからです。
今回のように、気の重さという質感が変わることに気付けたのは初めてでした。

次に、死の始まりについての体験です。
昔お世話になった方が92歳で亡くなられ、最期のお別れに伺いました。
棺の中に横たわる遺体は、生前に徳を積まれた方なので大変美しいお顔でした。
やはり、徳を積むのは大事だな、と思いました。
しかし、亡くなられたばかりなのに、遺体からは出てくる「気」が全く感じられない。
まさに抜け殻というものでした。
死ぬとは、気が抜けてしまうことなのでしょう。

こうして気を捉えた西野先生ならでは名言の意味がよく分りました。
生きているとは、気が流れていること。
それだけが真実であり、その真実を大事にせよと言われるのです。

仕事も、事《こと》に仕《つか》えてはいけません。むしろ、働く＝傍《はた》の人を楽《らく》にしてあげる、ことです。
自分の生きがいを持って主体的に生きたいものです。

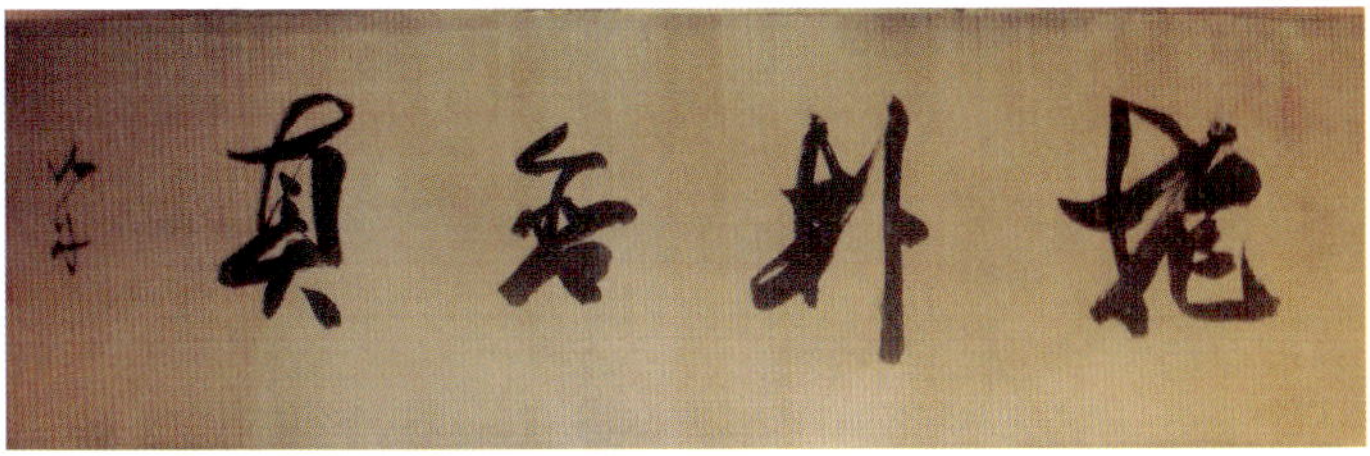

勝海舟の書
「朴を抱いて真を知る」。
素朴さの中に真実がある、という意味。

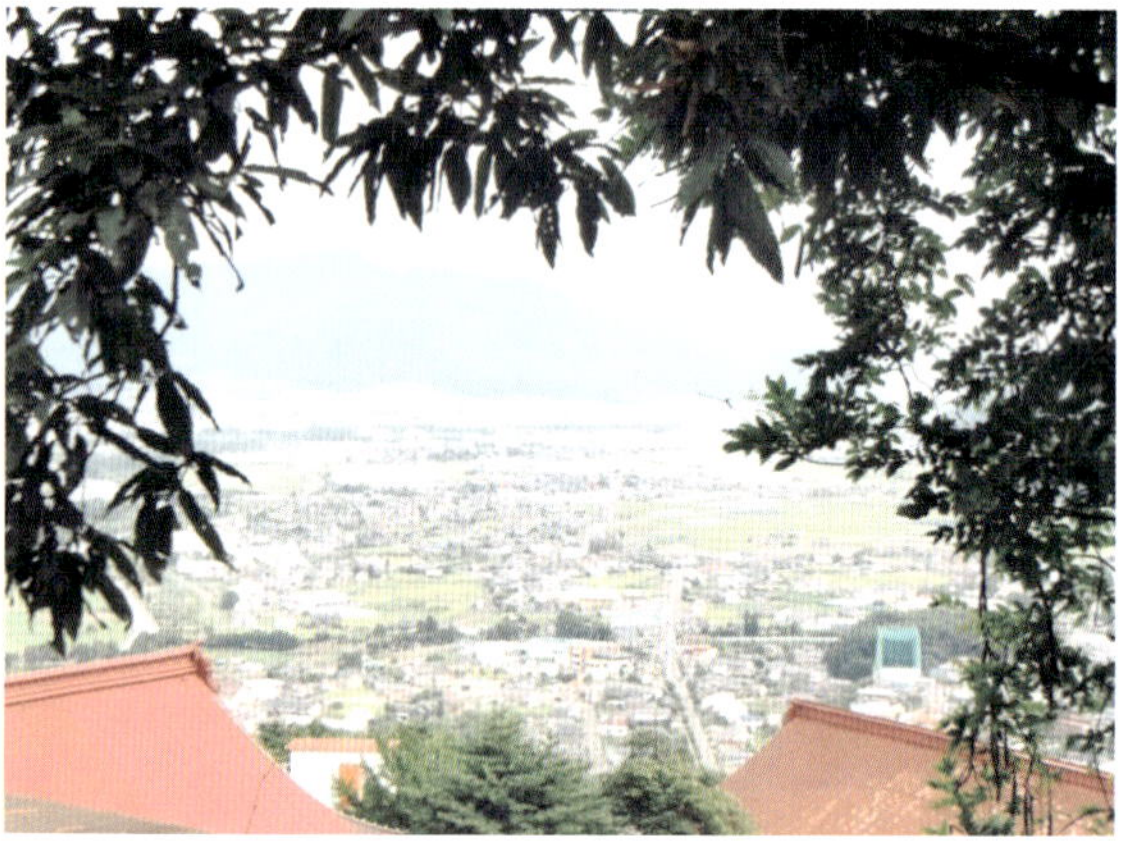

第2章　気を感じる

§1　気はどうしたら感じられるか

気は本当に存在するのだろうか。

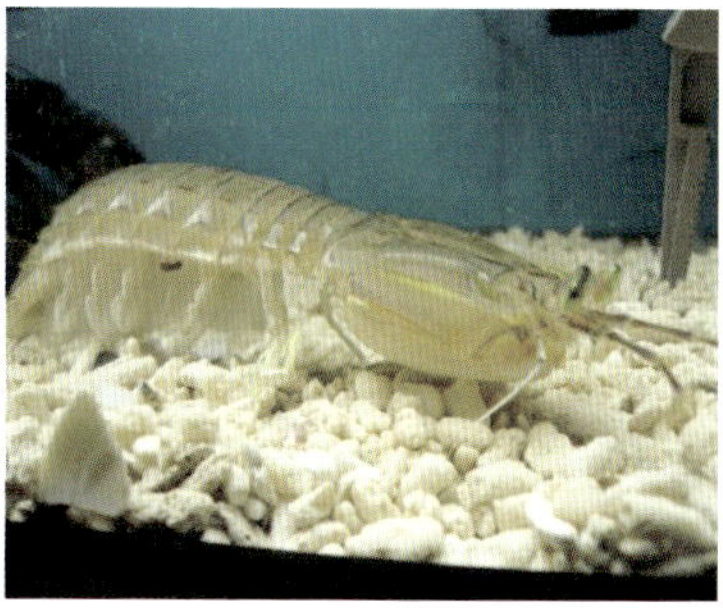

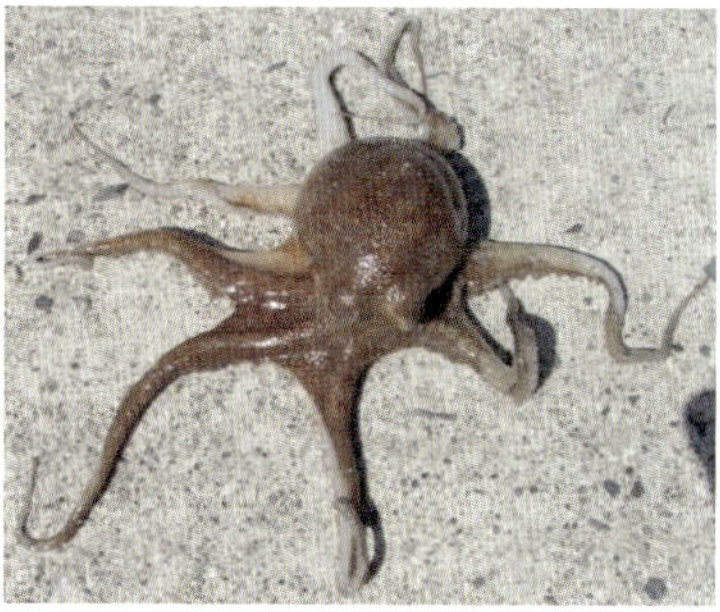

あるTV番組で、水槽の中にシャコを入れておきました。

そこへ、シャコの天敵タコを隠し持ったスタッフが現れる。すると シャコは突然、水槽の中を逃げ回り始めたのです。シャコにはタコの影も形も見えない。水槽中の水にも全く変化はない。

無論、まだタコは水槽には入っていません。

いったいどうやってシャコはタコの接近を感知したのでしょうか。臭いも、震動も、音もない。まさに、シャコはタコの発する「気」を感じ取ったとしか考えられないのです。

「かに道楽」というお店でも同じような出来事がありました。

活きたカニが沢山入った水槽をお客さんが見られるようになっています。

お客さんや子供たちが見ている時は、カニたちはあまり動きません。

そこへ網を持った店員が近づいて、「どれを捕ろうかな」と覗き込んだ瞬間、カニたちは大暴れ。店員はカニをすくい上げて調理しようとして近づくわけです。カニにとって、店員は自分たちの生死を決する敵に他ならない。その殺気を感じるのです。

ハエやゴキブリも同じです。こちらが殺そうと身構えない限り、安心して逃げません。

気には、殺気だけではなく、優しい気、心地よい気、緩んだ気、強い気など、多種あります。

それは言葉ではなく伝わります。

震災のボランティアで活動される方々からは本当に優しい気が感じられます。

被災者の方々が支え合って暮らす姿には和んだ温かい気が感じられます。

スポーツを観ていても気は感じられます。こちらの方が弱っているな、まだ元気だな、等々。

それを「気」と言います。そして人は、他の動物よりも強い「気」を発します。

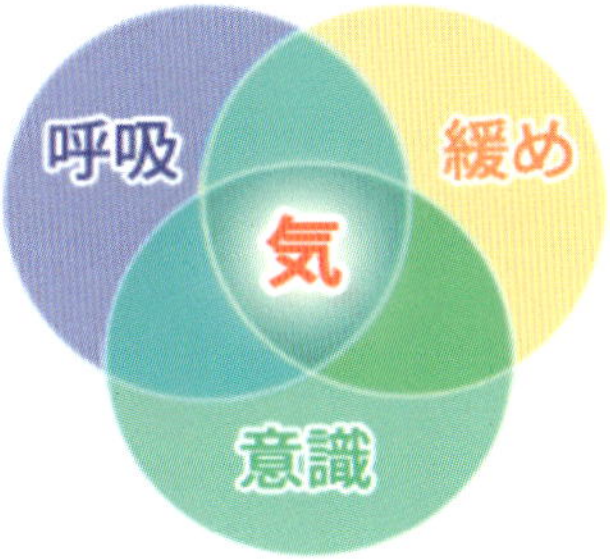

人の発する「気」を感じるには、３つのことが同時に行える必要があります。

「身体の緩み」・「呼吸による気の導引」・「身体各部の意識」。

気は、この絶妙なバランスの上に成り立つために難しく感じられます。

呼吸をすると、吸気の際に身体が固くなる。それを緩ませつつ、意識で気を導引する。

そして、緩めた身体に通過する気を感じ取りながら、気を巡らせる……。


こんな行動を繰り返しつつ、継続的に行えばよいわけです。

３つくらいの行動は同時に行えるのです。

例えば、自転車に乗る時には誰でも、「ペダルをこぐ」・「ハンドル操作」・「ブレーキ制御」を同時に行っているのです。


気で飛ぶには、もう一つ条件が加わります。

対気とか、気タッチで気を交流する際に「双方の丹田から発せられる十分な気」です。

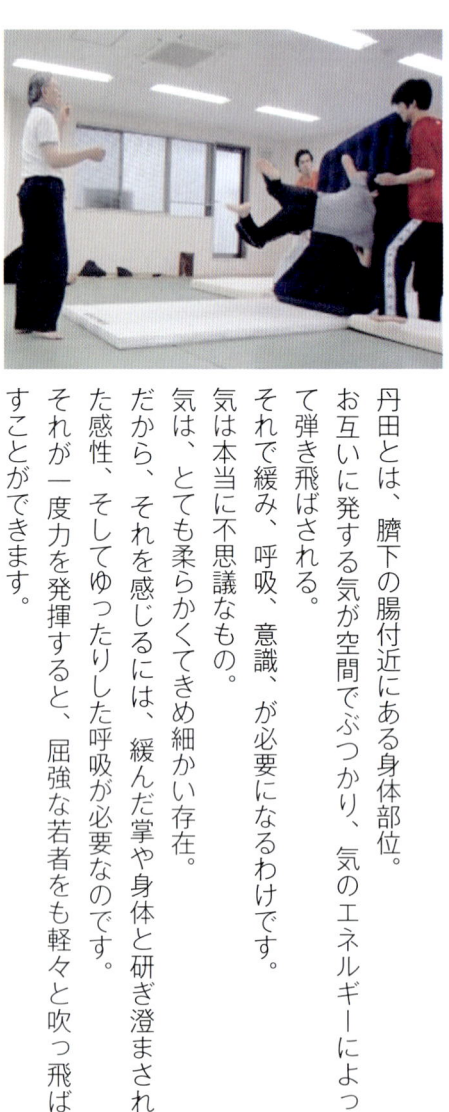

丹田とは、臍下の腸付近にある身体部位。

お互いに発する気が空間でぶつかり、気のエネルギーによって弾き飛ばされる。

それで緩み、呼吸、意識、が必要になるわけです。

気は本当に不思議なもの。

気は、とても柔らかくてきめ細かい存在。

だから、それを感じるには、緩んだ掌や身体と研ぎ澄まされた感性、そしてゆったりした呼吸が必要なのです。

それが一度力を発揮すると、屈強な若者をも軽々と吹っ飛ばすことができます。


気は出せば出すほどに入ってくるもの。だから、気で人を飛ばしても疲れることはないのです。

むしろ、こんなに気持ちの良いものはない。

気で飛ばされた人も同じ。嬉々として飛び跳ね、転がります。

重力に反して、身体がフワッと浮く感じがたまらない。そう、異口同音に言われます。

人間の発する気は最強。


人は、他の動物や生物とは比べものにならないほど素晴らしい気を発することができます。

何故なのでしょう。

それは人類が二足歩行を始めたことによります。

二足歩行をするには、まず二本足で立ち上がらねばなりません。さらに二本足でバランスを取りながら歩くという動きを求められます。

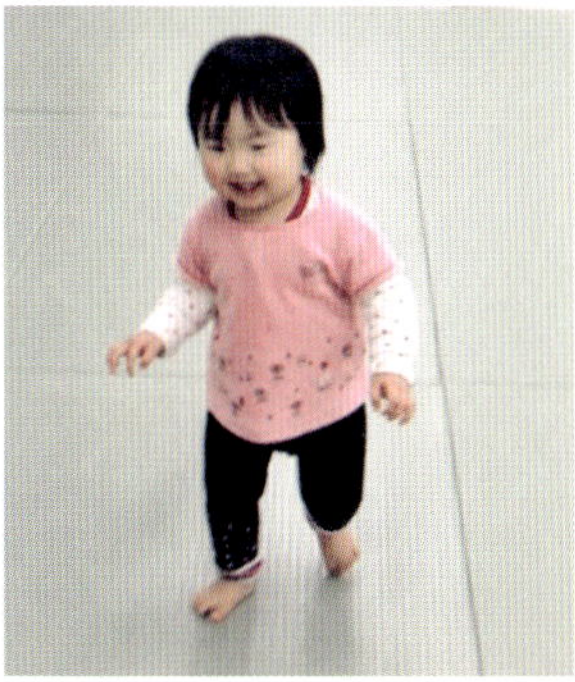

その時、二本の足にかかる重力の影響は半端なものではありません。
他の陸上動物は四本足で立ちますから、筋力にも余裕があります。
水中に棲む魚や鯨などは浮力によって重力の影響は軽減されています。
二本足で歩くには「強い気の力」が必要になったわけです。

気は、人と繋がる。


今日は○○さんに会いそうだなとか、何かが起きそうだなという予感は誰にもあります。

それは気の繋がる感覚です。

何かを感じ取ろうとする意識と、掌や身体の柔らかさを持ちましょう。
気はまず、触れて感じる。次に、触れずに距離をおいて感じ取る。
感じようとして初めて感じられるのが〝気〟。
稽古の中で、気の交流を行えばもっと具体的に人と繋がれます。
誰にとっても、「気」は言葉では表しきれない素晴らしい世界。
そこに入るには、気が感じられること、が初めの一歩です。

§2　身体を緩める

身体の緩みとは、「水の身体」であることを意味します。
勘違いしやすいのですが、身体の「柔軟性」を指すのではありません。
身体の柔軟性とは、膝や股関節などの可動範囲が広いことです。
これは生まれ付きで決まるものです。
生来的に関節の固い人は、いかに努力して広げても放っておけば戻ってしまいます。

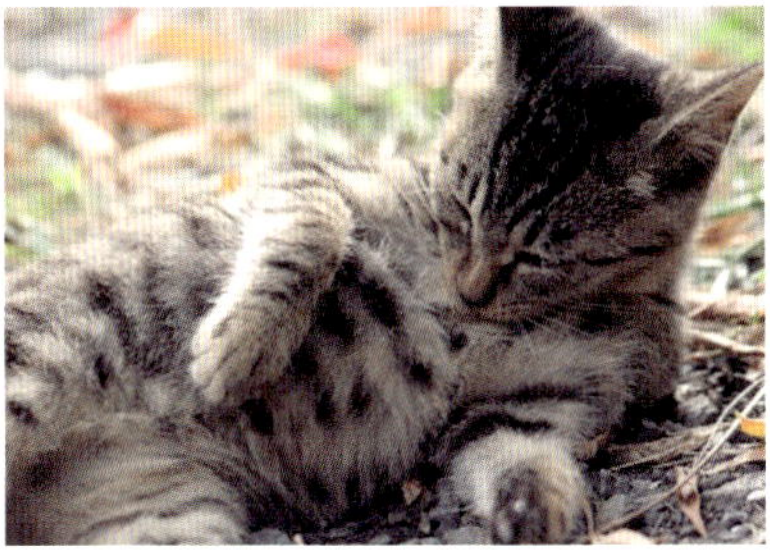

逆に、柔らかい人は、努力せずとも柔らかいのです。
可動範囲が動けば、身体の柔軟性は、気の流れに特段の影響を与えません。
それは犬や猫などの動物たちを見れば分ります。
犬や猫やライオンなどの四足動物は、人間のように腕を広げる動きは出来ません。
前足に開脚という可動性がないからです。無理に広げれば致命傷になります。
けれども動物たちは十分に緩んだ水の身体になっているのです。

犬を散歩に誘うと、いつでも機嫌よく尻尾を振りながら近寄って来ます。

猫は助走なしに塀や屋内の高い所へスッと登り、サッと降ります。


彼らにこのような行動が出来るのも身体が緩んでいるためです。

よく見ると、犬や猫はいつも眠ったり、休んだりして身体を緩めています。

さらに人間でいえばストレッチ運動に相当する、「伸び」をしょっちゅう行っています。

緩んだ身体の素晴らしさを直感しているからです。

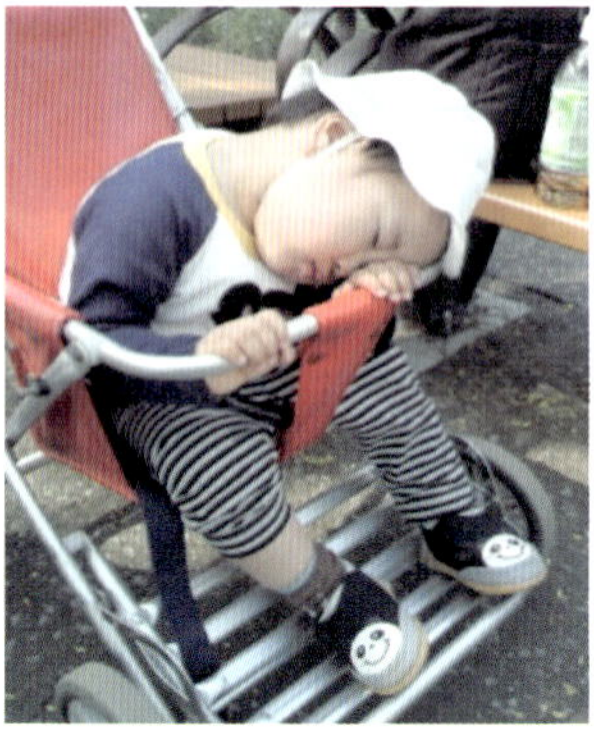

人間の中で、緩んだ身体のチャンピオンは赤ちゃんです。

赤ちゃんの緩みっぷりは半端ではありません。

電車に乗ってお母さんの背中で眠る赤ちゃんの姿勢を見たら感動します。

首と胴体がとんでもない位置関係にありながらグウグウと眠っています。

乳母車で眠る子供の柔らかさは、見ているこちらも眠くなるほど。

分からなくなったら、赤ちゃんを思い出して、赤ちゃんの身体を目指してください。

柔らかくプニュプニュした掌《てのひら》、しなやかな背骨、ゆるゆるの筋肉……。


逆に、身体の固くなった老人を思い浮かべてみましょう。

寝つきは悪く、夜は何度もトイレに行き、朝は早くから目が覚めてしまいます。

身体を動かす時、動き始めが辛そう。何をするにもギコチなく、不自由そう。

その違いは何か。それは身体の緩み具合にあるのです。


では、身体が緩んでいるとは具体的にどんな状態を言うのでしょう。

柔軟性が高く、前屈や開脚などの身体能力に優れた状態を指す、と考えてしまいがちです。

そうなると子供の頃から身体の固かった人はスグにやる気を失ってしまいます。

私も生来的に身体が固く、前屈は大の苦手でした。

しかし大丈夫、安心してください。身体の柔軟性と緩みはほとんど関係ありません。

自分でできる範囲まで、無理なく動ければ十分です。

身体が緩んでいるとは、「身体が液体の状態になる」ことを言います。

この水の身体こそが私たちの目指す、緩んだ身体です。

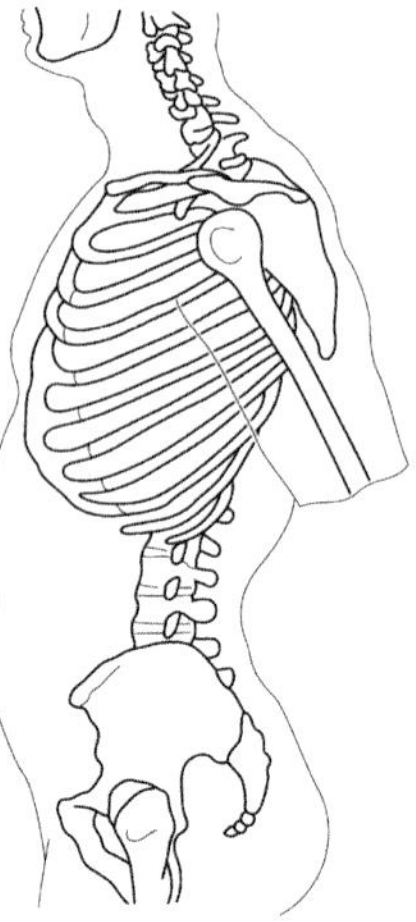

さらに私たちは具体的に、頭から骨盤までの体幹部が緩むことを目指します。
ここが水の身体の大元なのです。

年配者の多くは、手足は動いても体幹部は動きません。

盆踊りやラジオ体操も手足だけの動きが多いです。


また、動きのプロであるべき歌舞伎役者などでも体幹部の動く方は希です。

その希なお一人が、坂東玉三郎さんです。

さらに、ボクシングやレスリングや柔道など身体に触れる格闘技でも、ほとんどの選手は手腕や足が動くだけです。体幹部はほとんど動いていません。

直接的に身体に触れない競技には体幹部の使える選手がいます。

バスケットボールのMジョーダン、野球のイチロー選手、フィギアスケートのE・プルシェンコなどです。

首や肩は、肩凝りでおなじみの、特に固くなりやすい部位。
首が回らない、肩凝り、腰の痛みなど、総ての症状は体幹部に集まります。
手足も結局は、大本の体幹部から発生しており、そこに相当な負荷が掛かるのです。
そのため、人間の体幹部は予想以上に固くなっています。
犬や猫のようなしなやかさはありません。

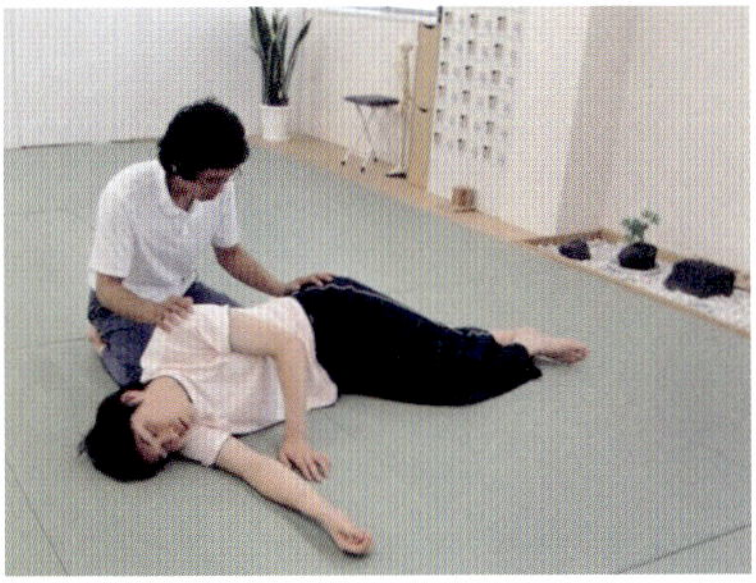

「気の流れ」も体幹部の緩みに掛かっているといっても過言ではありません。
体幹部が緩めば末端が緩む。末端が緩めば体幹部が緩むようになっています。
身体は全体で一つのものです。
そして緩んだ身体部位に、気が流れます。
自分で緩めて水の身体を作るのが基本です。
しかし、他人から緩めてもらうと短時間で深く緩められます。
緩め方の具体的な方法は「第3章　緩骨法」で示しましょう。

§3　呼吸による気の巡り

気は、放っておいても自然に身体の中を流れています。
自動車を運転中に、危ない場面に遭遇して、掌に汗をかいたことはありませんか。
怖い場面を見てゾワっとした時にも足の裏から汗が出てきます。
これは身体が危険を察知して、身体に流れる気が腕から掌に流れ出たものです。
気が流れると、普段は汗をかかない掌や足の裏にも汗が出るのです。

さらに呼吸を利用すると、意識的に気を身体に巡らせることが出来ます。
そして、呼吸と意識を合わせて使えば、気を身体外へと誘導することも可能です。

呼吸に関しては、かなり多く見られる〝勘違いの手法〟があります。

それは時々、頑張って沢山の「空気」を吸い込もうとされる方がおられることです。
けれども空気ではなく、呼吸によって体内に誘導されるものが「気」なのです。
吸い込む空気そのものが、気なのではありません。

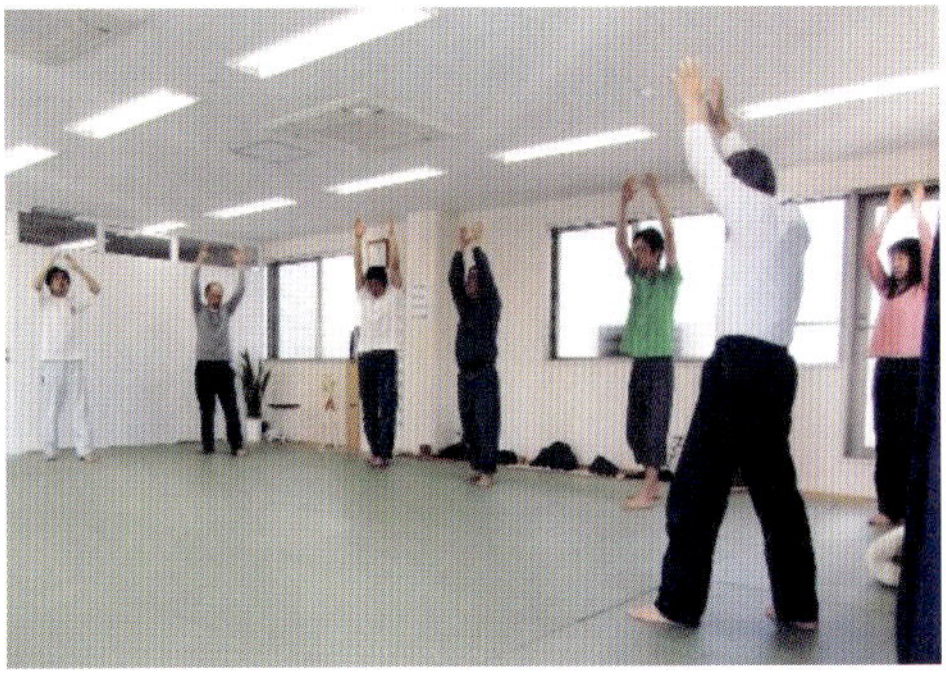

呼吸の稽古は、頑張って沢山の空気を吸い込むもうとしないことです。頑張って吸い込むと身体が固くなり、逆に気の巡らない身体を作ってしまう。呼吸は、緩やかにゆったりと行いましょう。

呼気は身体を緩めますが、吸気は身体を固くしやすいものです。身体が限界状態に達して、緩めるために出すのが溜息。これは自然に行われる身体を緩めるための呼気です。

ほとんどの動物たちは、意識でコントロールできない不随意筋という筋肉で肺臓が構成されています。しかし、人間だけは、不随意筋の他に随意筋という意識でコントロールできる筋肉が肺臓にあります。その結果、肺臓で行う呼吸の速さや量をコントロールできます。呼吸によって気を導くのも人間だけが行える不思議な技なのです。

呼吸法には、腹式呼吸や丹田呼吸など幾つかの呼吸法がありま
す。

道場で行う呼吸法は、西野先生や野口先生の推奨される背骨呼吸
で行います。

背骨を通して丁寧に行うと「気の流れを感じやすい」こと、動物
たちは腹式呼吸はしないことなどが理由です。

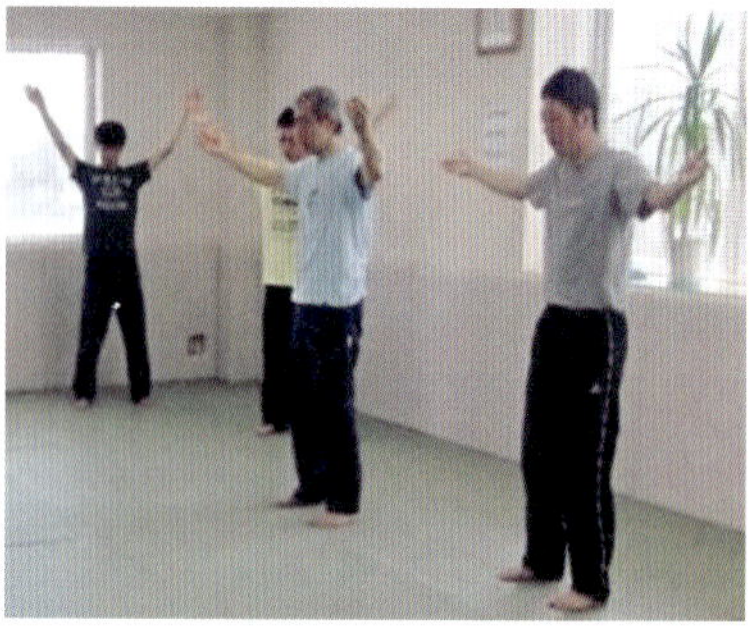

また、同じ背骨呼吸をするにも、野口先生のように頭から呼吸
（気）を吸い降ろすべきなのか、それとも西野先生のように足裏
から吸い上げるべきなのかという疑問が湧くかもしれません。

が、実は、出来てしまえばどちらでもいいのです。

しかし、初めは足裏から吸い上げる方が分かりやすいので、西野先生の方式をお勧めしてい
ます。

というのも「気」は、その役割や性質から、上に昇りやすいからです。

これらは第4章で詳しくご紹介します。

§4　身体各部の意識

五十嵐美幸シェフをご存知の方も多いと思います。

東京都東村山市生まれ。中国料理「美虎（みゆ）」オーナーシェフ。

子どもの頃から父が開いた中華料理店を手伝い、高校卒業後、本格的に厨房へと入る。

22歳の時、『料理の鉄人』に当時最年少挑戦者として、鉄人・陳健一に挑戦。接戦を演じ、一躍その名を馳せました。

女性料理人の活躍が数えるほどしかない日本の料理界、特に体力勝負となる中華の世界において、これほどの活躍は希有のことです。

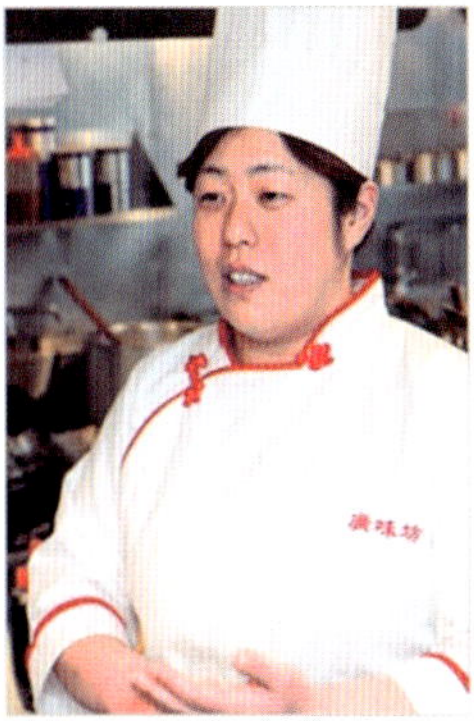

その秘密は、彼女の身体感覚にあります。
彼女は重い中華鍋やお玉を持つ時に、そこに自分の掌があると感じている。
自分の掌が、鍋や油の温度を感じ、掌で肉や野菜を炒めるという。
これがいつも稽古でお伝えしている〝身体感覚＝意識感覚〟です。

そして、実際には触れていない対象物を、意識で感じ取ることができるのです。

タクシーの運転手が低いガードをくぐる時、思わず首をすくめてしまうのも同じ感覚。

意識を働かせれば、直接的には触れていない物でも、人間はその中まで分ります。

昔のお医者さんがよくされた触診という技術も同じ仕組みです。

今は何でも目で見て判断する時代です。

だからこそかえって、五官と意識を働かせて事物を感じ取るという技術が貴重になっています。それが名人・達人になる早道。

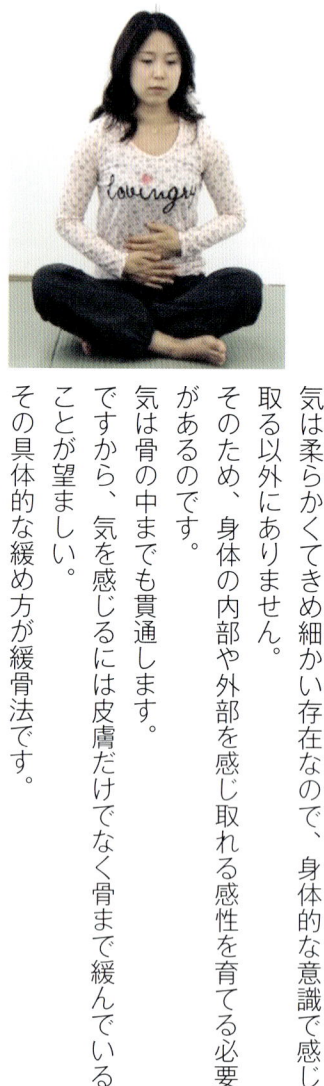

気は柔らかくてきめ細かい存在なので、身体的な意識で感じ取る以外にありません。

そのため、身体の内部や外部を感じ取れる感性を育てる必要があるのです。

気は骨の中までも貫通します。

ですから、気を感じるには皮膚だけでなく骨まで緩んでいることが望ましい。

その具体的な緩め方が緩骨法です。

この方法によって、皮膚だけでなく内臓や骨まで緩めます。

さらに、普段は意識の届かない背中やお尻などにも意識を行き渡らせます。
手で触れることにより、身体各部の意識感覚が目覚めます。
そして、身体の意識感覚を濃くすることも目標の一つです。
意識の濃い身体部位は気が流れやすいからです。
顔や胸や腹は意識が濃い場所。そこには瞬間的に気が流れます。
誰でも気が上がった時に、顔が瞬間的に赤くなってしまった経験をお持ちでしょう。

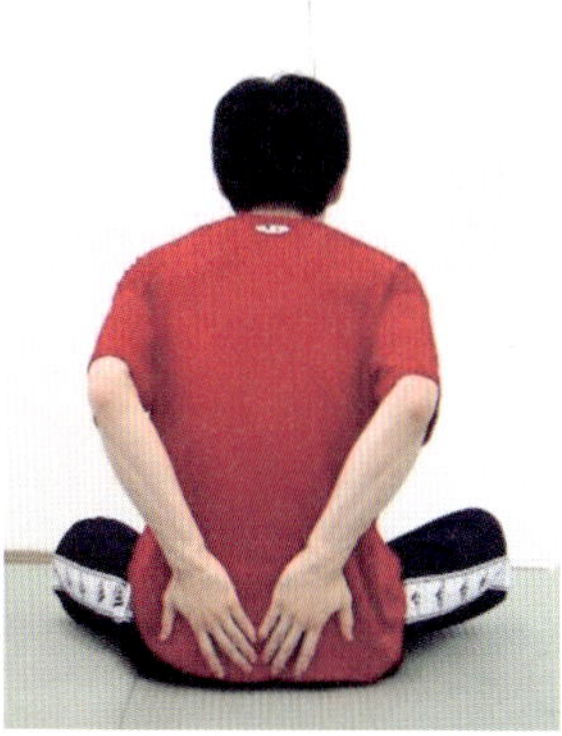

呼吸法の稽古をする時に、百会まで行った気を前面に降ろす、というものがあります。
身体の前面は意識が濃いので、気を一気に降ろすことができるのです。
しかし、背骨を吸い上げる時にはゆっくり丁寧に上げて行きます。
背中やお尻は意識が薄いので、ゆっくりと気を流すさないと分らないからです。

身体の意識感覚の濃淡は次のようにすれば分ります。

先の丸いペンを2～3本用意して、目を閉じて、他人に触れてもらいます。

その際に、何本のペンで触れたか分る部位は意識が濃いのです。

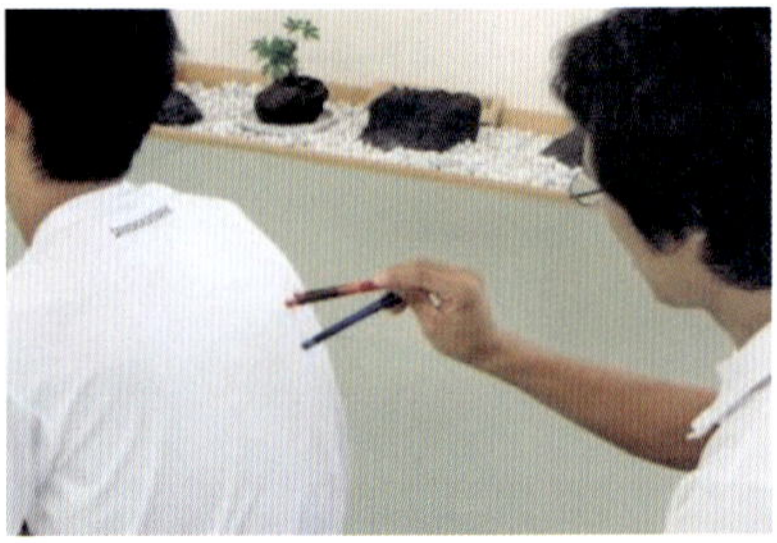

通常、背中やお尻は本数が当てにくい部位です。

1本なのか、2本なのか、はたまた3本か。

1本か2本かの区別ができるかを基本にします。

丁寧に感じ取れるようになると、手や腕という身体部位に対しても意識感覚の濃淡が分ります。

指先や掌や手の甲では意識感覚の濃淡は異なります。

指先や掌は意識の濃い場所、逆に手の甲は薄い場所です。

だから、手探りは必ず指先や掌で行い、重さは掌で感じるわけです。

さらに、気の流れ出る掌で身体を擦る、骨を擦ることにより、身体に気が流れます。

その結果、荒れた皮膚やガサガサした足の裏が綺麗になります。


これらは「第3章　緩骨法」で詳しくお伝えします。

§5　気の交流

初めのうちは、自分の体内を巡る気を感じ取るという修練が主になります。
しかし、その作業は単調であり、相当に根気の要るものです。
途中の段階で、気の感覚を得てみたいと思われるのは自然なことでしょう。
それを手助けするのが、気の交流です。

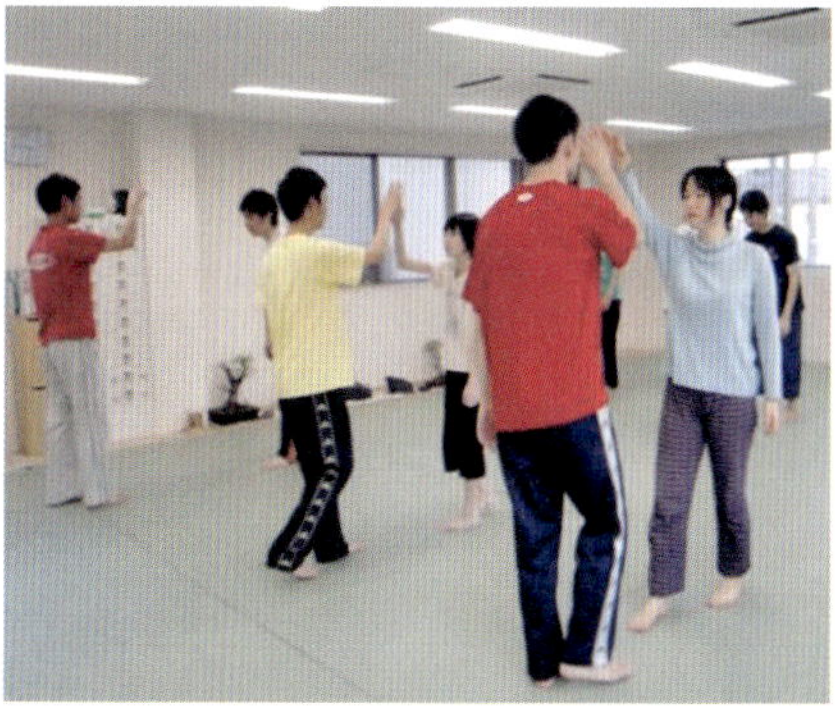

私どもの所では、「気タッチ」という楽しくソフトな方法で行っています。

手（＝掌）は百会や足の裏と並んで、気の出やすい身体部位です。

そこから出る気を感じようとする。

身体を緩めたうえで中心を揃えるように向かい合って、「緩やかな呼気」と「相手の背骨をなぞる意識」を持って柔らかく出て行く。

すると受ける側の人は、相手の出すフワッとした気のエネルギーが感じられて、優しく押し戻される。

このように両者の協力の下に気を感じます。

気は、色々な形や場所で感じることが出来ます。

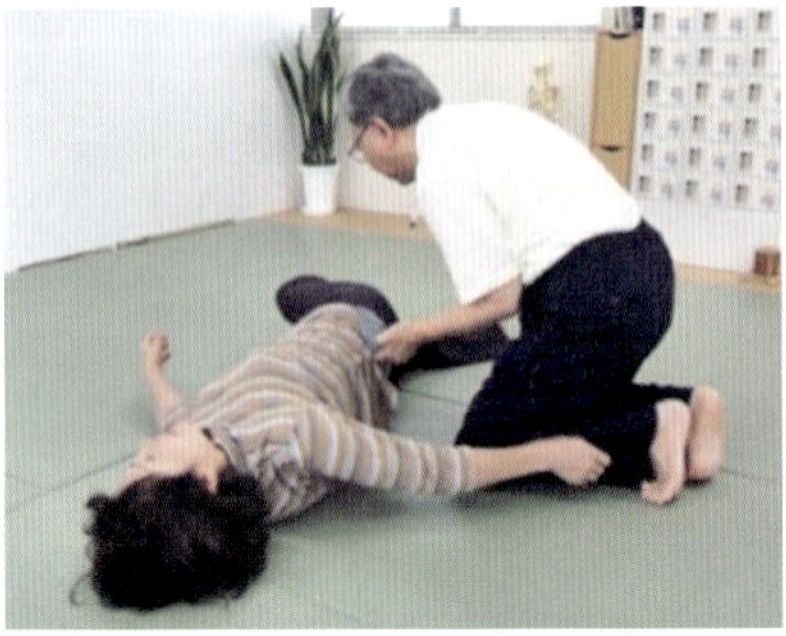

自分で発する気を感じる。

自分の掌を１０ｃｍほどのすき間を作って、掌から息を吐くようにすると気が感じられます。

他人からもらう気を感じることも出来ます。

気功師や気の先生で強い気を発せられる方から、気を流してもらうことも可能でしょう。

実は、お母さんや他人から擦ってもらう時にも気を感じることは出来ます。

さらに、現代レイキのように多少のレクチャーを受けた素人同士でも行えます。

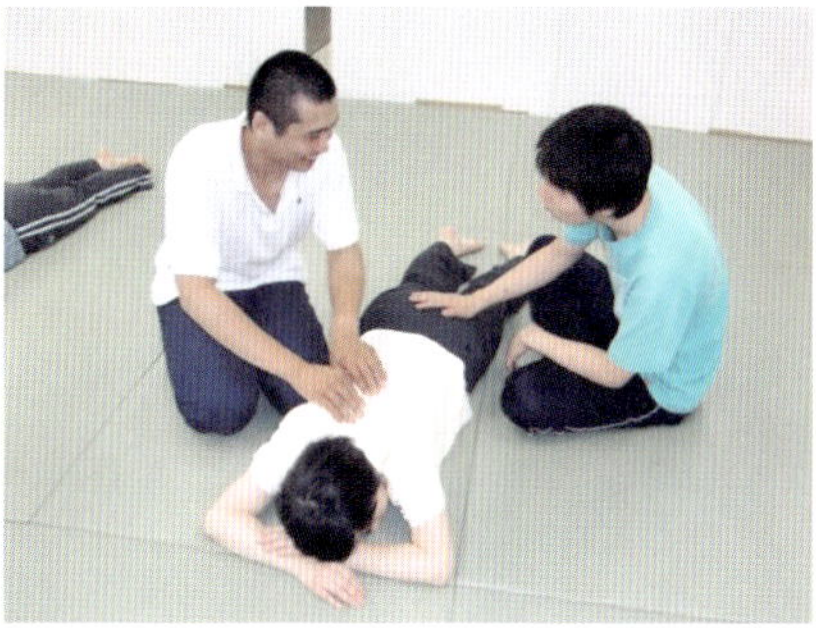

掌の当て方や気の感じ方を少し練習した者が、掌を利用して相手に気を送る方法です。

多人数で行うと比較的分りやすいでしょう。

そのコツは、ゆっくり優しく気が流れるように行うことです。

気の交流は、単に気を受け取るだけよりも、少しでも自分の気が出せた方が深い交流になります。また、相手の反応も見えて面白さも出てきます。

そして雰囲気も明るくなり、楽しく行えて身体も緩みます。

そういう意味で、西野流で行われている「対気」や「気タッチ」のように双方の協力の下に行う方法をお勧めしたいです。

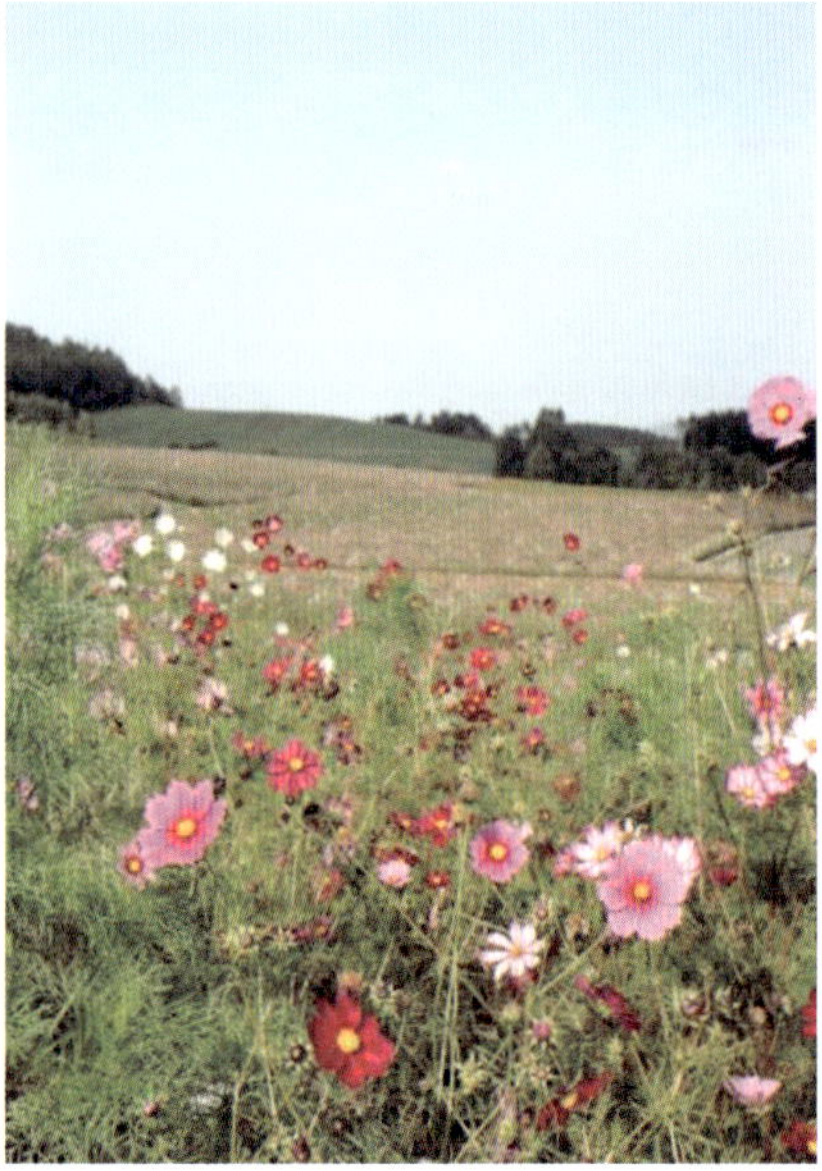

第3章　緩骨法

§1　骨に触れると何かが変わる

まず、身体の内部に「意識が届く」ということが分ります。

手の両側を、骨を感じるように触ってみましょう。

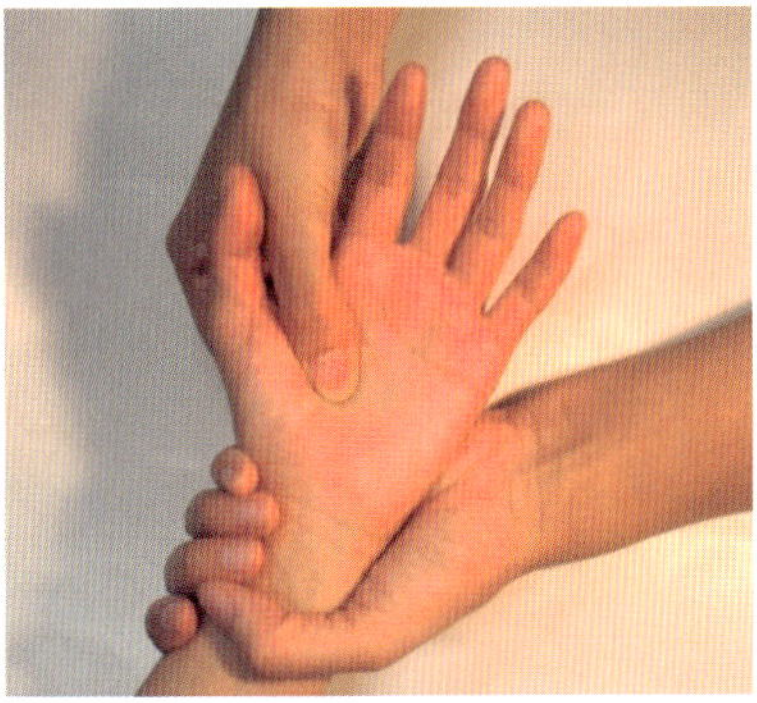

掌と、手の甲側とを比べたらどちらの感覚がハッキリとしていますか。

おそらく掌の方でしょう。

それを「意識が届く」と言います。

では次に、足首から下を触ってみましょう。足の裏側と足の甲側とでは、どちらの感覚がハッキリしていますか。おそらく足の甲でしょう。

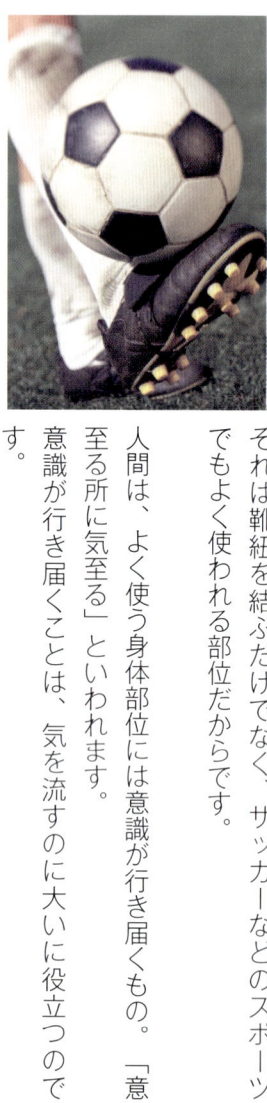

それは靴紐を結ぶだけでなく、サッカーなどのスポーツでもよく使われる部位だからです。

人間は、よく使う身体部位には意識が行き届くもの。「意至る所に気至る」といわれます。

意識が行き届くことは、気を流すのに大いに役立つのです。

手は、足なのである。

考えてみれば、手も足も四足動物にとっては似たような身体部位です。

それなのに手と足では意識が通う部位が逆です。掌と足の裏を比べたら分ります。

ところが骨に触れることで、身体部位を目覚めさせると意識が通います。

そして手が、「本来は足である」ことを思い出すのです。

その結果何が起こるでしょう。

手や腕が前足になり始めます。もっと楽に力を発揮できるようになる。
即ち、緩んだ状態で腕が使えるようになる。
その場で四つん這《ば》いの姿勢をとってみましょう。

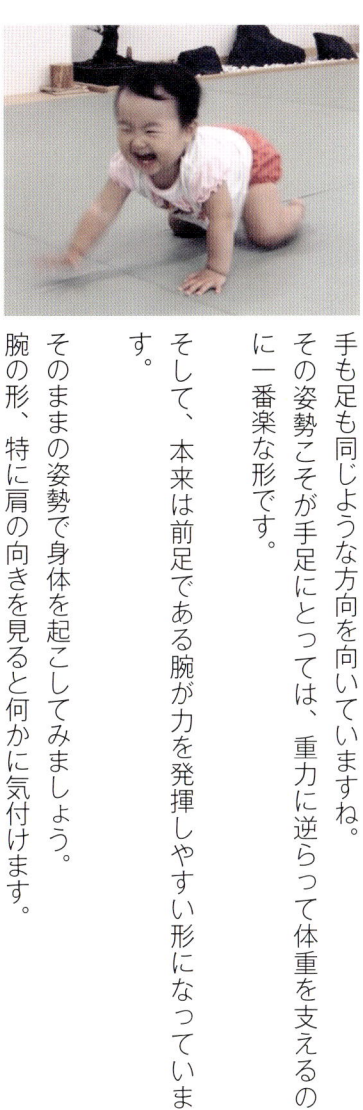

手も足も同じような方向を向いていますね。
その姿勢こそが手足にとっては、重力に逆らって体重を支えるのに一番楽な形です。
そして、本来は前足である腕が力を発揮しやすい形になっています。
そのままの姿勢で身体を起こしてみましょう。
腕の形、特に肩の向きを見ると何かに気付けます。

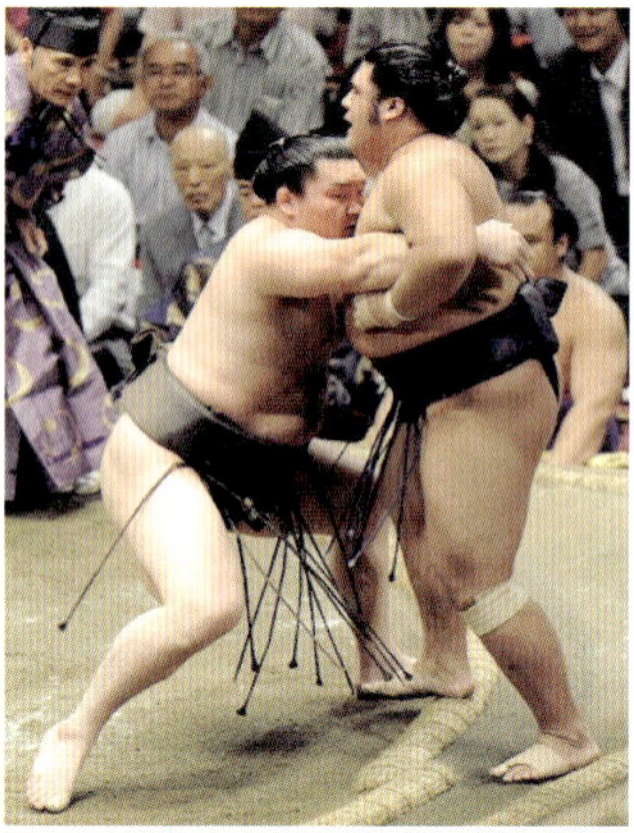

腕（かいな）を返した寄り
（毎日新聞）

大相撲でいう、腕（かいな）を返した形です。

この形は相撲では万全の形といわれています。

腕を返すと、腕は立ち上がる状態になります。

だから最善の力が発揮できます。

そして、手の甲の側が相手に触れ、手の甲で相手をコントロールするのです。だから手の甲に意識が行く、ということも大いに役立つわけです。

§2　本当に骨を緩める

私たちの骨は、部位によって固さが異なる。
こういう事実にはあまり気付かないものです。
しかし、よく触ってみると各部位の固さの違いに気付けます。
頸椎7番、肩甲骨、胸椎7番、腸骨、仙骨……は固いです。

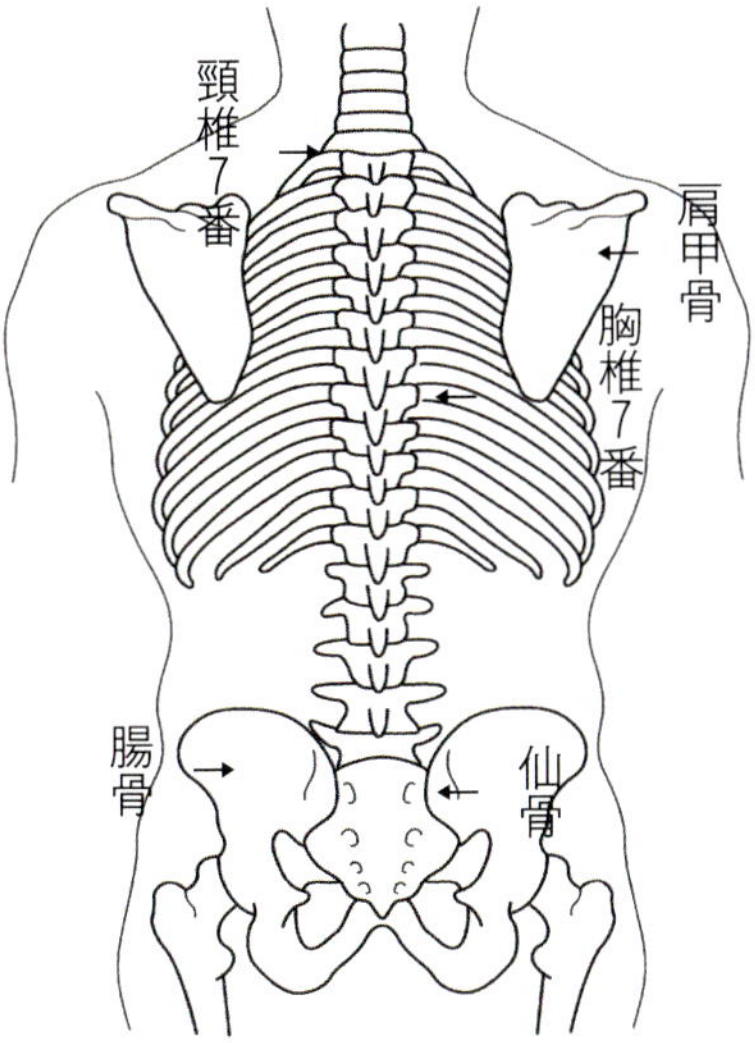

背骨のほかに、頭蓋骨の固さも部位によって異なります。

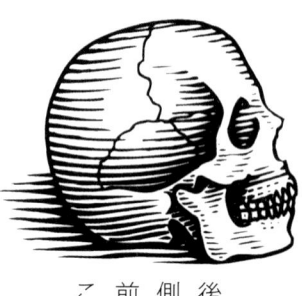

後頭部は柔らかい。
側頭部のこめかみ付近は固い。
前頭部は部位により異なる。
これらは触れてみて分るもの。

成人の骨の数は２００本あります。しかし、赤ちゃんの骨の数は３００本。
数が減るのは、成長するにつれてくっ付いてしまうためで、骨の癒合《ゆごう》という。
骨の癒合が全て終了するのは、女性で１５歳半、男性で１８歳頃。
これは女性１６歳、男性１８歳という結婚可能年齢と同じです。
癒合で有名なのは仙骨で、５個の仙椎が癒合して1個の仙骨となる。
また、骨盤も若年の女性や経産婦は開閉することが知られています。
だが、出産してない女性でも、同じ人間である男性でも骨盤は開閉する。

ここで、鮭が卵から稚魚から孵化して、成魚の鮭になる様子を観察してみましょう。

卵には、目やうっすらとした背骨が見えます。それが成魚ではがっしりした骨になる。

鮭にとっては、卵のままでいるよりも、稚魚になって泳げた方が生存率は高い。

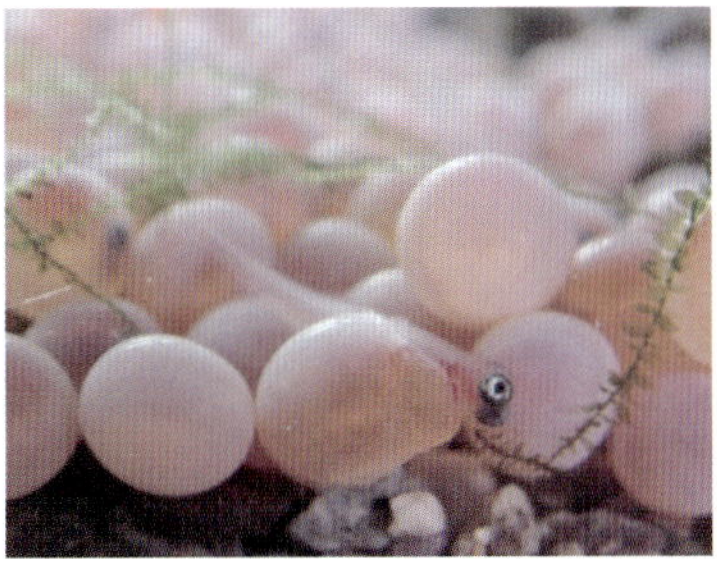

↓

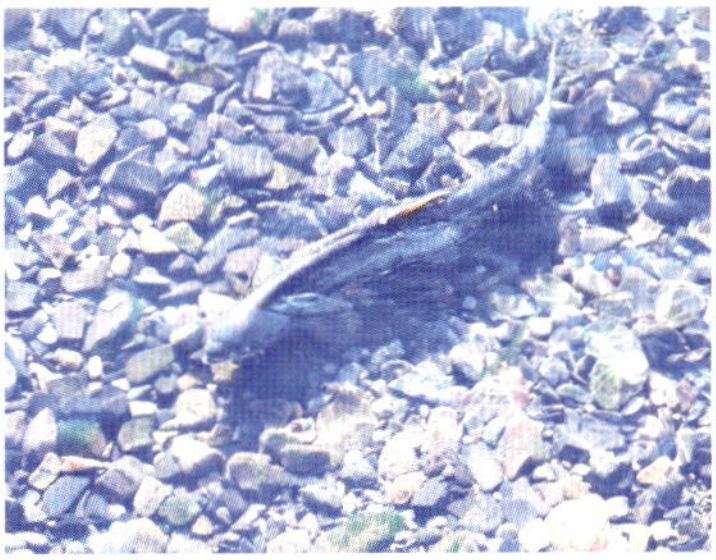

泳いで敵から身を護るには、目と背骨と筋肉が必要なので、それだけを備えて孵化する。
元々、卵の中は液体に近い状態。だから、目も背骨も元は液体であったはず。

人間の成育も本質は同じプロセス。

人間は胎内で育つから、胎児の手足はさほど発達する必要はない。

頭部や体幹部と消化器系が発達すればよい。そのため胎児の時には限りなく液体に近い。

出産後の乳幼児は、徐々に骨が固まり始める。

青少年期は成長のため柔らかい。成人になると固さも完成する。

なぜ骨は固まり始めるのでしょう。

地上で生きて行くうえで最大の問題、重力があるためです。立ち上がるにも動くにも、重力は相当大きな抵抗になります。

私たちは普段は気付かないですが、宇宙飛行士たちは地球に帰還後、重力の凄さに驚きます。簡単には立てないのです。

さらに、動物は捕食、繁殖、安全確保のために運動能力を高める必要があります。

それには背骨を初め、多くの骨がしっかりしていると便利です。

人間は二足歩行を始めたことにより、内臓や頭を支えるために骨盤が発達しました。そして、仙骨も立ち上がって脳や背骨を支えるために固まったのです。


骨も、元をただせば液体。そこまでは行かなくても液体のそれに近い柔軟さは取戻せる。

建築物も、地震対策のために、昔のがっしりした構造から、五重塔のそれのような揺らぐ柔構造に切り替えたおかげで、より軽く、より安全になりました。

人間の身体も、柔構造にすることに本気で取組むことができます。

§3　緩《かん》骨《こつ》法《ほう》の流れ

手で触れられる皮膚から始め、揺らしたり意識を使って中にある筋肉や骨も緩める。
優しく、柔らかく、骨まで緩めようと思って擦ったり、気を流す。
すると美肌効果やシミが取れたり、目がスッキリと見えたりする効果も有る。

① 足の裏・足首を擦る。

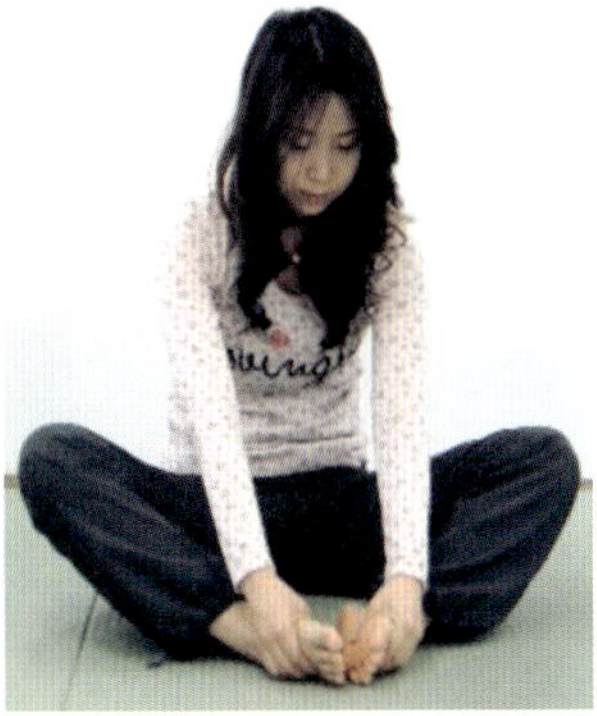

② スネを擦る。

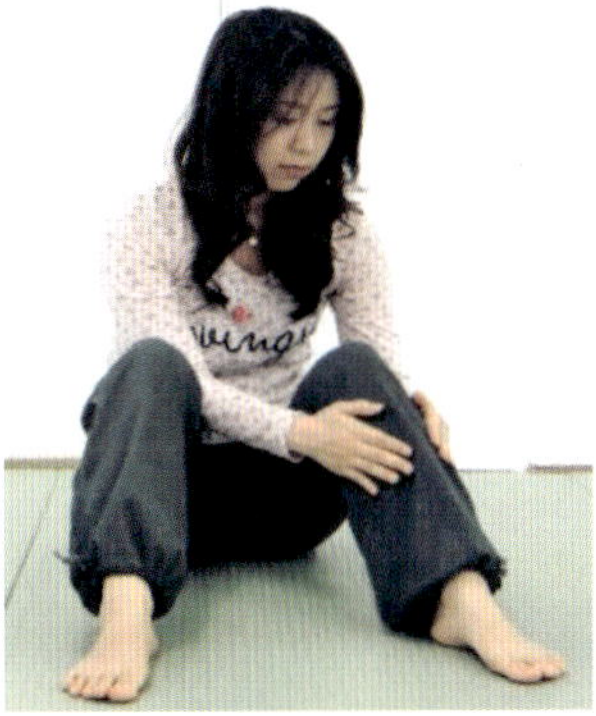

足の裏が掌と同じ柔らかさや感覚になる。
指も関節を伸ばし緩める。
足の裏は身体の末端、そこから緩める。

③ 膝を緩め太腿骨まで触る。

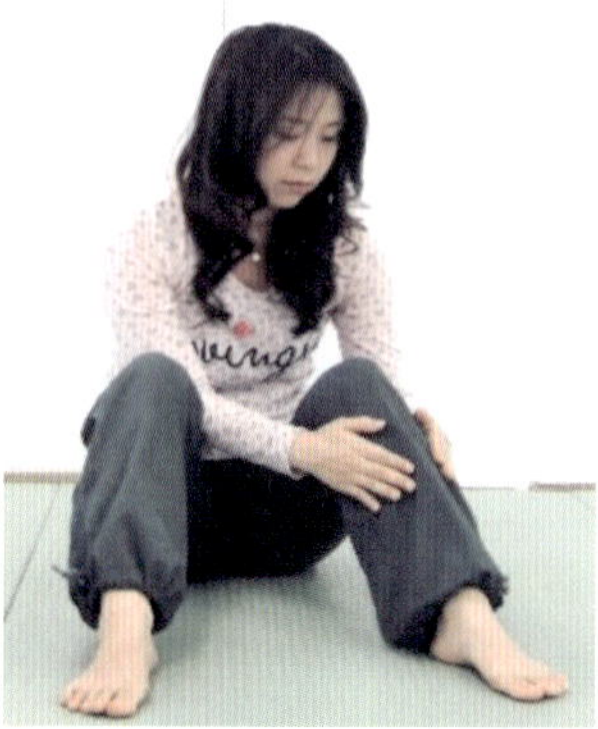

膝の表側、膝の裏側を擦る。
膝の中を意識で感じ取る。
分かりにくい時は膝を動かしてみる。

脛骨《けいこつ》と腓骨《ひこつ》に触れて、脛骨《けいこつ》の意識を呼び覚ます。
歩行は、内側の踵にのる感じで脛骨を使う。
ここは骨に触れる感触が得られやすい部位。

④ 仙骨、骨盤、仙腸関節に触れる。

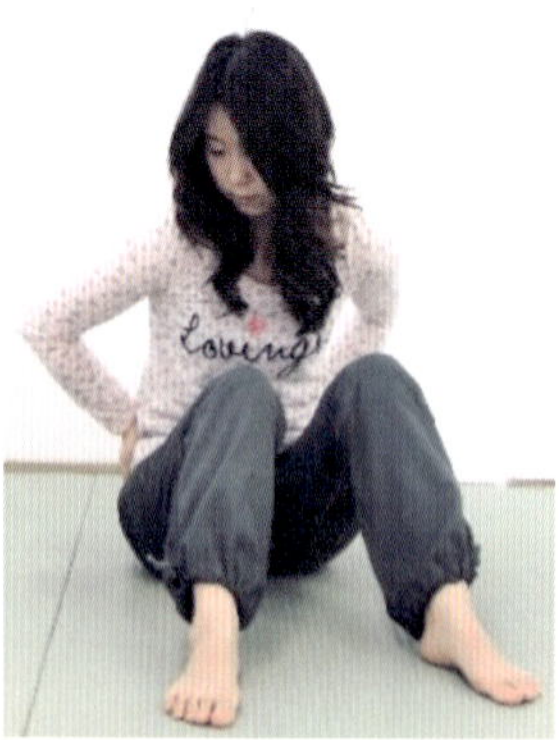

普段は意識の行かない、仙骨、骨盤を目覚めさせる。
仙腸関節は開閉するものである、と思って触れる。

⑤腰椎、胸椎と順に触れる。

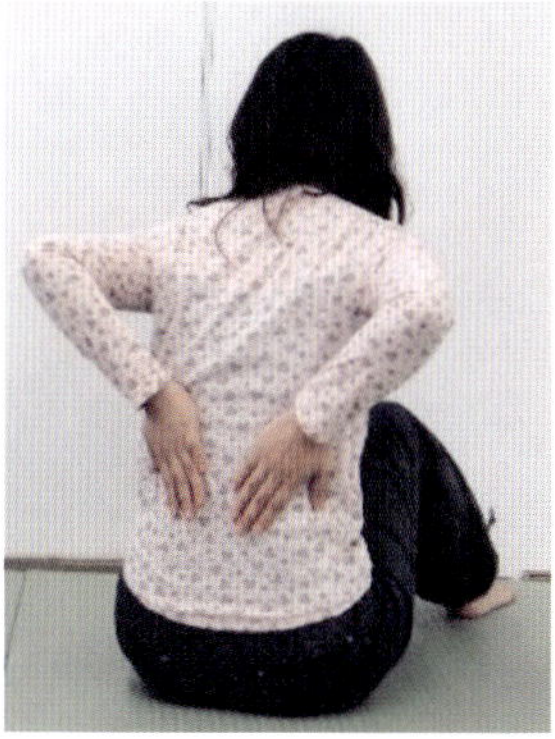

腰椎は5本、胸椎は12本。
下から上に向かい、腰椎、胸椎の突起部分に触れる。

⑥胸椎は届きにくいので反対側の腕で。

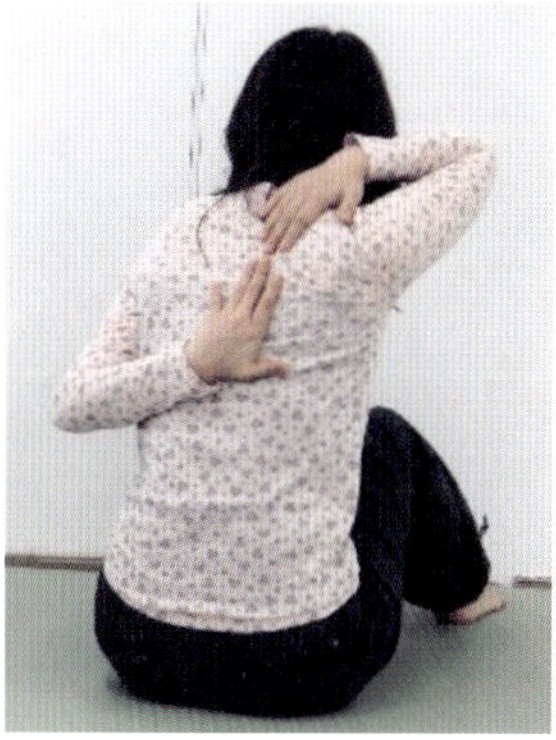

肩甲骨にも触れる。
胸椎の7番は肩甲骨の下部近辺。
ここが感じられると呼吸の助けになる。

⑦鎖骨に触れる。

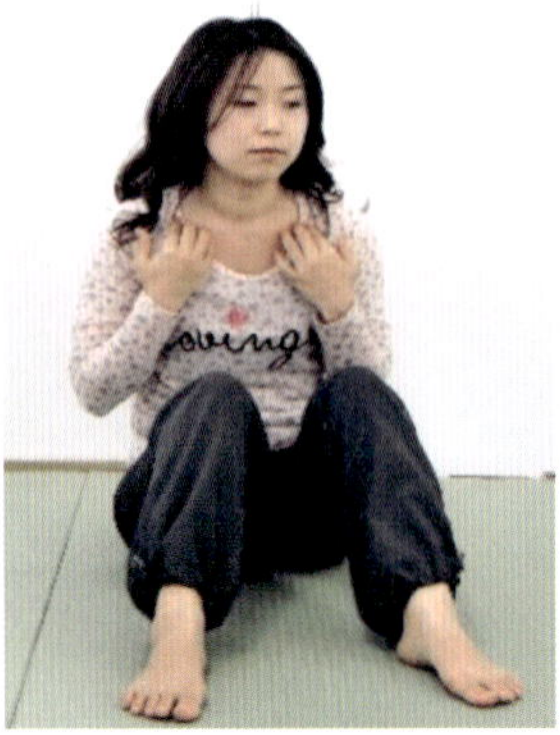

普段は意識の行かない鎖骨に触れる。
肩の付根の奥には烏口突起がある。

⑧胸骨、胸腺に触れる。

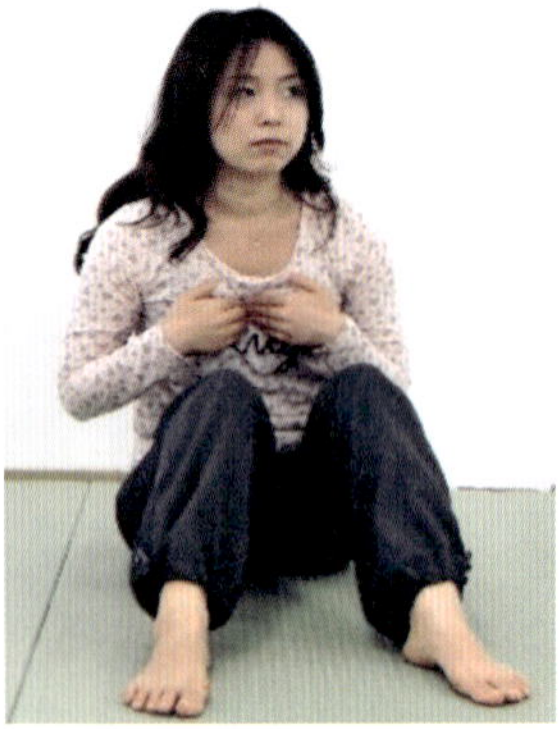

胸の部分は誰でも意識が濃い。
それなのでさっと軽く触れるだけで効果十分。

⑨肩に触れる。

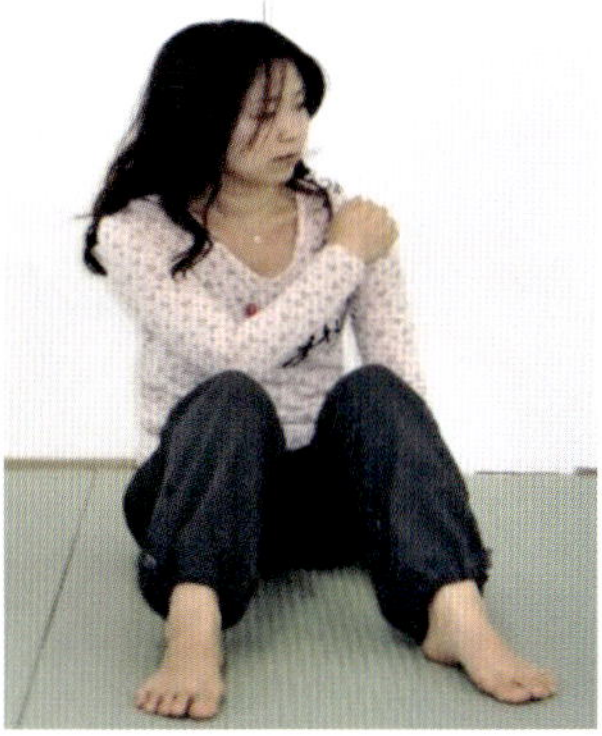

肩も関節なので、初めは表面に触れるが、意識を用いて肩関節の中に触れる。分かりにくい時は肩の方から動かす。

⑩腕に触れる。

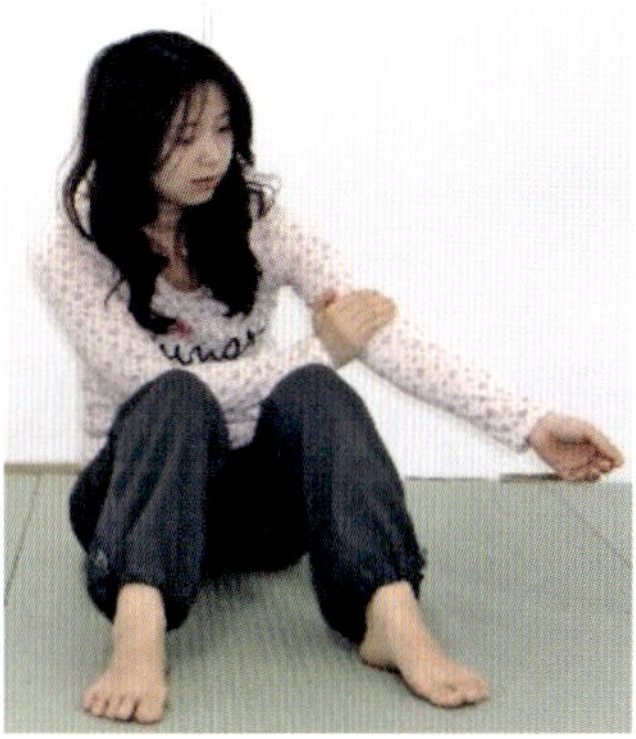

上腕骨から前腕の尺骨、とう骨に触れる。肘関節の中まで意識で触れる。

⑪ 手に触れる。

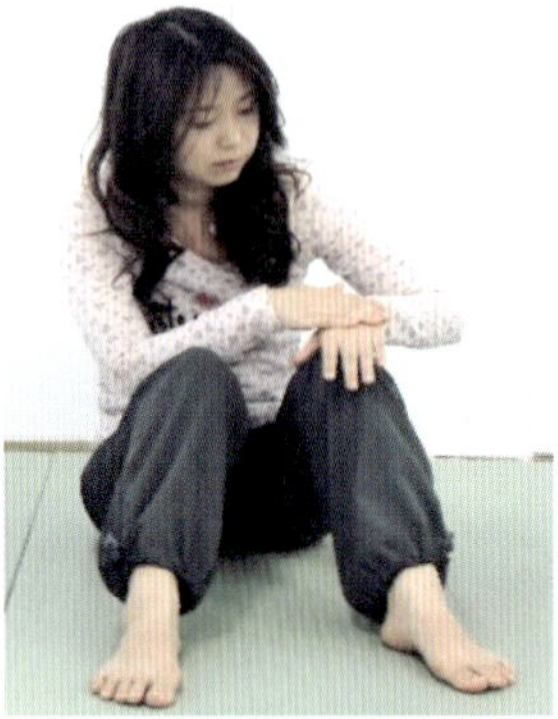

手の表面を擦る。次いで手の甲、手首関節などに触れる。

関節は、揺すり動かしながら緩める。

⑫ 頸椎に触れる。

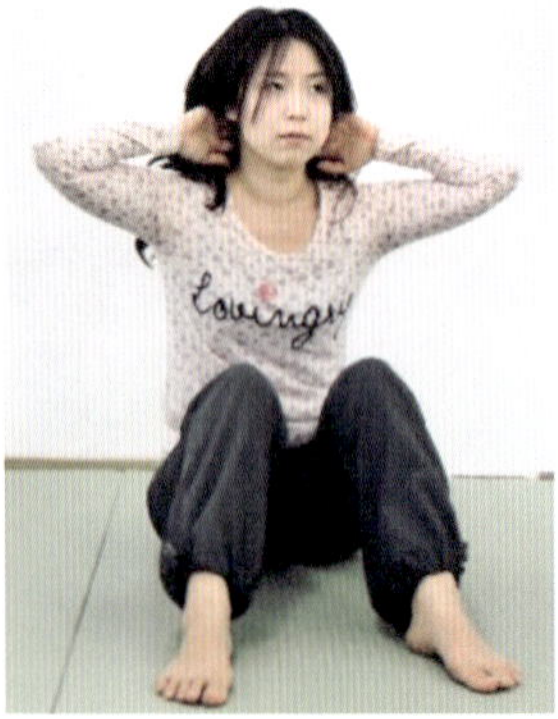

頸椎は7本。下を向いた時に、飛び出ているのが頸椎7番。

頸椎1~3番などは頭の中にあるため、手で触れることはできない。意識で触れる。

⑬後頭部、側頭部に触れる。

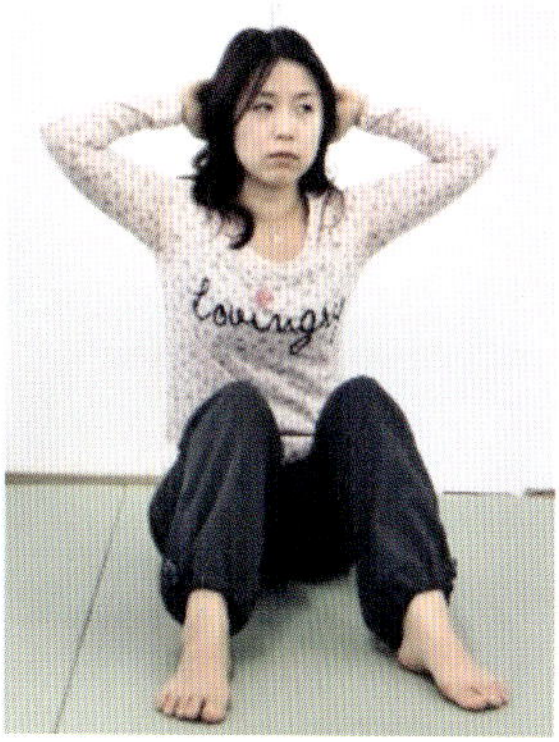

頭は、卵形。卵形なのはアーチ構造で外圧に強く、内圧力には弱くするため。卵の殻は押し込まず揺すって緩める。

⑭頭頂部に触れる。

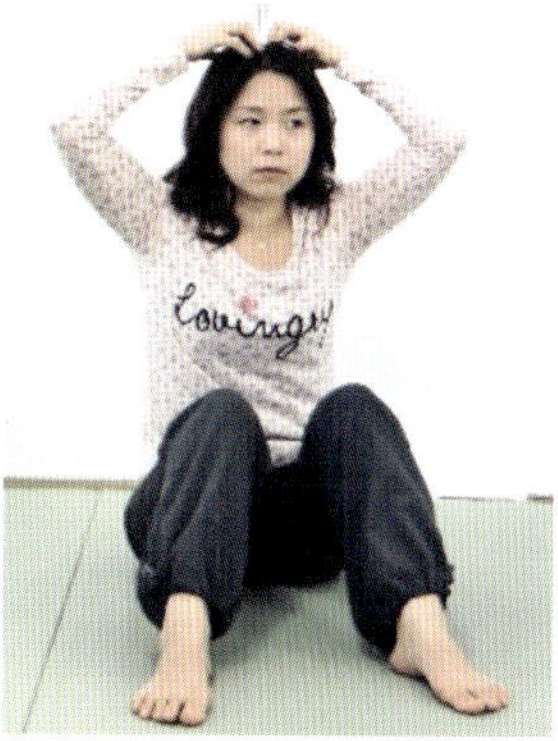

百会は3歳くらいまでは開いていた場所。軽く揺すって刺激を与える。頭頂部は固い部分と柔らかい部分がある。

⑮こめかみや眼窩周りの骨に触れる。

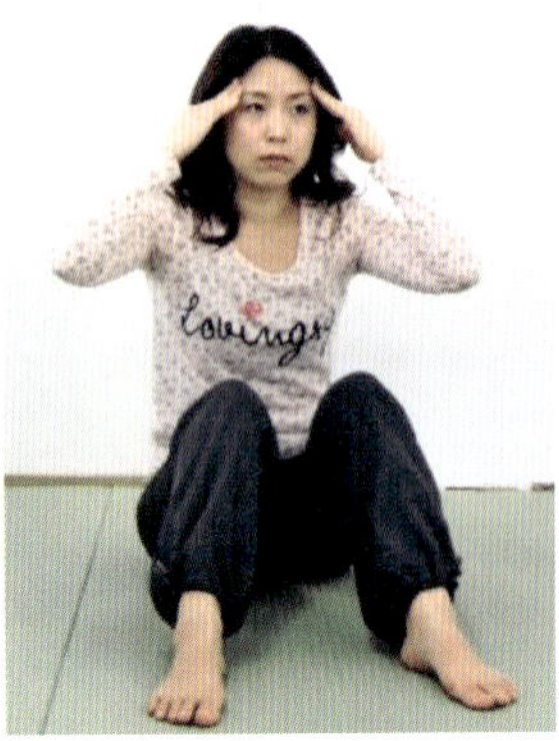

（注）

第三の目とかお釈迦様のほくろのある位置と呼ばれる部位は表皮の陰陽の接合点。

ここを緩めると腰が緩み、前屈が楽になる。

こめかみは頭蓋骨が接合する部位。

ここを緩めると頭蓋骨も緩みやすい。

§４　脳と内臓の緩め方

脳の中や内臓は直接的に手で触れることは出来ません。
そこでどうやったら緩めて水の身体にするのかが問題になります。
まず頭部と顔までの緩め方を説明します。

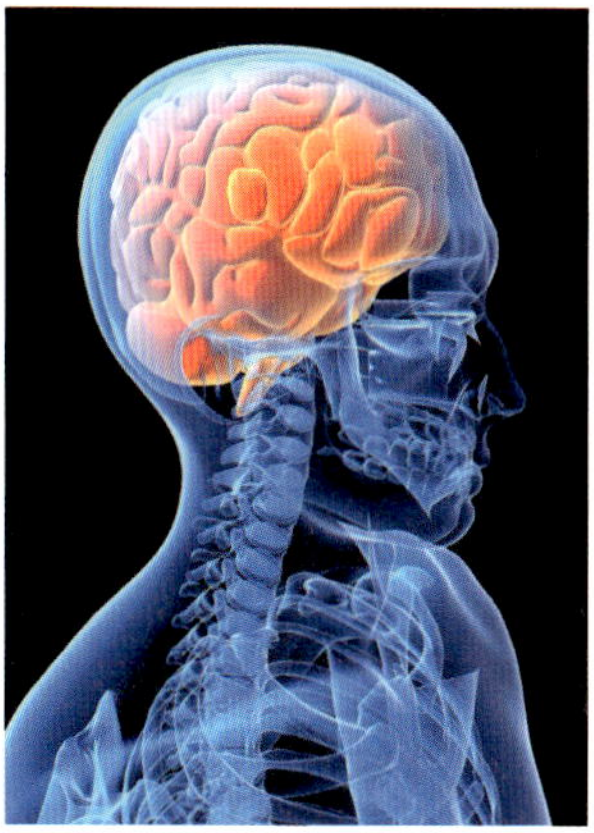

頭です。
頭の中を意識で探る。
脳の上頭部、中頭部、側頭部、後頭部に分ける。
そこを順に柔らかく揺らして液体のようにする。

続いて目、鼻、口の緩め方を説明します。

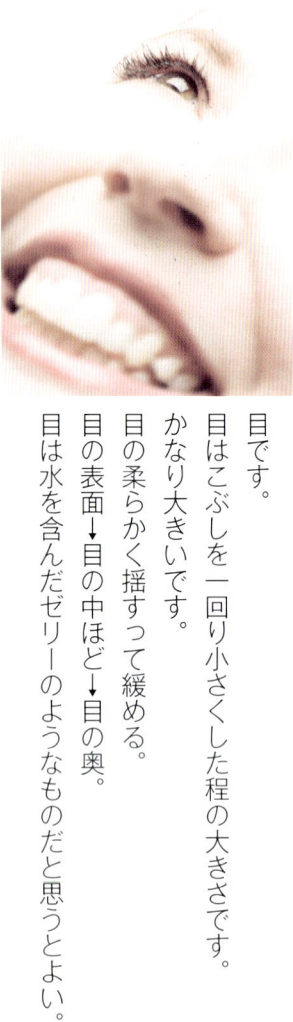

目です。
目はこぶしを一回り小さくした程の大きさです。
かなり大きいです。
目の柔らかく揺すって緩める。
目の表面→目の中ほど→目の奥。
目は水を含んだゼリーのようなものだと思うとよい。

鼻です。
鼻も表に出ている部分から奥までを、柔らかく揺らして液体化にする。
口です。
口の中全体をフワーッと緩める。歯と歯茎を緩める。
特に、歯が浮くように緩める。実はこうして緩めると歯は丈夫になる。
舌です。
舌は牛タンをイメージして揺らして緩める。かなり大きい筋肉。

喉です。
喉は舌の奥にあり、ここは意識で緩める。
次は、胴体部分にある内臓の緩め方です。
肺臓です。
肺臓は、呼気と意識によって緩める。
ゆったり大きく吸い込み、フワーッと緩める意識を持って柔らかく息を吐く。
心臓、肝臓、腎臓です。
心臓を緩める。

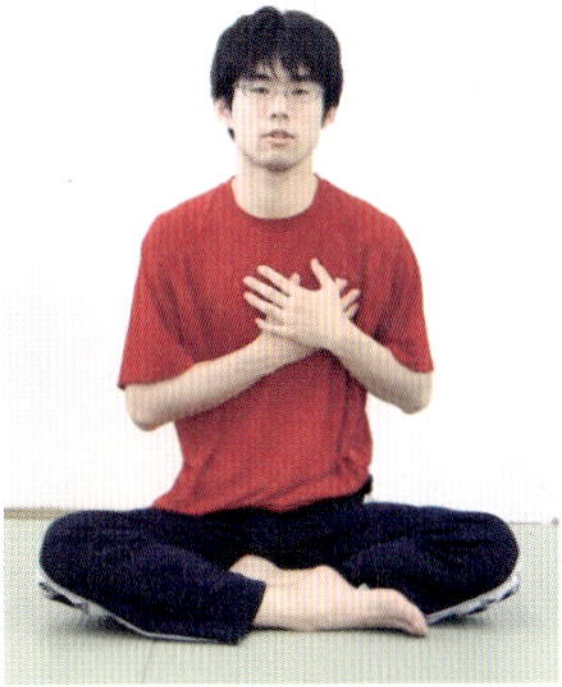

心臓、肝臓、腎臓は掌を当て臓器を捉え、呼吸と気で緩める。
掌から息を吐くような気持ちで心臓、肝臓、腎臓を温める。

食道、胃、腸です。

消化器系は一繋がりであり、胃は特に意識の行きやすい臓器。

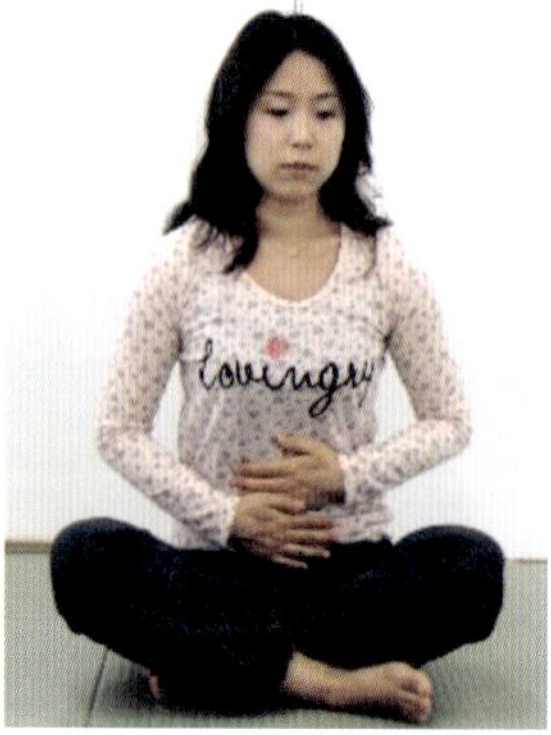

掌を食道や胃や腸に当てる。
そこを温めるように掌から息を吐く。
気を送ることで緩める。

以上の緩め方は、額を内側から見るなどの内観法にも役立ちます。

脳を感じ取ったり、目を感じ取ることは意識を濃くさせ、気の流れを良くします。

ある日、暫らく稽古を休まれていたMさんがひょっこり道場に来られました。

お顔を見ると少しやつれており、身体から出てくる「気」にもいま一つ勢いがない。

Mさんからお話を伺うと、

「職場で大きな問題が発生し、その処理に追われて体調や精神面までボロボロの状態になってしまいました。それで稽古にも来られなくなってしまったのです。身体の不調から手足に痛みが出て、特に痛かったのは足です。整体などにも行ってみたけどなかなか治らない。そこでフト、緩骨法を思い出して足をゆっくり擦ってみました。すると、とても気持ちがいい。そして突然、目の前がパッと明るくなって開けて来ました。不思議な気分でした。本気でやってみたら効果が素晴らしい。それで急遽、道場に行って稽古をしたくなったのです。」

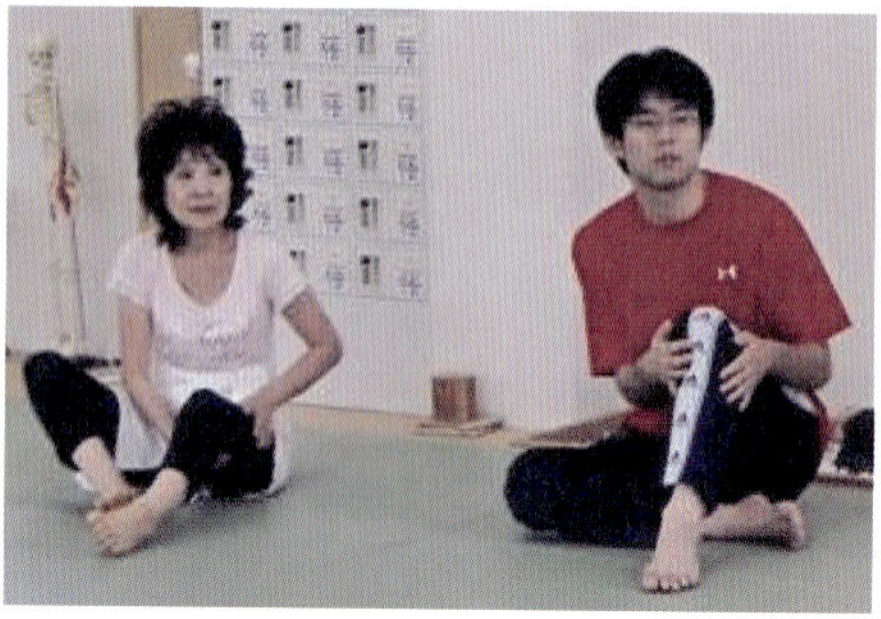

接骨のツボは目の近辺にあります。
だから、目から骨へと気の流れが生じるのです。
足の骨に心をこめて緩めてあげれば、
逆に足から目へと気が流れます。
そのために目はパッと見えて、視界は明るくなり、
気分も晴れて来るのです。

以上の動きには信じられない効果があります。
それは、脳が柔らかくなるのです。そして考え方や生き方に柔軟性が生まれます。
他人の意見に対しても寛容さや受容性が高まり、人間関係もスムーズになります。

理由は、脳と身体が繋がっているからです。

脳の命令で動かせる身体は、「脳↓身体」、という繋がりがあります。

それを逆に見れば、「身体↓脳」、という方向にも緩めを伝えられるのです。

だから大元の脳が緩んで来ます。

続けているうちに、身心と脳全体が緩められていくのです。


Hさんという女性が、顔面麻痺になり、自然な方法で治そうと稽古に来られました。

医療機関で出されたステロイド剤には副作用があることを知り、それを回避して治したいと思われたのです。

毎日のように道場に来て緩骨法、呼吸法、気の稽古をしているうちに、顔面の麻痺はほぼ完治しました。全く薬は使わないで。

そして、骨を擦っているうちに持病であった膝の痛みもとれてしまい、さらには人生観まで明るくなったと言われています。

身体に触れて、緩めるというのは奇蹟を起こせる動きなのです。

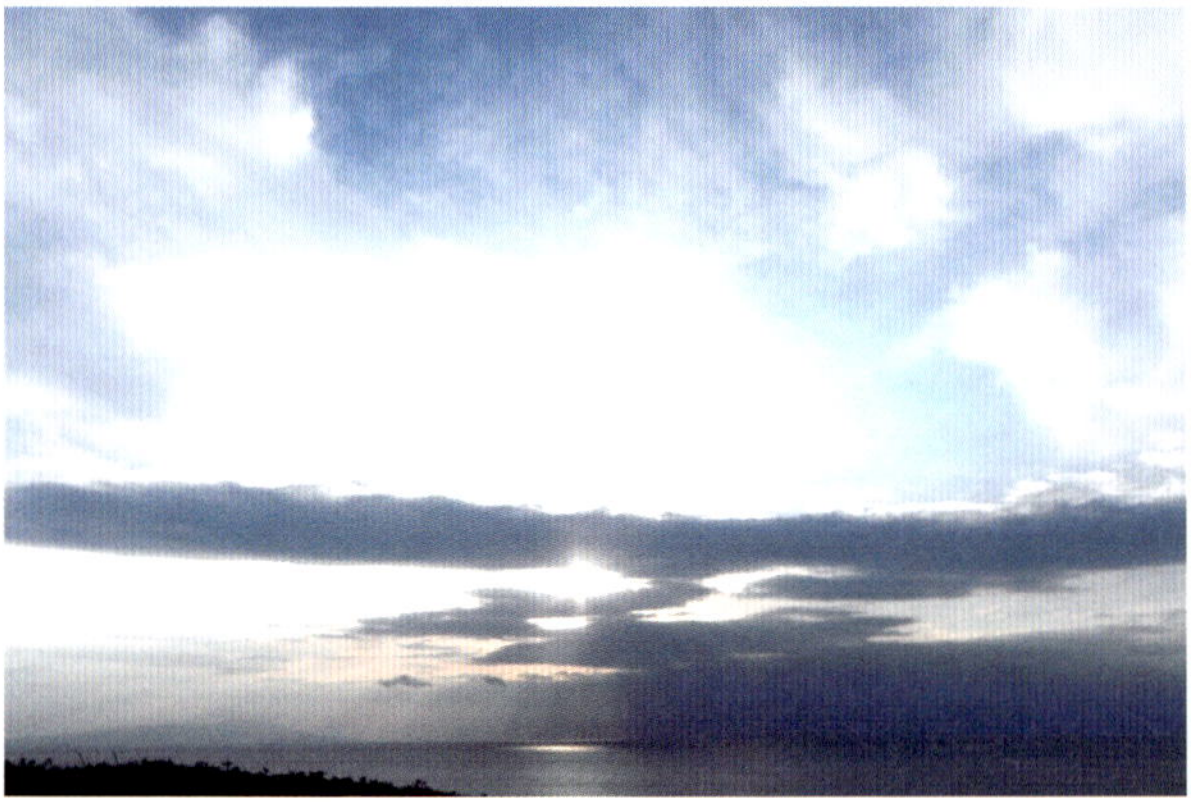

第4章　天地呼吸法

§1　呼吸をする理由《わけ》

私たちは生まれた時からずっと呼吸をしています。それを止めると苦しいです。息（いき）をする＝生きる。こう言われているので、何となく生きるためだとは分ります。

しかし、本当は何のために呼吸をしているのか分らないものです。

ある日、伊勢海老が少し湿った大鋸屑《おがくず》と一緒に活きたまま送られてきました。

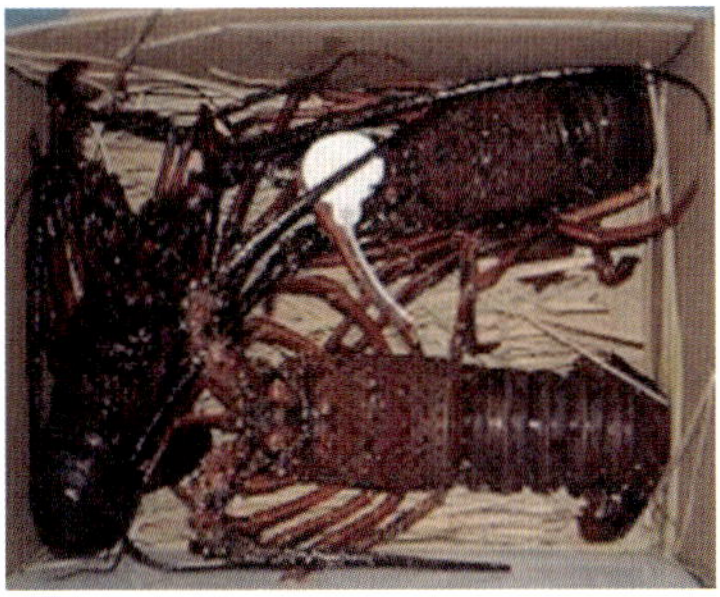

ふと思ったのは、確か伊勢海老は海の中で暮らしているはずだよなぁ。

それがなんでこんな箱の中で、水もないのに活きたまま送られて来るのだろう??

早速、調べてみたところ、やはり伊勢海老は呼吸をしていました。

その秘密は、甲殻の下に水を貯めておいてその水を利用して呼吸をすることにあります。

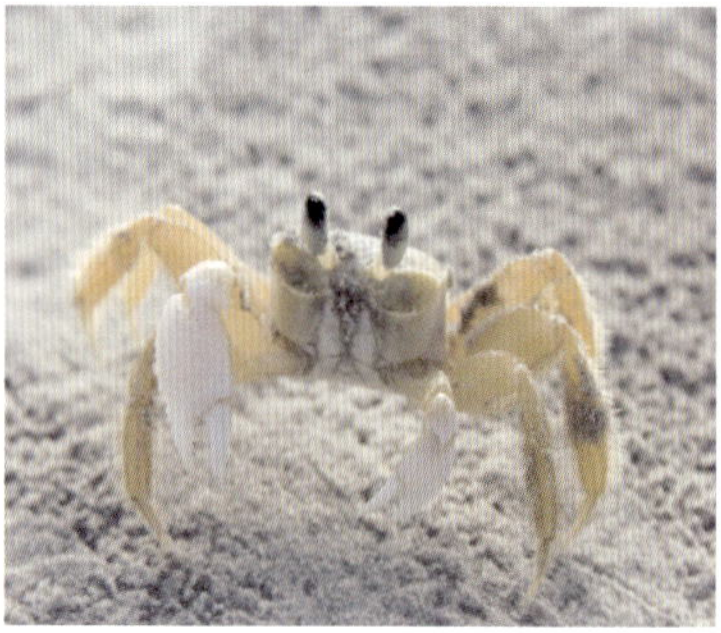

カニが時折口から泡を吹くのはそのためです。

水中では泡を吹くことはありません。

カニやエビなどの甲殻類はエラ呼吸ですが、陸上でも巧みに行えるよう工夫しているのです。

私たち動物は、皮膚呼吸、エラ呼吸、肺呼吸のうちのどれかによってエネルギーを得ます。

魚類やエビ、カニなどの水中に棲む動物はエラ呼吸です。

昆虫はカニやエビと同じ仲間の節足動物ですが、別な呼吸方法をとります。

昆虫は、比較的身体が小さいことを利用してユニークな呼吸方法を開発しました。

私たちの血管に似せて、気管という、空気が通る管を作って身体中に張り巡らしたのです。

蝶の身体の細胞は、栄養などを体液からもらい、酸素は気管から取り込みます。

この仕組みは同時に昆虫の体を軽くさせ、空を飛びやすくするという効果も与えました。

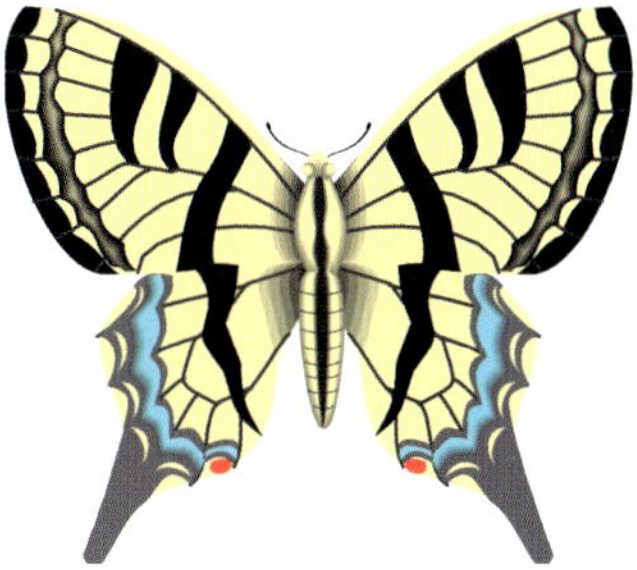

蝶の胸部と腹部の側面を良く見てみると（特に幼虫）、小さな楕円形の紋が見つかります。

各節の側面に左右一対ずつある丸い穴が、昆虫が空気を体の中に取り込む気門です。

気門には筋肉がついており、開閉することができます。

空気を出し入れする時には開き、それ以外の時は水分が身体から出て行かないように閉じています。

また、気門には細かい毛が密生しており、私たちの鼻のように、ゴミが入りにくい仕組みになっています。

このような呼吸は皮膚呼吸に近いものです。


人や動物や昆虫は内呼吸、外呼吸、皮膚呼吸という活動をする仕組みがしっかりと出来ています。

その呼吸は生きている間中休むことなく続けられます。

それは何のためでしょう。

呼吸をすることでエネルギーを得て生活するためです。

呼吸は、エネルギーを取り出す手段なのです。

だから生命エネルギーである「気」と深い関係があるのです。


大きく見たなら、生物たちはエネルギーをどう得ているのでしょうか。

エネルギーを得る方法（代謝）は、大別して発酵、呼吸、光合成の三種あります。

微生物は発酵により、植物は光合成により、動物は呼吸により、エネルギーを得ています。

発酵及び呼吸（好気・嫌気）は、有機物を酸化させ、その時に遊離されるエネルギーでATPを合成する過程です。

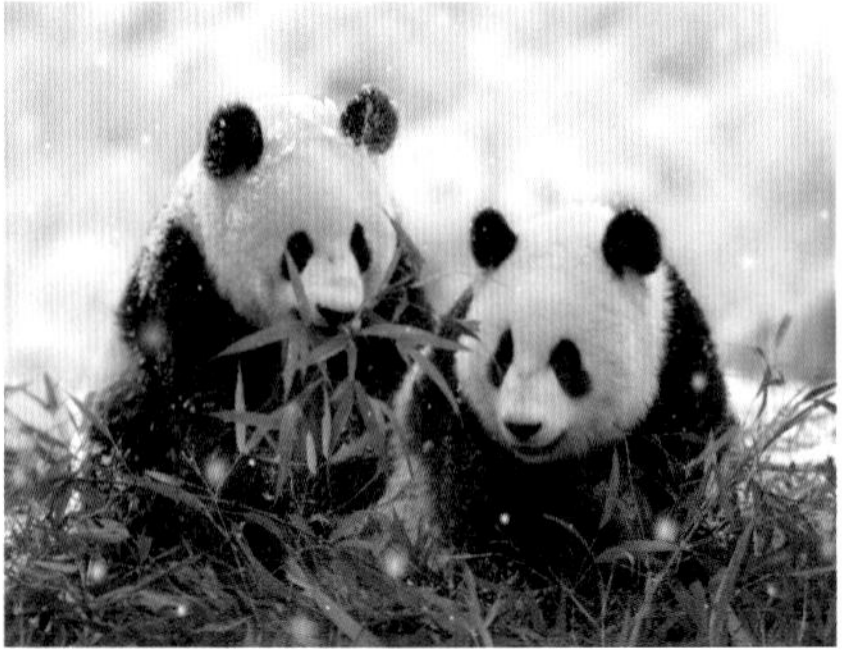

水素（電子）の排出形態により3つの形に分けられます。
水素（電子）を
　有機物に渡せば発酵、
　酸素に渡せば好気呼吸（ミトコンドリアが働く）、
　無機物に渡せば嫌気呼吸。

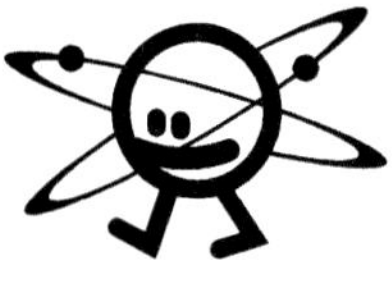

発酵とは、酵母等の微生物がエネルギーを得るために有機化合物を分解してアルコール、有機酸、二酸化炭素などを生成する過程です。
広義には、微生物を利用して、食品を製造するこ

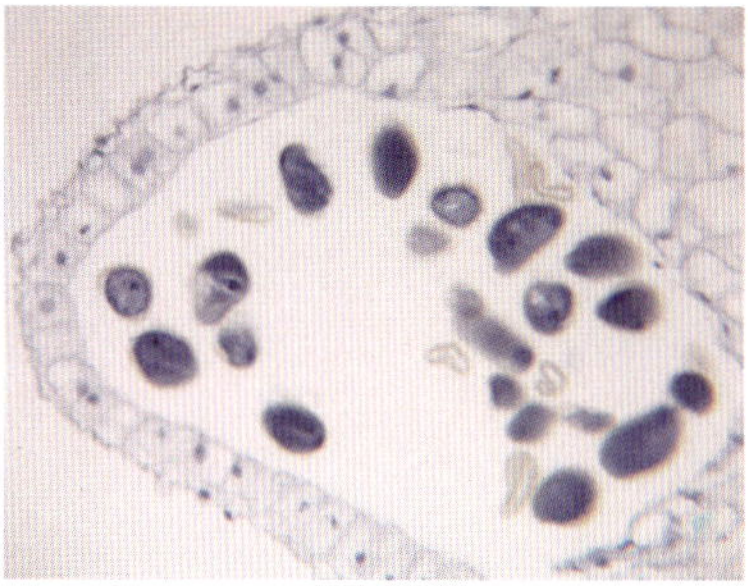

と、有機化合物を工業的に製造することをいいます。
そして特に、人間に有用な場合を「発酵」と呼び、そうでない場合を「腐敗」と呼びます。

普段私たちは効率の良い、酸素を利用する好気呼吸を行っています。しかし、酸素が足りなくなると嫌気呼吸の回路が働いて、乳酸発酵が行われます。その結果、乳酸が溜って筋肉痛が起こるのです。

§2　呼吸法は全身で行う

天地呼吸法で行う呼吸では、単に肺臓を動かして呼吸をするのではありません。意識を用いて「昇り来る気」を感じ取りながら、腕や足や背骨などの全身を使います。

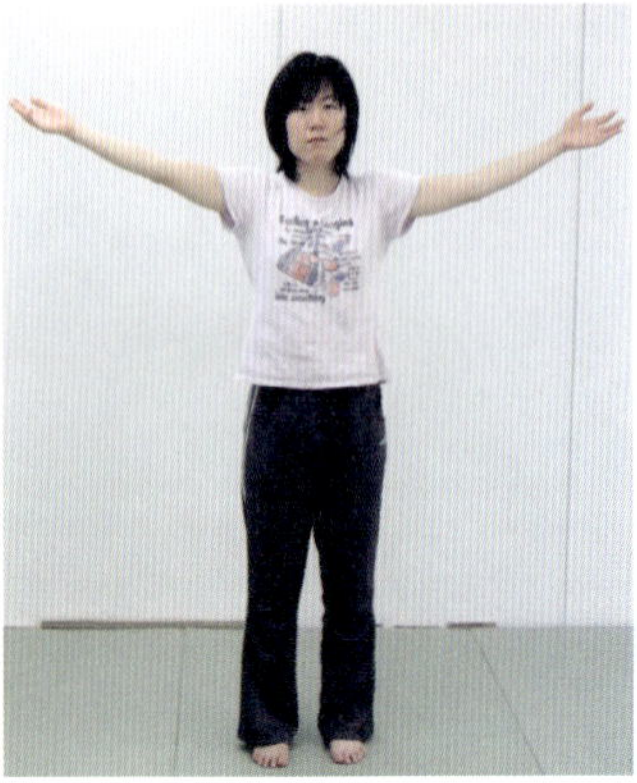

特に、手と腕は呼吸によって気を導くうえで大事な役割を持ちます。

古生物学的に見ると、腕は呼吸と繋がりが深いものです。

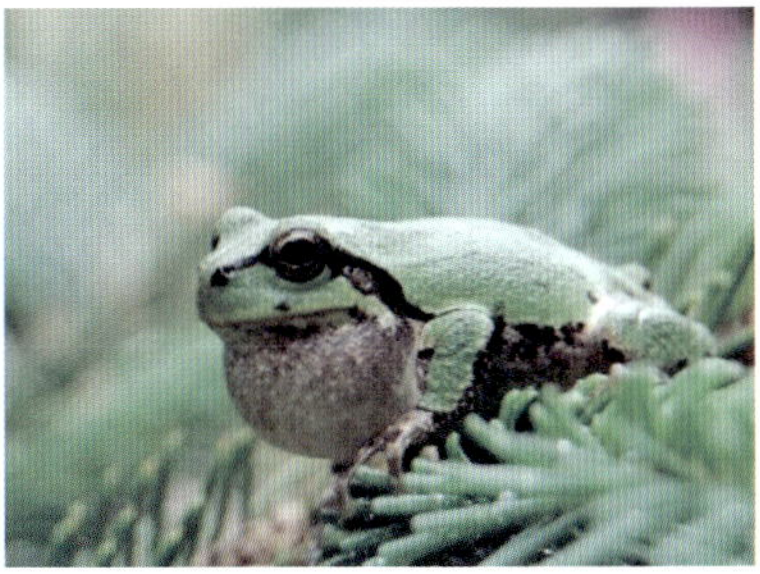

呼吸を支える横隔膜筋は、カエルが喉を膨らませて呼吸するように、本来喉の近辺にあった筋肉が移動して出来たもの。喉の近辺の筋肉は前足と連動する。

だから、横隔膜筋は腕の筋肉と繋がりがある（『人間生命の誕生』三木茂夫）。

それで、腕の動きが呼吸と一致して見事に動く時、コツ（呼吸）を掴んだと言います。

腕を上手に動かしながら呼吸をすると深い呼吸ができるのです。

また、腕を緩めると、腕と連動する肺臓が緩むようにできています。

人には、エラ呼吸のなごりがある。

これもまた古生物学的な観点から見たお話ですが、人も胎児の頃はエラを持っています。

母体の中で生育する過程で肺臓が現れて、エラ呼吸から肺呼吸に変わる時期に「つわり」が起こるといわれています。

そして胎児のエラは、母体から生れ出る頃には身体の脇から上がって耳の穴になります。

エラは肩の近辺を通過して移動するわけですから、耳の筋肉は肩や肺の筋肉とも連動することが予想されます。

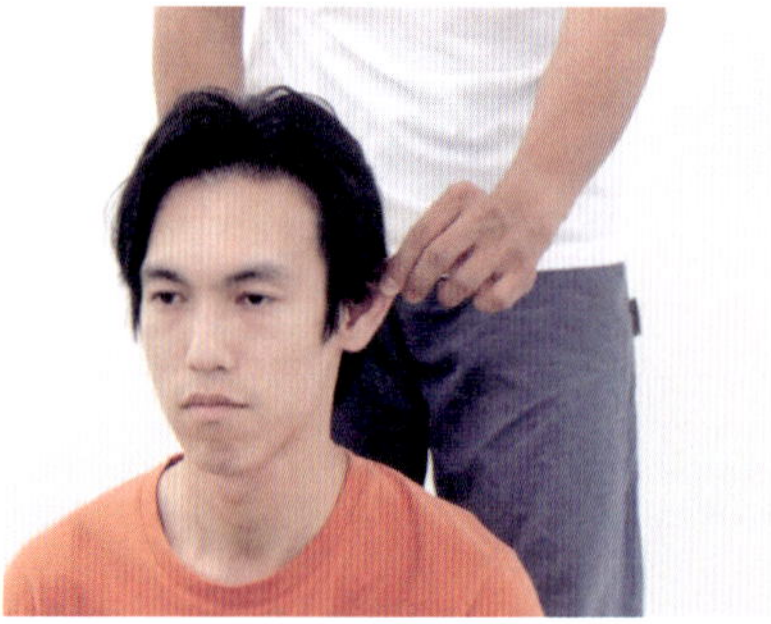

それで耳たぶの上部を斜め45度の角度に軽く引っ張ると瞬時に肩が軽くなります。

さらに耳を引っ張る腕が上がれば、腎臓も緩めることができます。

耳は、耳下腺炎（おたふく風邪）でおなじみのように、腎臓などの泌尿器系とも繋がっているからです。

人は緊張したり、焦ったりすると気が上がって肩で呼吸をします。これは浅い呼吸です。

また、相撲取のインタビューなどで見られるハアハアとした腹でする呼吸は苦しい呼吸。

肺で行う呼吸だけでは間に合わなくなった時に、古代に行ったエラ呼吸が行われます。

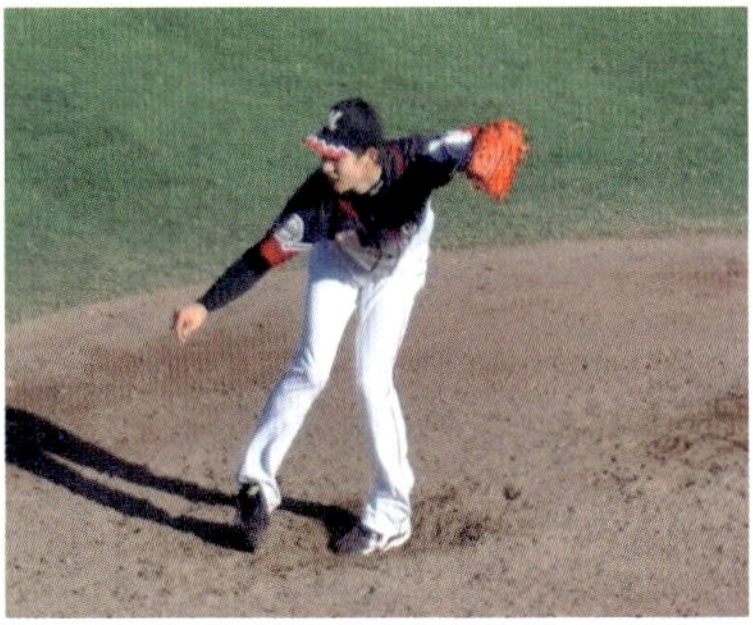

マウンド上でピッチャーの肩が揺れて呼吸をしたら交代の時です。
それは肺呼吸の限界が来てエラ呼吸が始まったことの表れでもあります。
肩で呼吸してお腹がハアハアして動いたら限界なのです。

柔道における不世出の名人三船久三氏や合気道の名人塩田剛三氏や岡本正剛氏の映像を見ると全く息切れがありません。西野皓三先生は当然ゆったりとした呼吸です。
そして深い呼吸をするには、腕の動きを利用して全身で呼吸を行うことです。

§3　気の充足法

呼吸法の稽古の始めに、「手足を充足」とか「丹田を充足」という号令を聞きます。

初めのうちはこの意味が全く分らない。「充足」って何だろう、と思うわけです。

それでもあまり気にすることなく稽古は続けられますが、何となく腑に落ちない気分です。

そこでまず、気のエネルギーを身体の各部に充足させる方法をお伝えします。

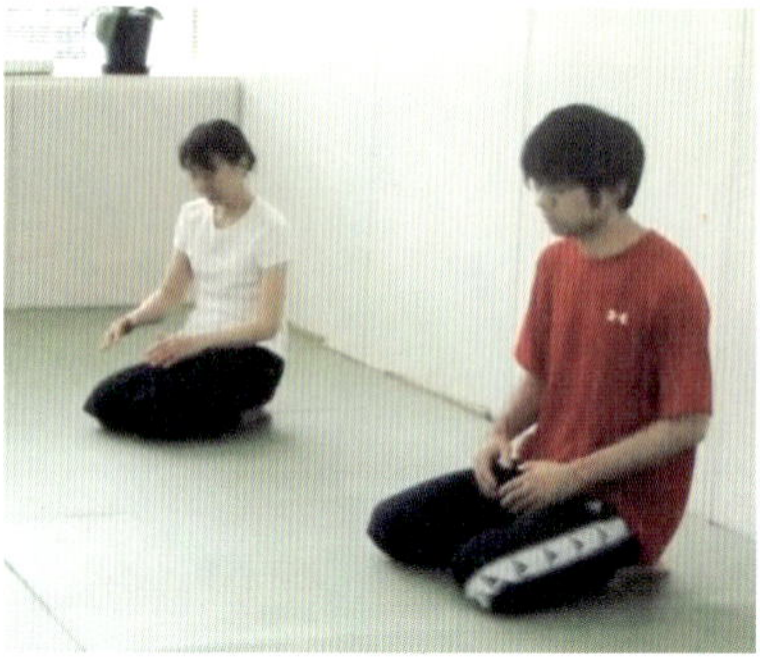

充足させるとは、
① そこに意識を持って行き、
② 内側から息を吹きかけるようにする、
ことです。

ある身体部位が充足できると、
その身体部位は温かくなってきます。

① 意識を持ってゆくとは、その身体部位を感じ取ること。

例えば、掌を感じ取ることはできますね。耳も感じられます。

お臍はどうですか、感じられますね。身体の中で意識の濃い場所は楽に感じ取れます。

そのことを「意識を持ってゆく」、といいます。

② 内側から息を吹きかける。

一番分りやすいのは、「腕を通して掌から息が吹き出る」という感じでしょう。

身体の内部で呼吸の通り道を作ることです。これは少し練習すれば出来ます。

まず、手で練習してみましょう。

左右の掌を、５ｃｍ位のすき間を開けて合わせる。

そして、掌に身体内部から腕を通して息を吹きかけるように呼吸する。

繰り返しこの呼吸を続けてゆくと、掌にフワッとした感覚が生じ、暖かくなってきます。

掌は意識が集まりやすい場所。そこを口の代わりに使って呼吸をする、という感じです。


では、丹田の充足です。

丹田とは、腸を主にしたヘソ下の骨盤内の身体部位であると考えて下さい。

元々気のエネルギーが集まった部位なので具体的な場所は示しにくいのです。

手を膝の上、丹田の前にかざす。そして、同時に丹田に意識をおく。
掌と丹田に向かって、身体内部から息を吹きかけるように呼吸をする。
繰り返しこの呼吸を続けてゆくと掌と丹田が暖かくなってきます。
この状態が、気が丹田に充足した状態です。
さらに手を近づけたり、離したりすると気が感じられます。

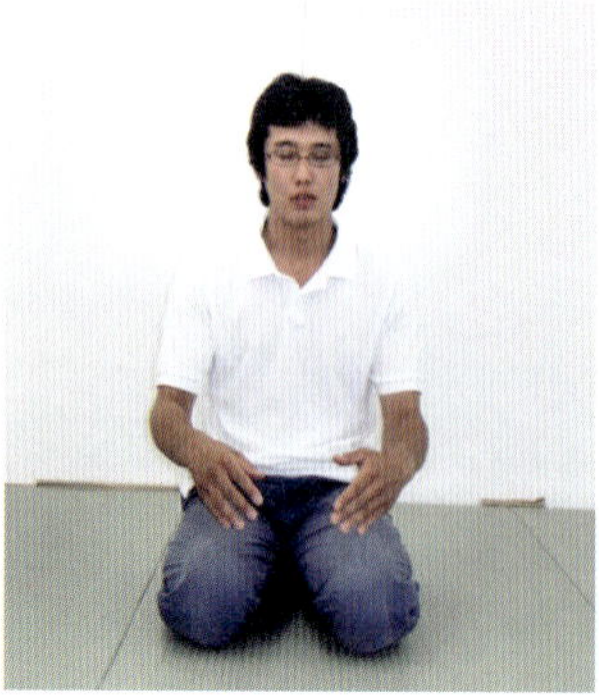

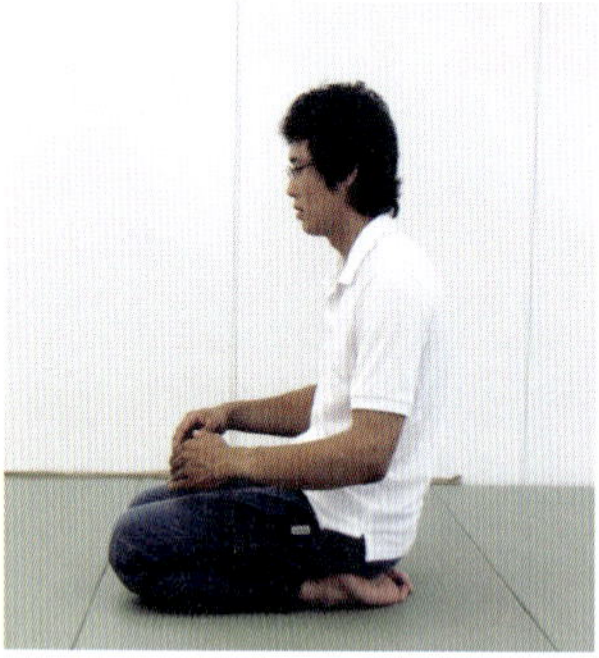

丹田に口があって、そこで呼吸をする、というイメージが分りやすいでしょう。
充足法は落ち着いた環境で個人的に行うことが出来ます。

繰り返し何度も練習して下さい。

充足法が上達してくると、気を丹田に降ろすことが上手くなります。その結果、空なる上半身が作れるようになり、座禅の目指す身心に成ります。但し、初めのうちは呼吸法と合わせて誘導してもらうといいでしょう。気を丹田に降ろそうとするあまり、逆に固くなってしまうことが起きるためです。

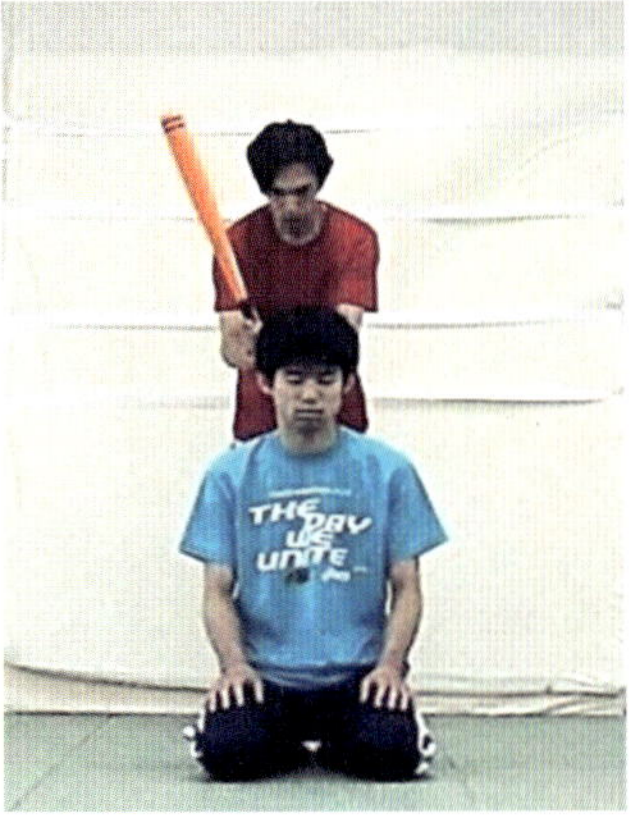

正座して、ゆったりと呼吸をして、
気を丹田に降ろす。
見事に気が降りていれば、
後ろから、ビニールバットで打たれても
痛くない。

§4　天地呼吸法

【天の呼吸】

① 脱力して意識は足心。

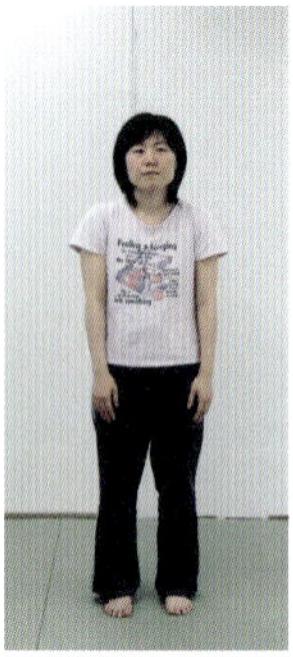

② 腕を足の側線に沿って降ろす。

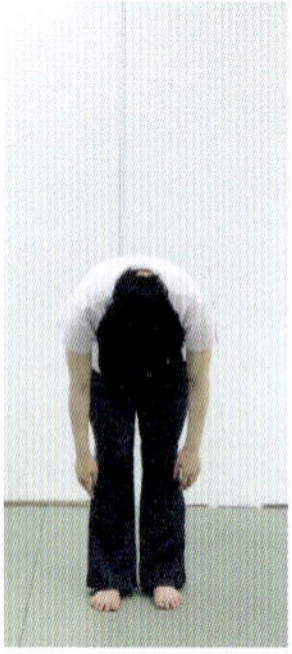

③ 呼吸と共に足心から気を吸い上げる

手が気を誘導する。

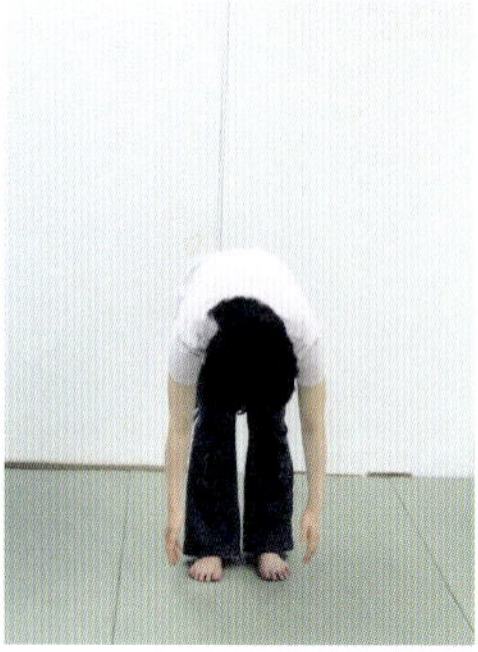

④ 気を感じつつ背骨に吸い上げる。

腕はゆったりと横に開く。

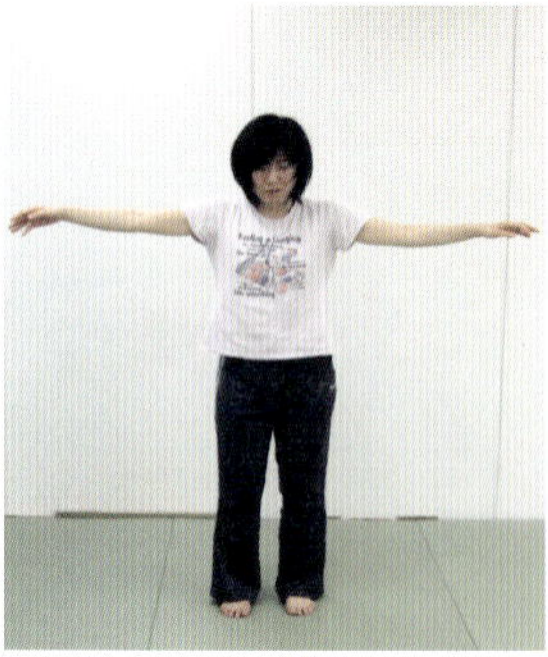

⑤気が百会に到達。

一旦、止めて吐きながら降ろす。

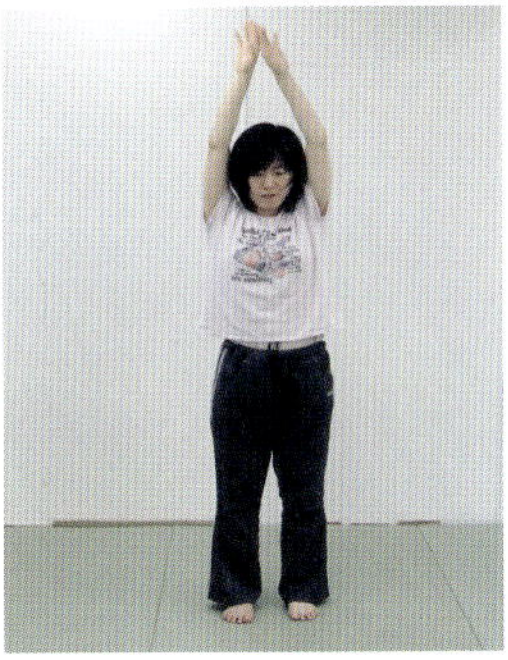

⑥手の導きに合わせて気を足心へ降ろす。

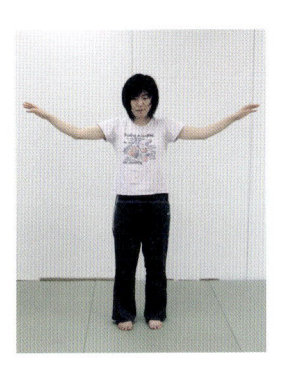

⑦意識は足心に降ろす。

息を吐き切ってさらに緩める。

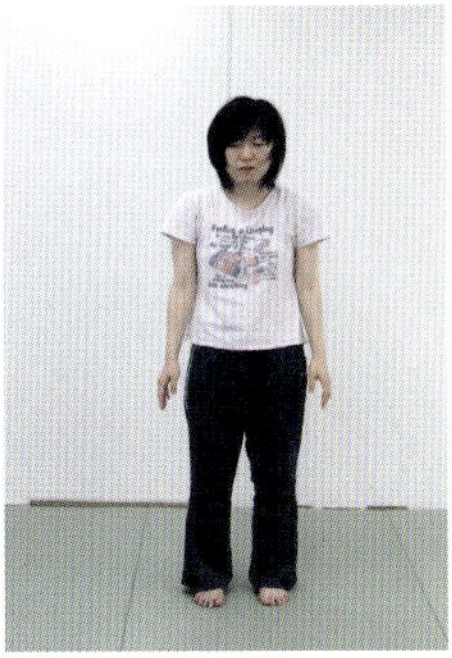

【地の呼吸】

①ゆったり緩めて意識は足心。

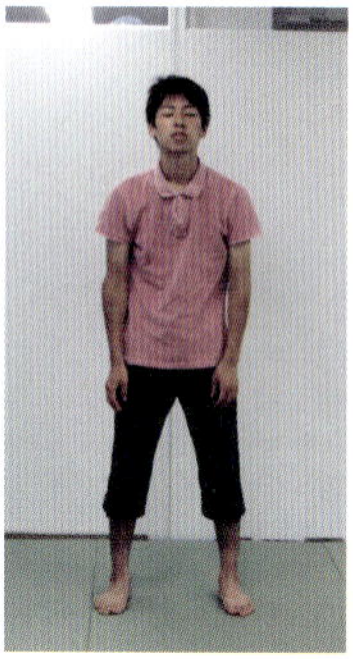

②身体を股関節から倒す。

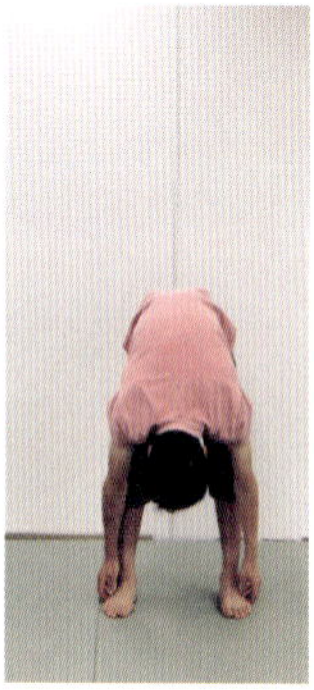

③呼吸と共に気を吸い上げる。
膝まで来たら手を返す。

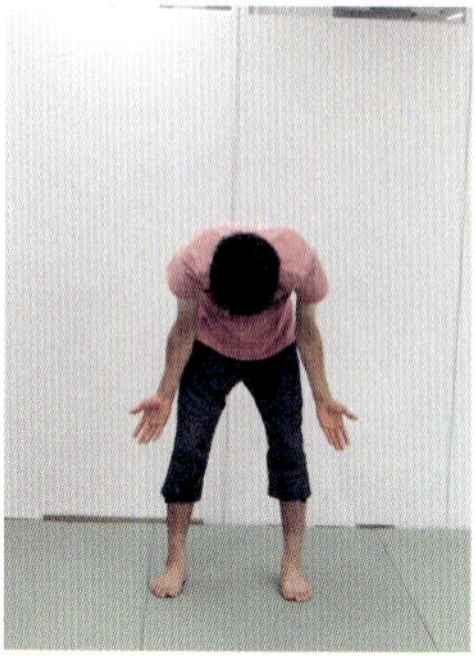

④意識で気を背骨にすくい上げる。
気は手に導かれる。

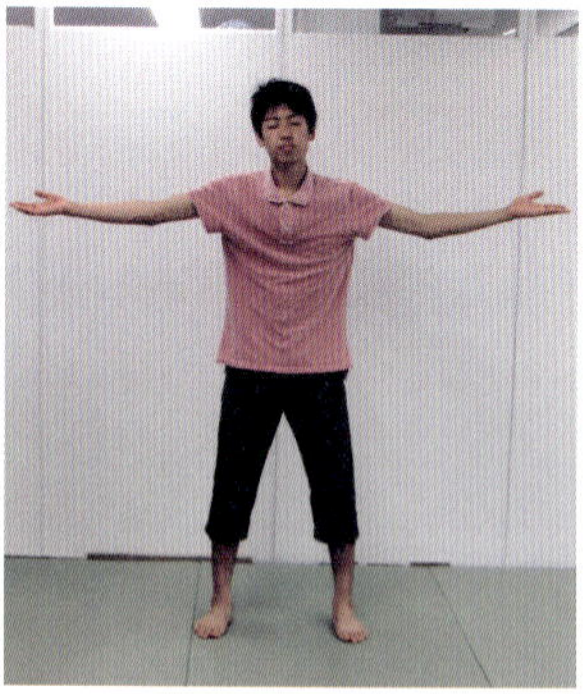

⑤気が百会に到達。
一旦止めて降ろす体制を作る。

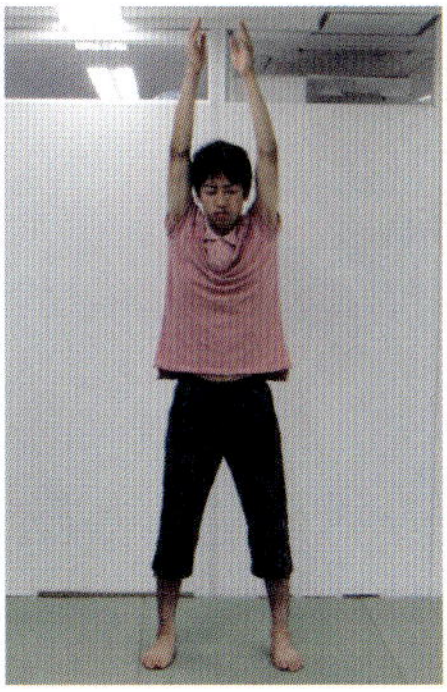

⑥合わせた手をストンと降ろす。
同時に気を丹田に降ろす。

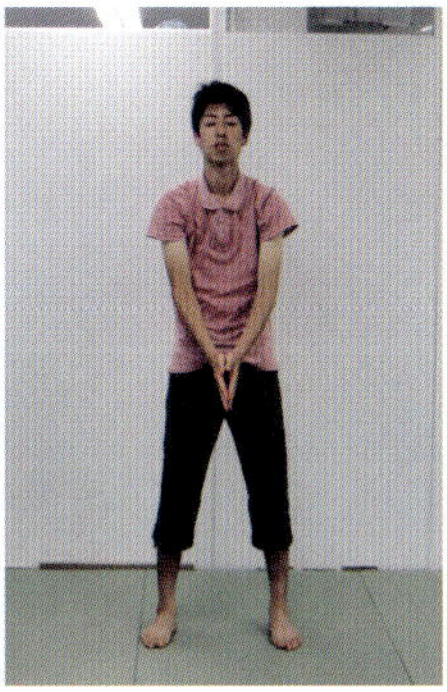

⑦股関節から身体を倒す。
意識は足心、初めと同じ状態に。

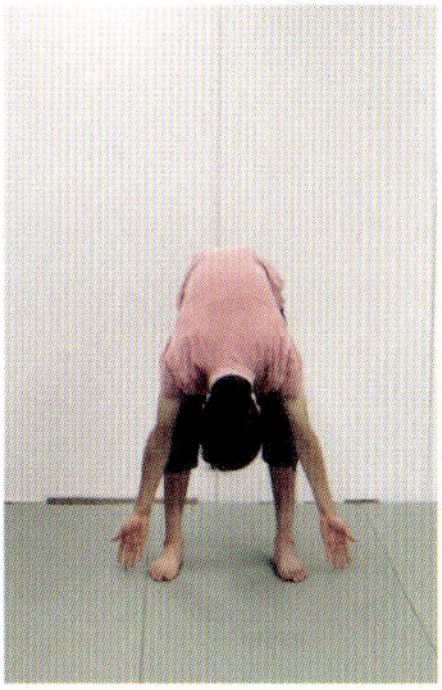

⑧大きく気を背骨にすくい上げる。
土俵入りのイメージで行う。

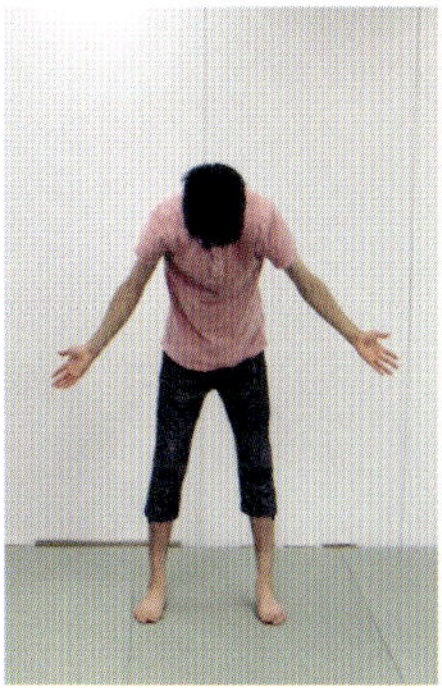

⑨呼吸と共に気をすくい上げる。
手ですくうというイメージで。

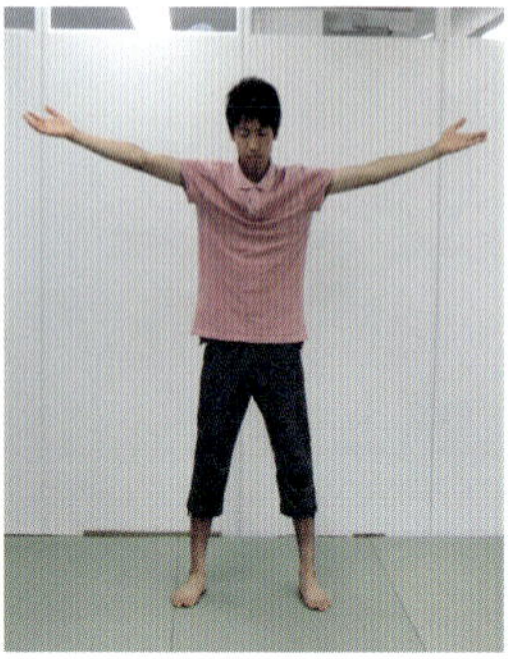

⑩百会に上げたら一旦止める。

⑪手を返して、呼気と共に気を降ろす。

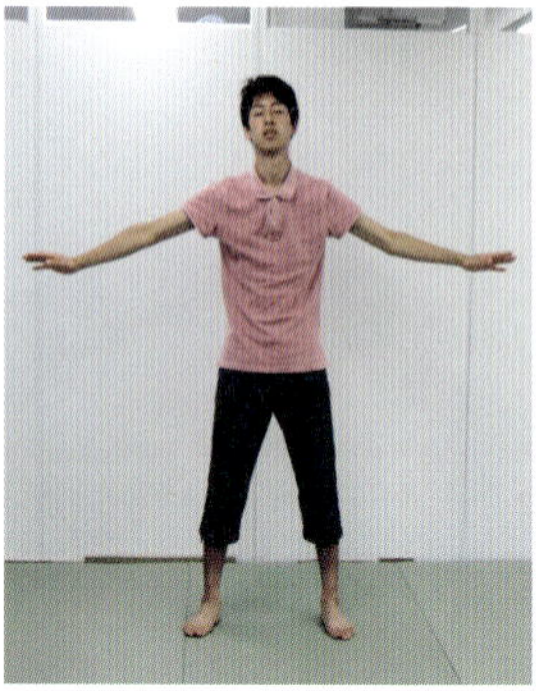

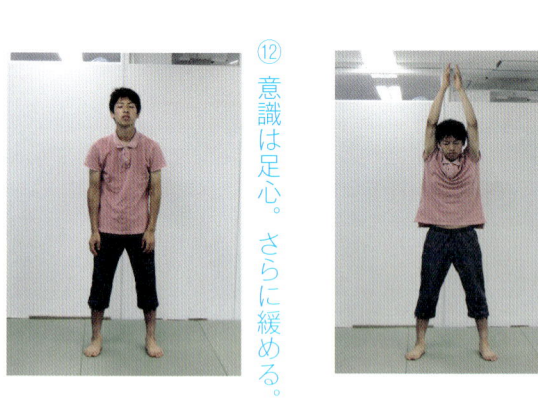

⑫意識は足心。さらに緩める。

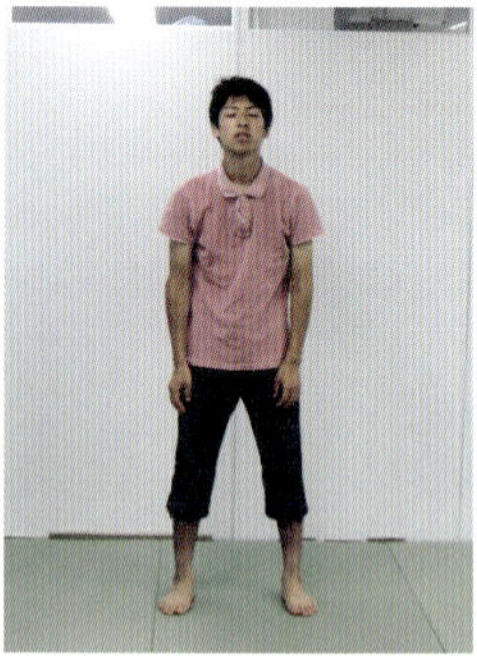

【周球】

気のボールを作り、それを身体内外に巡らせる。周球は身体の外側に気を巡らせる点に特徴がある。気のボールは目に見えないので、仮のボールで行う。

①手を合わせて気のボールを作る。

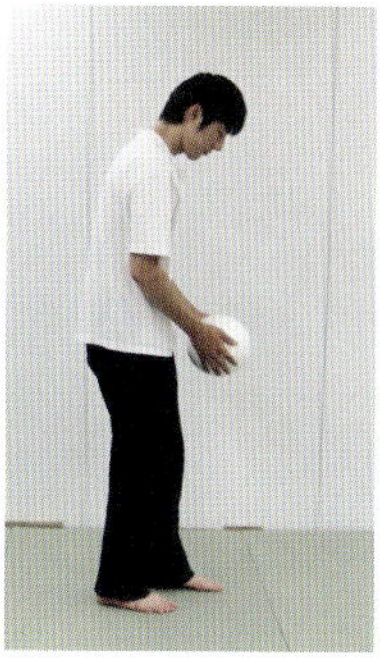

②気のボールを足心に降ろす。

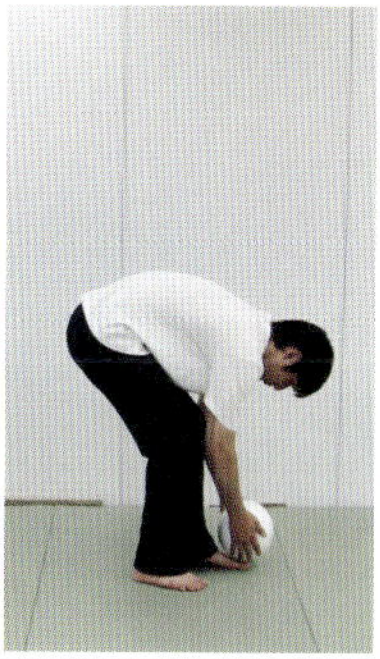

③気のボールは足の骨の中に通す。
画像では便宜上足の前を通る。

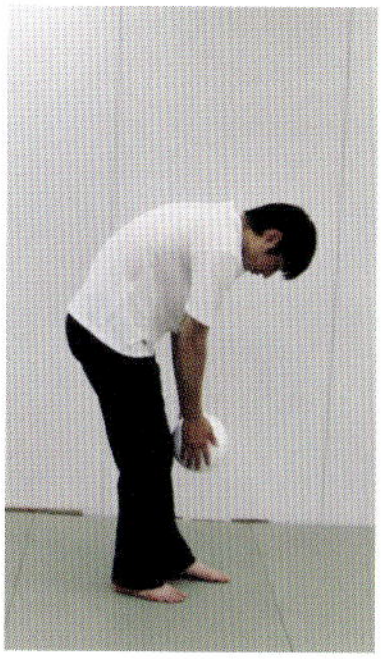

④丹田に到達したらグッと奥に入れる。
画像は便宜上の位置。

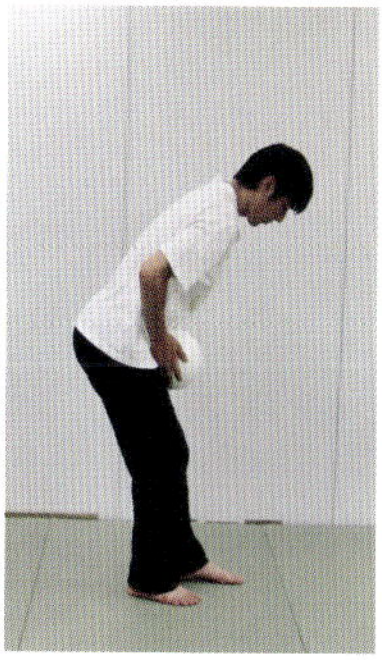

⑤気のボールを背骨に通す。

背骨を刺激しながら持ち上げる。

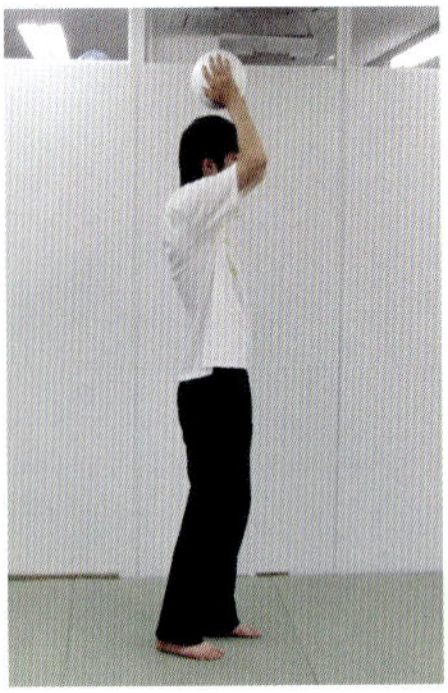

⑦気のボールを丹田に降ろす。

呼気と共に行う。

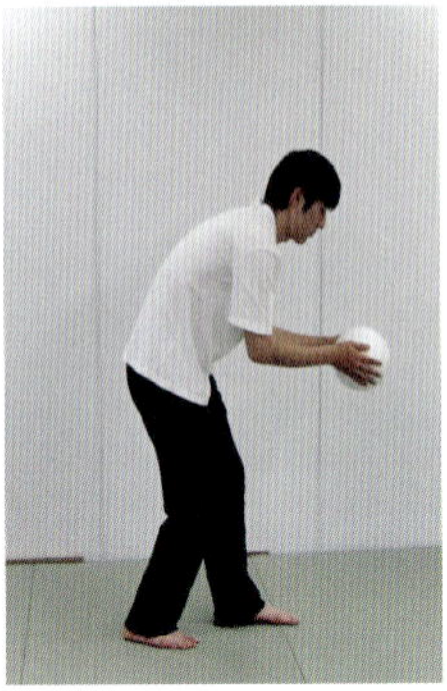

⑥気のボールを百会に抜く。

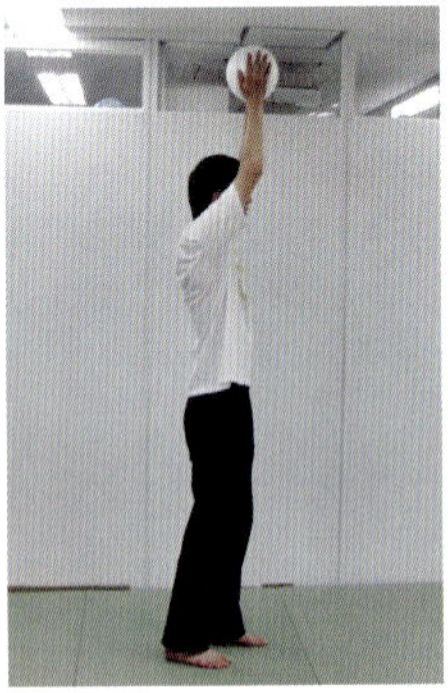

⑧気のボールを差し出す。

気は足心に降ろす

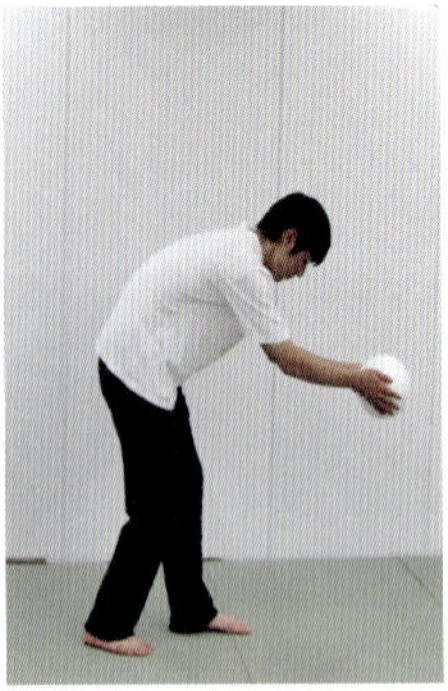

⑨気のボールを戻す。

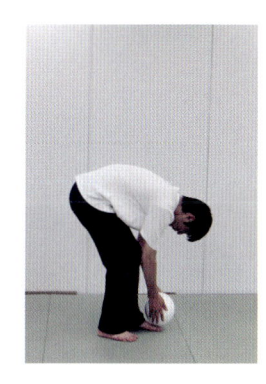

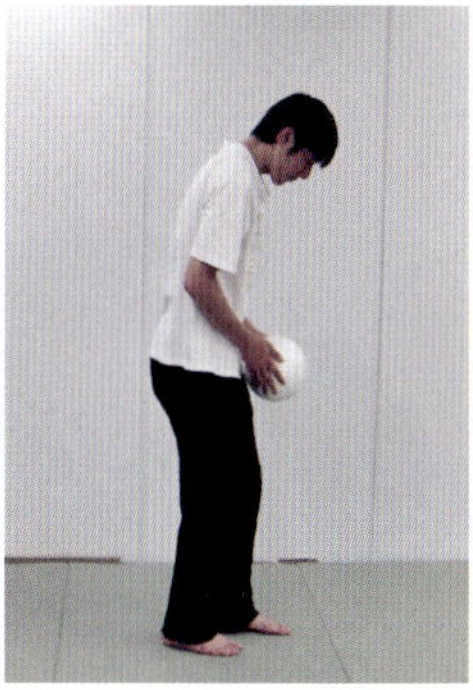

⑩もう一度、気のボールを足心に降ろす。
同じ手順を繰り返す。

【開芯】

胸や背中を開いて芯＝身体の中心軸を明確にする呼吸。
呼気を利用しつつ腰椎、胸椎を緩める。

① 正面で軽く腕を組む。
身体は緩める。

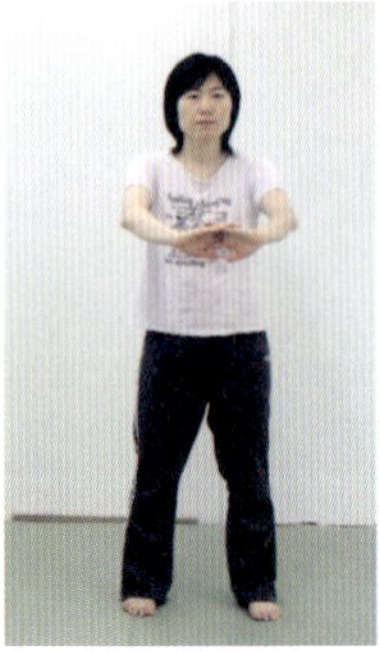

② 息を吐きながら腰椎を捻じる。
吐き切ったら正面に戻す。

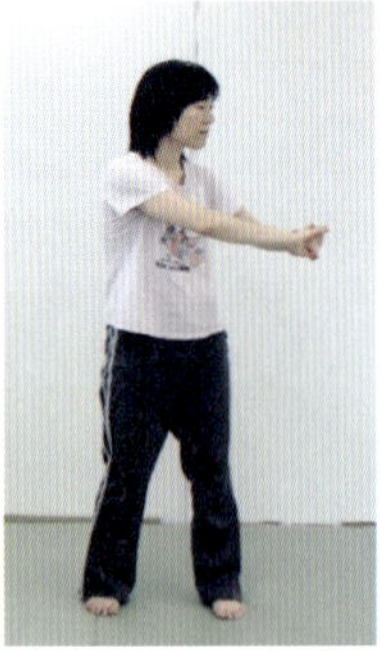

③ 息を吐きながら反対側にも捻じる。
吐き切ったら正面に戻す。

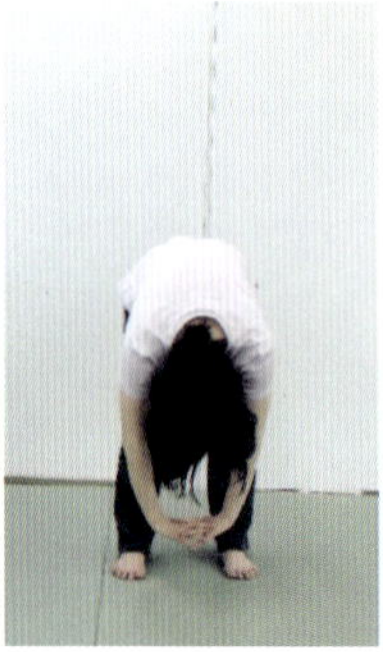

④ 身体を倒し腕の重さを感じる。
背中を開いて息を吐く。

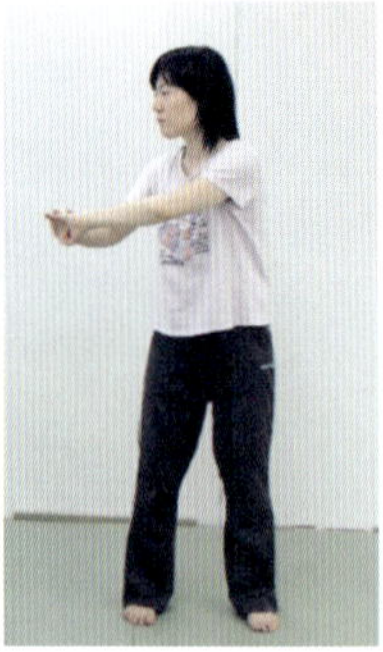

⑤ 息を吐き切ったら身体を起こす。

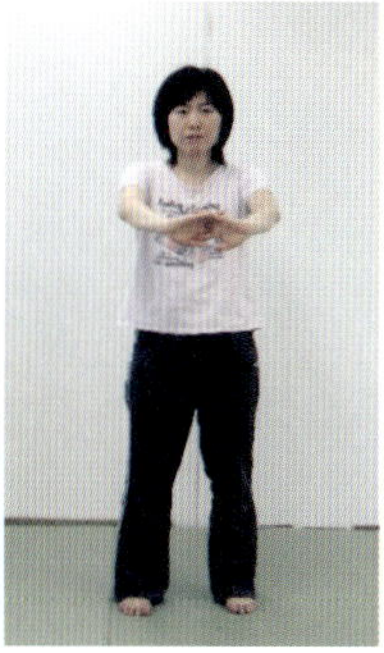

⑥ 背を反らしながら息を吐く。
腕の重さで胸を開く。

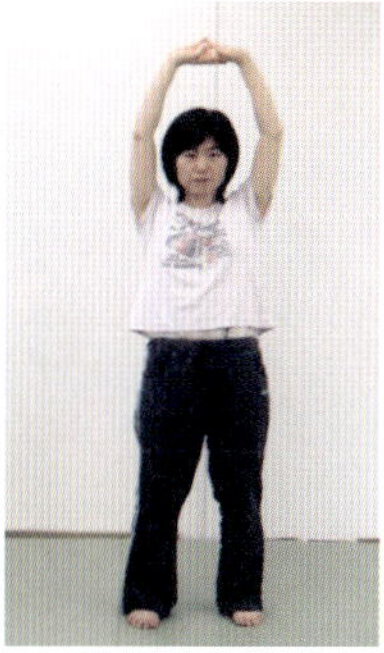

人の身体は外骨格、内骨格、内臓の三層から成り立つ。

十年ぶりくらいの大風邪を引いて腹痛から始まり腰痛、全身痛へと発展したことがあります。背骨を見てもらったところ、ぐしゃぐしゃな出っ張りがあり、手の打ちようがない状態。胃腸は動かず、腹や腰が痛く、寝返りも打てない状態で一晩が過ぎました。

「救急車を呼ぼうか」という囁《ささや》きが聞こえる中、発熱と痛みに耐えつつ身体の治癒力を信じて時の経過を待ちました。

二日目に入ると、発熱や痛みのピークも越えて少し楽になり、嘔吐もしました。腸は相変わらず動きません。三日目に入ると熱も下がりだし、ついに排便も起きました。水のような真っ黒い便でした。不要になった血や細胞が出たなと分かりました。

回復プロセスの中で、人は内臓のエネルギーで内骨格や外骨格が動くということがハッキリと分かりました。つまり、エネルギーの発動経路が身体で感じられたのです。

身体は「内臓」、「内骨格の筋肉群」、「外骨格にある筋肉群」の三つの層から成り立ちます。この総てが生きており、日々変化して、互いに協力しながら人間の活動が行われています。

現実には一体として活動しているため、普段は区別がつかないのです。

しかし、大風邪などで身体の一部、特に内臓が動かない時には区別が付けられます。

何故なら、手足は何ともないのに歩くことができないのです。

歩くことは人間にとって大変な活動です。重力に逆らって体重を支えながら動かねばなりません。内臓が弱った時に、いわゆる腹に力が入らない、という感覚が分かります。内臓が全く動かないと手足を動かすことはできないのです。

「手足がなくても生きている人はいる。しかし、内臓がなくて生きている人はいない。」

という事実もあるわけです。

人の活動エネルギーの源は内臓を中心にする内骨格側にあると気付くと、「気」や「合気」についての感性が高められます。

まず、内臓を楽にして良い呼吸をする。

そして柔らかくしなやかに動かす。

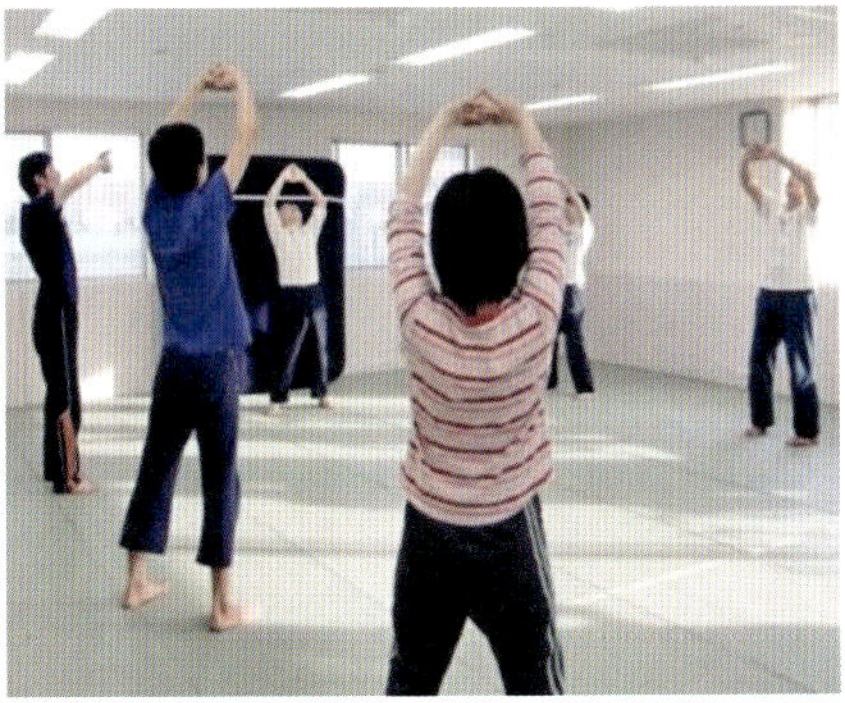

そこから生まれたエネルギーを効率よく外側に伝える。この時に外骨格にある筋肉を固くしないことが大事。

呼吸法の練習が、そのまま身体の動かし方の練習になります。

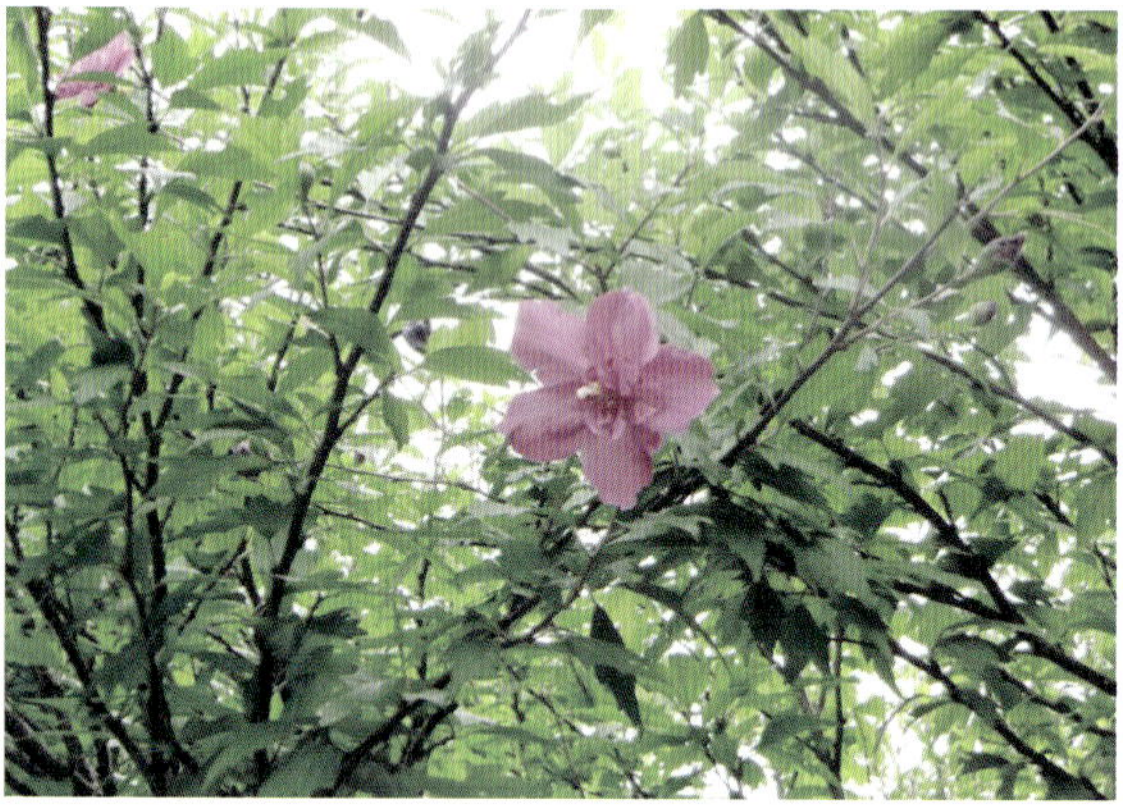

第5章　気の交流（気タッチ）

§1　人は、独りでは生きてゆけない

人は、母親から生れる。お乳を与えられ、抱かれて眠る。両親や祖父母にオシメを取り替えてもらったり、兄弟姉妹と戯れたり、可愛がられて育つ。やがて遊び仲間が出来て、多くの人との交わりが始まる。人は生物の中でも群を抜いた「気」を備えています。そして気の中に生まれ、育つのです。

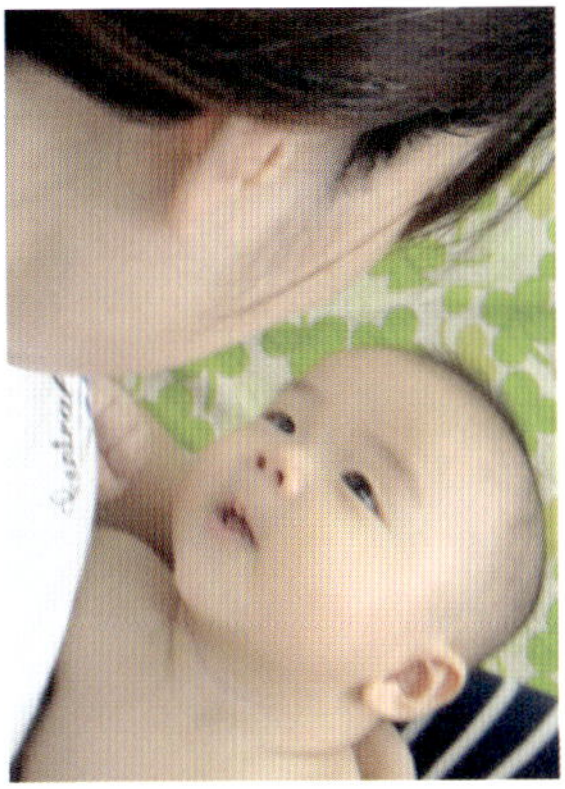

稽古に来られるSさんにお孫さんが誕生しました。そして可愛いお孫さんを思って、こう質問しました。

「間もなく5ヶ月目に入るのですが、どこを中心に気を送ったらよいでしょう。」

「それは、後頭部ですね。後頭部は、咀嚼《そしゃく》や血行や呼吸の中枢です。また、仙骨もいいですね。」

よく考えてみると、赤ちゃんは抱かれて授乳したり、あやされたりします。

抱くと、手は丁度良い場所に当たるのです。

だから、自然な状態のまま、手から気が送られるようになっているのです。

まさに気の交流の渦の中で育って行くわけです。


愛情に満ちた優しい気の溢れる環境に住めば安心感が生れます。

生きて行くためには、衣食住の確保だけでなく安心感も必要です。

独りだけの世界、他人からの気を感じられない世界に生きると不安や違和感が生じます。

多くの生物、特に人間に近いサル族などが集団で暮らしているのは、気の交流が生存と繁栄に不可欠であることを感じ取っているためです。

小児喘息を患った人は、お母さんが胸を優しく撫《な》ぜてくれた経験をお持ちでしょう。

お腹が痛い時にはお腹に手を当て、転んでケガをしたらその部位に手を当てます。

呑み過ぎて嘔吐する時には、誰かに背中を擦ってもらうと気持ちがいいです。

おんぶしている赤ちゃんをあやす時は、軽くお尻を叩きます。

どれもが、手や掌から発せられる気を使って生命力の発動を助けているのです。


さらに考えてみれば、人間の活動自体、気に満ち溢れています。

心のこもったお料理やお弁当は大変美味しい。それは気が入っているから。

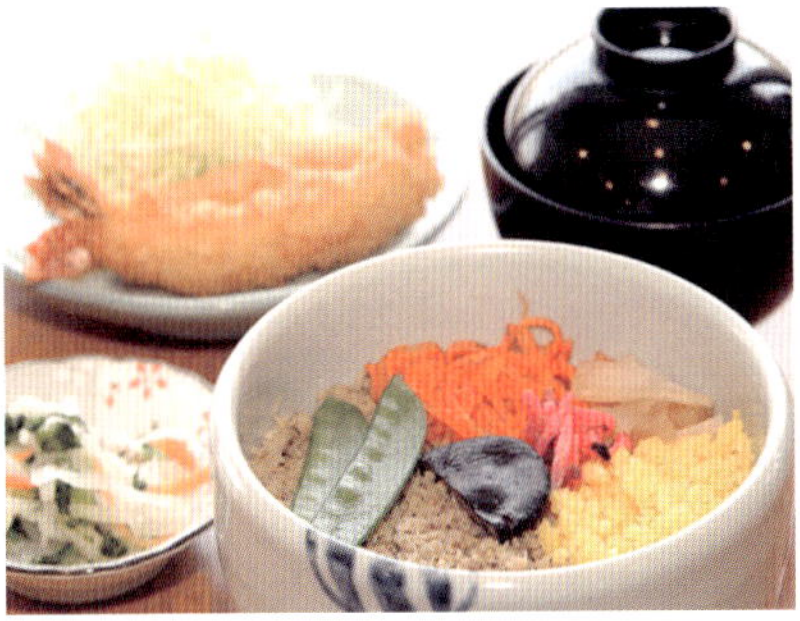

帝国ホテルの総料理長を勤めた村上信夫さんは、語られました。
「何といっても母ちゃんの料理が一番うまいね。料理は身体と頭と両方使って覚えなければいけない。そしてやっぱりコックというのは、感謝の気持ちを持っていないとダメです。『料理の極意はなんだ』って、よく言いますけど、私は、それはもう『研究』と『愛情』と『真心だ』と言います。そのうちの一つが欠けていても、料理というものは美味しく出来ない。家庭のお母さんは、家族に美味しい料理を作ってやろうと思って、テレビを見たり、本を見たりして、料理のことを研究している。そしてご飯も、みんな何時に帰って来るから、何時にご飯にするには、何時に電気を入れたらいいとか。」

踊りや演劇や落語などでも、素晴らしい公演では「気」が感じられます。舞台を観て感動して帰路に着いた経験はありませんか。人の活動には総て気が入る。特に、上手くできたとご自分が感じた時は、気持ちの良い気が出せたということ。名人、達人と言われる匠の作る作品やパフォーマンスにも気が入っています。それは「丁寧に」とか「心をこめて」などの言葉で表されますが、実は気を入れて創ったというのが本当のところです。だから作品や演奏を見聞きして感動を覚えるのです。

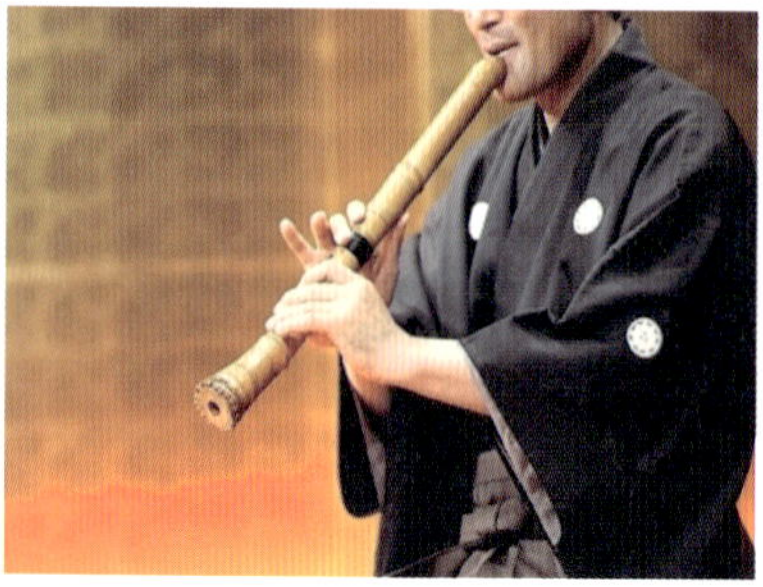

§2　気の交流で健康に

気は交流してこそ身体に深く浸透する。

気を使って病気回復の助力をするよう依頼されることがあります。気を流し身体を緩めて自然治癒力を発揮する、というお手伝いです。その時も、自力で立てるか否かをお聞きします。自力で立てる人なら気の深い交流が出来るからです。

気を捉えて感動することの一つは、妊婦に気を送ると輝く赤ちゃんが産まれるということです。締まった可愛い赤ちゃんが産まれるのです。

健康法で有名な野口整体でも、気を妊婦や胎児に送ることを推奨されています。

昔からの教え子の一人にKさんがいます。彼女は、第一子には西野先生から直接気を入れてもらいました。そして見事に輝く女児を誕生させました。

第二子は、気の健康道場を開いた私の許で、私と気の交流をしながら出産までを過ごしました。気は、妊婦本人だけでなく、胎児にも送りました。

彼女は、見た目には妊婦に見えない身体つきです。実は、お腹は大きくない方が安産になることが多いのです。

勿論、電車で席を譲られたこともありません。

そういう身体であったので、臨月どころか産む前日まで、立った位置からフワリと気で飛んでもらいました。

結果はやはり安産であり、見事に輝く女児が誕生しました。

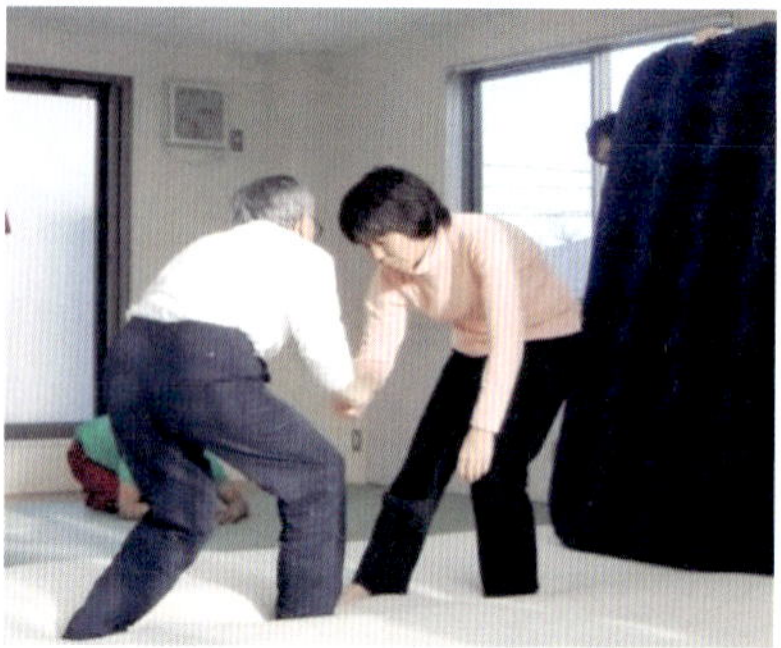

また、気を用いた整体を行うと素晴らしい回復力を発揮されることがあります。
80代の元気な女性会員、ハルちゃんのケースです。
彼女は股関節と膝が痛くて歩くのがつらくなり、好きな外出も少なくなっていました。
お孫さんの一人が気の稽古に来られており、身体の緩めと気を流す、をお祖母ちゃんに暇を見つけてはやってあげました。徐々に効果が現れ、半年ほど立つと痛みはあるものの、歩けるようになって来たのです。
ハルちゃんは意を決して、「自分も道場へ行く。」と通い始めました。歩けるので、一般の稽古に参加してもらい、稽古後さらに気を送りました。すると驚くほど回復が進み、歩くのに痛みが消えてしまったのです。

ハルちゃん語録から――

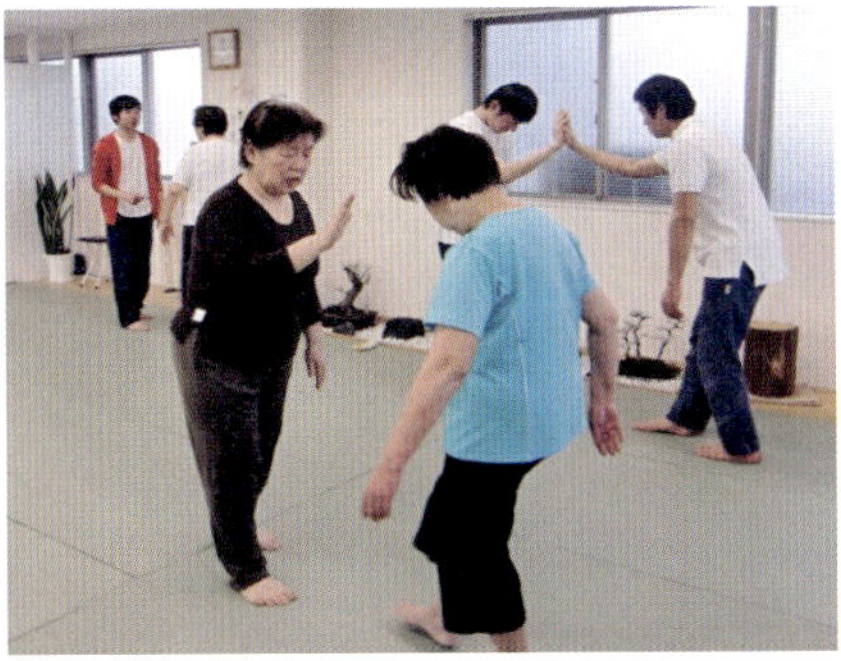

「色んな治療を5年ほど受けたけど足が治らなかった。何かに掴まらないと立てなかったんだ。けど、ここで2回稽古したら何も掴まらずに立てるようになった。不思議だねぇ。」
ハルちゃん語録は、その人生経験の豊かさゆえに味わいあるものが多いです。
「この道場の若者はいいねぇ。皆、元気だし若者らしい。ハツラツとしてる。今の若い人達は周りの人と一緒に動くしかないんだ。渋谷へ行ったり、遊んだりも皆と一緒じゃないとできない。」

「先生はあれだけ人を飛ばして疲れないのかねぇ。ストレスが溜まるんじゃないか心配だよ。」

今では、階段も昇れるほどに回復して外出も増え始て、すっかり不良少女に戻ってしまったらしいです。

ハルちゃんは自宅で書道の先生をされています。

そのお弟子さんで、Iさんという女性がいます。この方はお仕事にしていた着付け教師で行う正座などで膝を痛めたようです。

痛みは相当にひどく、正座ができません。それで種々の治療を受けて来ましたが、捗々《はかばか》しい効果がありません。ある整形外科では2年後位に人工関節を入れるようにと勧められて、それも仕方ないと思っていたそうです。

ところが、書道の先生ハルちゃんのあまりの回復ぶりを見て、半信半疑ながら道場に来られました。

60代半ばとお若いし、立ったり歩いたりは何とか出来るので、皆さんと一緒に気の稽古に参加してもらいます。そして稽古の後で気を入れて身体を緩めました。

すると日に日に痛みが薄れ、11回目の稽古で、ついに不可能と思われた正座まで出来るほどに回復されたのです。

§3　学びは気の交流

気を修得したいと思う人は沢山います。気で身体や人生が変えられると思っているからです。しかし、同時に、本を読んだり、人に尋ねたり、少しまねをしたり、聖地を訪ねたりという程度で修得できると思っている人もことのほか多いのです。

本を読んだり、ＴＶやインターネットで知ったり、誰かに聞くことは、自分が動くきっかけを得る手段です。

実際に行動しなくては何事も修得することは出来ない。

本を読めば何でも分かるのならば学校は要りません。例えば、自動車教習所だっていらない。家にこもって本を読めば、運転でも何でも修得できるはずだから。

しかし、実際に活動して気のエネルギーが交流してこそ何事も修得できるのです。かの空海ですらそうであったように、師に出会い五官を総動員して学び、ついには直覚的理解に到達する。一人で山にこもって上達しえた人は、未だかつて一人もいません。

実際に行動してこそ気の交流が起こり、何ものかを修得する。学びの場に出かける意義は気の交流にあるのです。それをためらわずにやってしまうのが若さでしょう。

最近は、そんな若者を吹き飛ばすほどの勢いある中高年の女性が道場に来られます。

「何としても気を捉えたい。」――こう思う心が原動力。その素晴らしい熱意に打たれます。

どこで誰と気の交流をするか。師や道場など学びの場の選択も大事なものになる。

有名流派の段位や免許皆伝書を見た人は、つい心を動かされます。しかし、それは大卒の肩書きや運転免許なもの。実力がなければ只の紙切れに過ぎません。今の貴方にとって、学びたいと直感させる明るさや雰囲気など、これは実際に出会って感じ取るしかないでしょう。

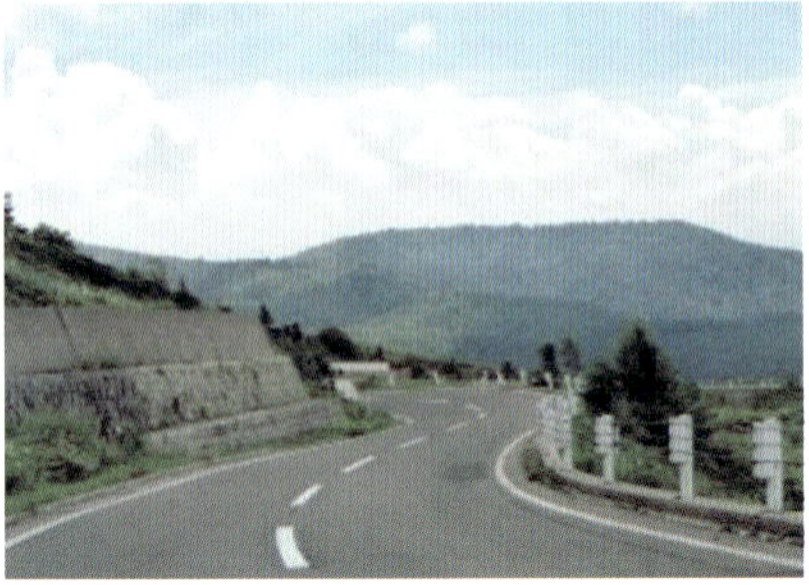

そう感じたら動く、そして教えに取り組む。教えを真に受けることは必須です。

実は、これがなかなか難しい。自分より上のレベルは判断できないのに「それはないと」否定してしまうこともあります。

私は、西野皓三先生の得られた感覚が実際に自分に起きるか、いつも感じ取ろうとしています。

先生の著書に書かれた内容と同じ感覚が得られた時に、自分の道が正しかったことの安堵と喜びが湧きます。

これもまた気の交流といえます。

家にこもってビクビクしていないで飛び込む。そうしてこそ道は拓かれる。

毎日通う決まりきった道を使うだけでは、何の変化も起こりません。できるだけ多くの人との気の交流が大切。

道場で行う気の交流は、なるべく体質的に離れた人同士の間で行っています。そこに道場に来て行う、「他者との気の交流」に意味が生じます。両者が異なる種類の波動を出すからです。ＤＮＡが異なるためともいえます。

同じ種類の波動ですと慣れているため、通常の時には深い交流が起きにくくなります。勿論、大ケガなどの緊急時には母親や近親者の気は、血液と同様に大いに役立ちます。

異なる血液型や相性のよい血液型の者同士もよい。

道場で気の交流を行う時は、可能な限り配慮して行っています。

また、親族ではない男女の間での気の交流はさらによい。これは自然が配慮した両性生殖のほうが強い子孫を残すことからも納得できるでしょう。深い交流が両者に適度な刺激を与えます。

さらに、年齢や体格や性別なども種々雑多なほうが良い。

同じようなトレーニングを重ねている者同士、例えば同じ運動クラブの所属者などはどうし

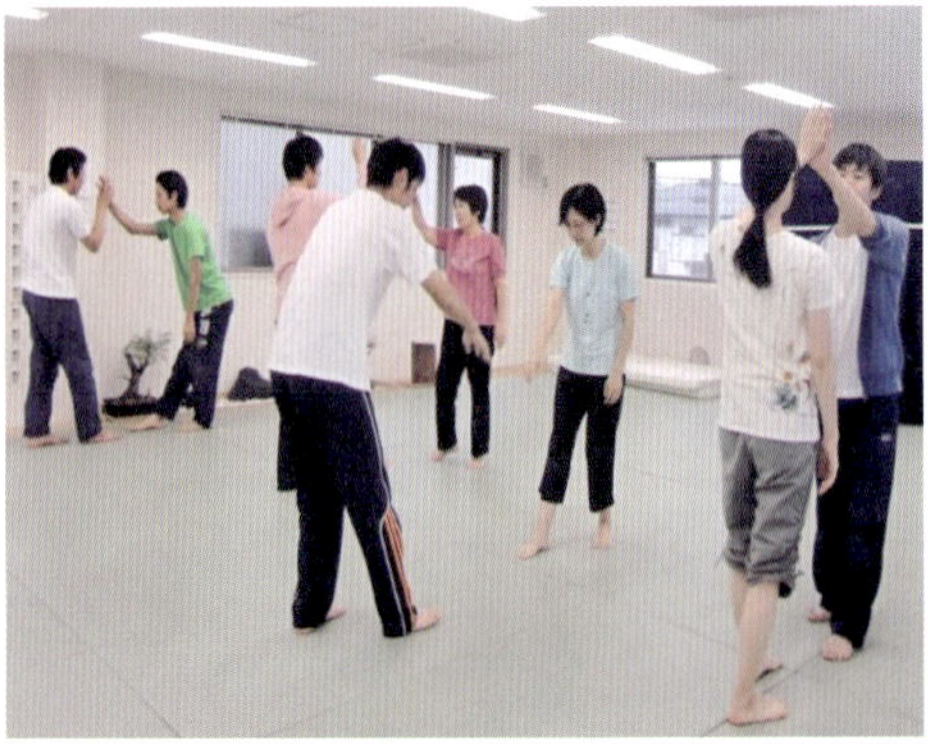

ても同じような体質になり、同じような波動を出します。だから、時々全く活動形態の異なる人と交流するのが役立ちます。

運動系の若者たちと茶道や華道などを嗜む女性たちとの交流などは考えただけでも面白い。普段の生活での身体の使い方が全く異なるから。

実は、こうしてこそ気の交流による学びが深くなります。

西野皓三先生も、

「昔は、屈強な若者や猛者たちばかりと気の稽古を行っていた。今、お年寄りからうら若い女性まで気の交流を行うようになって柔らかい気を感じるようになり、気の質が高まった。」と言われます。

§4　気タッチで気の交流

気タッチは優しく背骨を撫《な》ぜる気の交流法。気を出す側と受ける側に分かれて、身体を緩めて対峙します。緩めた身体、上半身をスカイウォーキングで使う「シシ」の位置に乗せます。

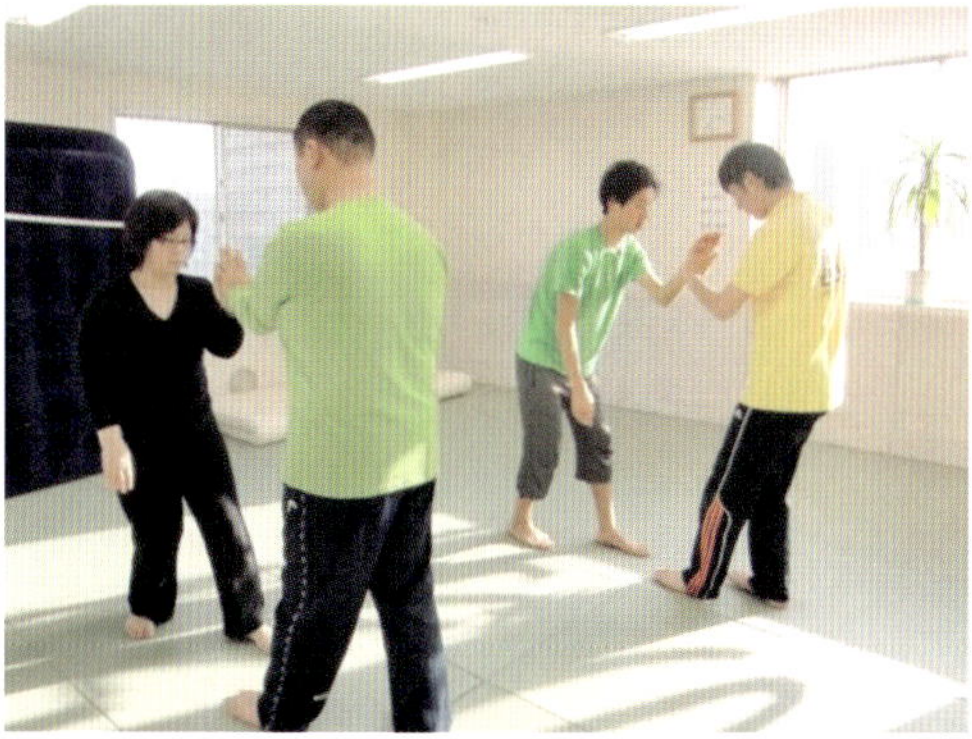

「シシ」とはお尻の笑顔の部位。そして出る側は、軽く柔らかく息を吐きながら、掌で相手の背中を撫ぜるように出ます。

これだけで気の交流が起こります。

まず、身体を緩めて水の身体にします。これは緩めの練習により、上達します。

次に、シシに乗って歩くように出る。太腿前面と腰椎が緩むように歩きます。

そして軽く柔らかく息を吐きながら、掌で相手の背骨を深くなぞります。

気を発するには、腕を使って相手の背骨を撫ぜる意識で前に出るのです。

勿論、実際に相手の背骨をなぞることは出来ません。

しかし、意識はなぞれます。

気は、「緩めた身体」に「呼吸」と「意識」を利用することで体外にまで導けます。

身体の緩めは普段の練習です。柔らかく息を吐くことでも緩みます。

呼吸をする時に使う横隔膜筋という筋肉があります。これはカエルでは喉の近くにある筋肉です。その喉の近くにあった筋肉が移動したのが横隔膜筋。

横隔膜筋の神経は腕と同じ位置から出ています。

それで腕の動きと呼吸とは繋がりが深いのです。腕をフワリと動かすと「気」もよく出ます。

さらに、肩甲骨の一部は身体の前面側にあり、烏口突起と呼ばれます。

そこから上腕二頭筋が出ています。腕を肩甲骨から動かすと上腕二頭筋が緩んだ形で使えるので、これまた気を発するのに役立ちます。


実際、このようにして呼吸や意識と合わせて丁寧に相手の背骨を捉えると「気」は体外にまで出せます。

初めのうちは相手が崩れだすことで、自分から出ている「気」を感じられる場合もあります。

さらに体外に出た気が空中でぶつかるようになると、気エネルギーの大なる方が小なる方を飛ばすようになります。

気の交流は、笑顔を生みます。

どんなに落ち込んで稽古に来ても、気を受けたら笑ってしまう。

これが気の交流がもたらす最高の効果である、と私は思います。

美味しいものを食べた時と同じく、心地よい気のエネルギーは身体を心底明るくしてくれる。

気を発した私も交流のお陰で笑顔になります。

そのお陰で、血液が綺麗になり、益々健康にもなってしまう。素晴らしいですね。

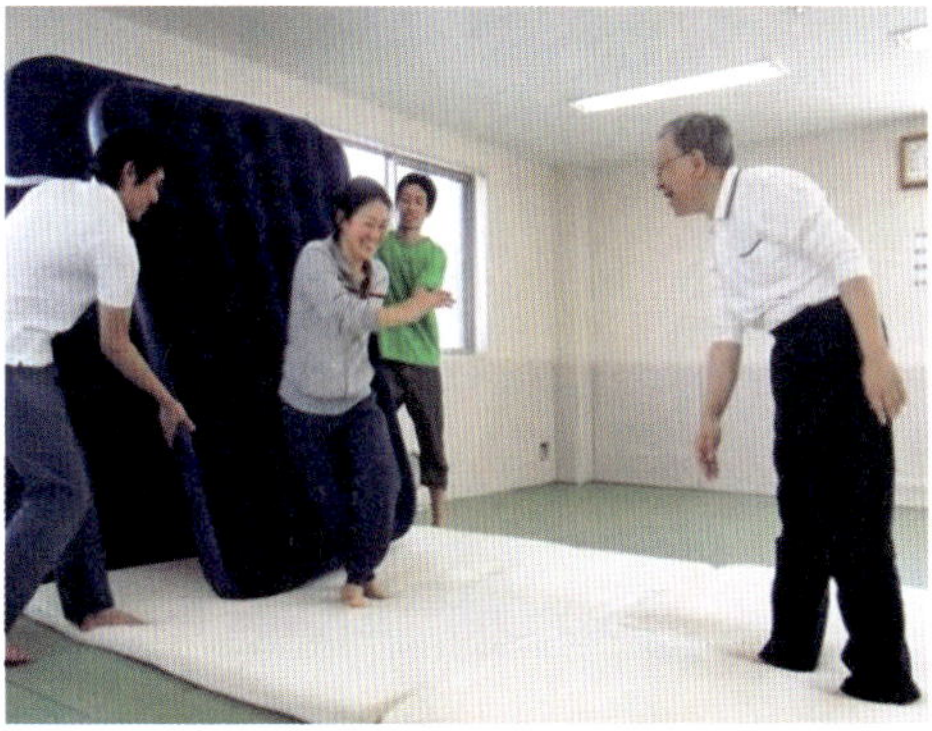

最後に、気で飛ぶ体験をしてもらいます。

「呼吸法の稽古」や「身体を緩める稽古」に数ヶ月精進してもらえれば、ほとんどの方は、

「気を受けて、気で飛ぶ」

という感覚を味わう体験ができます。

そして思いっきり笑い、思いっきり不思議がるのです。

§5　気は究極の交流手段

キーストンという名馬の物語があります。

昭和42年12月阪神大賞典。キーストンはダービー制覇以来の盟友山本正司騎手を背に、気持ち良さそうに馬場を疾走していた。5頭立てということもあって、誰もがキーストンの勝利を疑わなかった。それまでの戦績は24戦18勝、2着3回という驚異的なもの。四コーナーを回った時、突然、キーストンの小柄な馬体がラチ内に沈んだ。山本騎手は宙を飛んでターフに叩き付けられた。キーストンはもんどりうって、半転……。傍らを後続の馬がドドドドと駆け抜けて行く。

キーストンの左前足は完全脱臼。今や皮一枚で繋がっている状態。立ち上がろうにも全く用をなさない。彼方では山本騎手が脳震盪をおこして、ピクリとも動かない。

騎手の方を向いて首を振りもがいていたキーストンは三本の足でやっと立ち上がると、一歩また一歩と、昏倒した騎手に向かって歩き始めた。激痛は計り知れない。

馬が三本足で歩くなど想像も出来ない。観客は心のうちに叫んだ。「キーストン、もう歩かなくていいよ！」「それ以上歩いてはダメだ」

どの馬が勝ったかはもうどうでも良いことだった。

実況のアナウンサー松本暢章は涙声となってキーストンを追った。最早手の施しようも無い

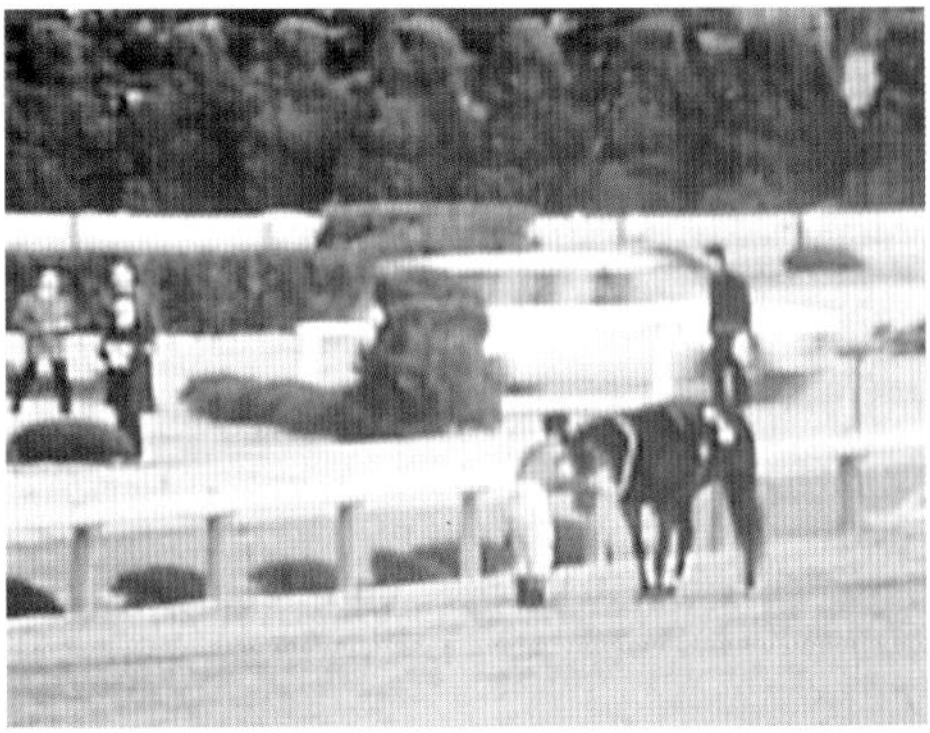

完全脱臼。まさか完全脱臼の馬が歩けるはずが無いのだ！

キーストンは倒れている山本騎手の所に辿り着くと、心配げに鼻面を摺り寄せ、二度三度起こして立たせようとする。

人々の目に、それはまるで、母馬が起き上がれない子馬を励まして、鼻面で優しく立たせようとしている姿に見えた。

山本騎手はその時見た。キーストンの骨折を知らなかったが、ボンヤリした視野の中で大きな悲しそうな目、済まなさそうにしばたたく愛馬の目をみた。

山本騎手はキーストンの摺り寄せてくる鼻面を掻き抱いて「いいよ、いいよ」と撫で、駆けつけた厩務員に手綱を渡すと、また意識を失っていった。

暫くして甦生した山本騎手は、愛馬の骨折と安楽死を聞いて泣いた。激痛と苦しみの中でキーストンは、なぜ自分をあんな優しい目で見詰めたのだろう？　別れを告げに来たのだろうか？　山本騎手はキーストンと別れてから、馬に乗れなくなってしまった。「もう騎乗出来ない。」

現在調教師の山本正司は、キーストンの話が出ると今でも涙が止まらない。

この馬を見出したのは山本騎手だった。キーストンは「体は小さいし、気質も大人しく、何の特徴もない馬で、動きは固くぎこちなかった。駈歩では良好な動きを見せたが、それを踏まえても大きな期待を抱かせる馬ではなかった」と言う。

当初の印象を覆す活躍について、山本は「馬の個性も色々あって、最初からいいのもいるけど、初めはなんだかよくわからなくて、時間が経つに連れていい所が出てくる馬がいるものです。キーストンもそういうタイプだったんですね」と語る。


人間と馬とは、どのようにして交流するのだろうか。

キーストンが死期を悟りながらも山本騎手を気遣い鼻面を摺り寄せる姿は、言葉では表せない。それは両者が発する、互いを想い遣る「気」に他ならない。


動物は母親の出す情愛に満ちた気や、身を護るための殺気を感じて生きる。

人間も雰囲気とか、空気とか、気配とかというもので相手の出す気を感じます。

動物を飼った経験のある人なら、動物と深い交流が起こることを知っているはずです。

それが愛情に満ちた気なのか、ちょっと機嫌の悪い気なのかスグに分る。

私は子供の頃、コリー犬を飼っていました。

死期が近づいた朝、顔を出すと尻尾を振りながら、立てない身を懸命に起こそうとします。

「いいんだよ、寝てな。」そう語りながら撫でました。気は犬に通じます。

あるＴＶ番組で、北極海に棲むアザラシの親子の映像が流れました。

生後間もない子アザラシが極寒の海に落ちてしまったのです。

体温を奪われると数分で死んでしまいます。母アザラシは必死に不自由な手を使いながら、子アザラシを救い上げました。

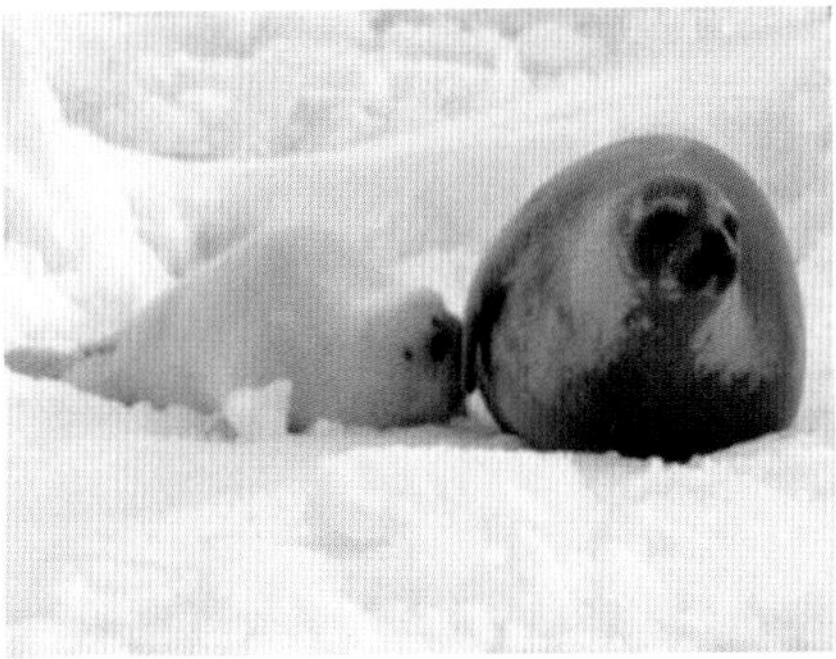

その後、母親は子アザラシをどうするのだろうと注目していました。

きっと舌で舐めて、暖めるのだろうと思ったのです。

ところが、何と短い手で子アザラシを撫ぜて、甦生させたのです。子アザラシにはみるみる「生気」が蘇って来ました。

やはり、手から発せられる「気」は凄い。

気の交流は生命を救うのです。

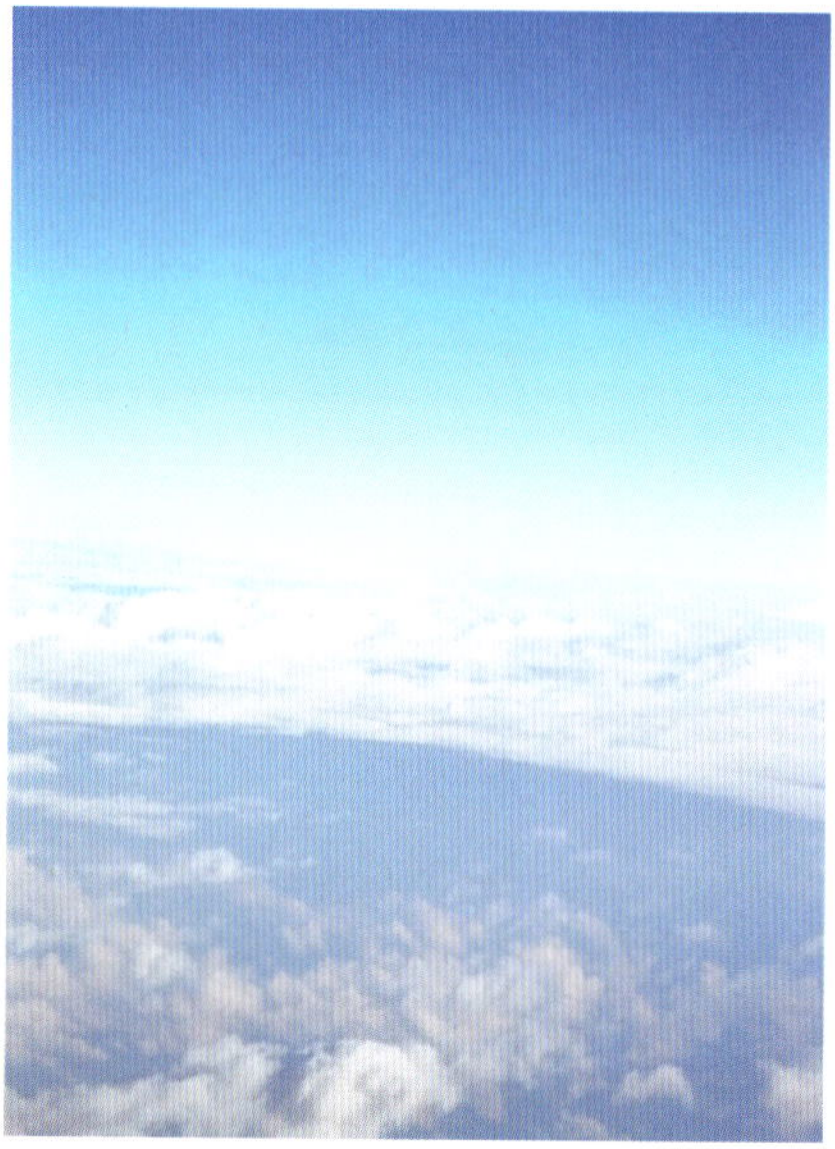

第6章　スカイウォーキング

§1　江戸時代の人は腸腰筋が使えた

江戸時代の日本の様子を記録した『江戸幕末滞在記』（E・スエソン　講談社学術文庫）がある。その中に、馬丁が馬と同じ速さで走って吃驚《びっくり》した、というお話が出てきます。

「馬丁は、主人を乗せて走る馬に前後して脇を走りながら何マイルでもついてくる。疲れるどころか息も乱さない。全速力で走るときだけはさすがに、もともと薄着の服を一枚一枚脱いでゆき、最後の一糸になるまでとってしまう。」

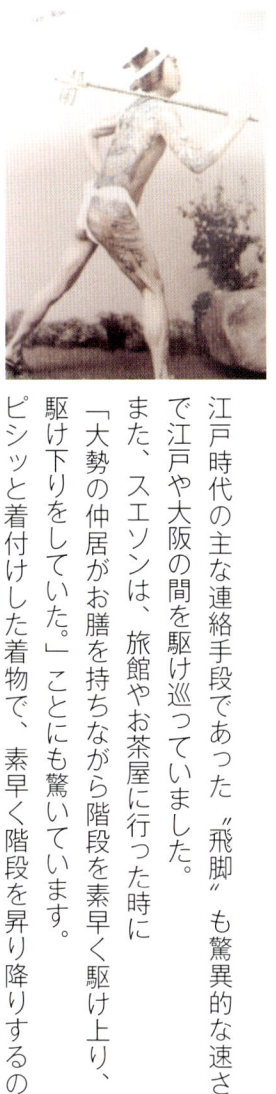

江戸時代の主な連絡手段であった〝飛脚〟も驚異的な速さで江戸や大阪の間を駆け巡っていました。

また、スエソンは、旅館やお茶屋に行った時に「大勢の仲居がお膳を持ちながら階段を素早く駆け上り、駆け下りをしていた。」ことにも驚いています。

ピシッと着付けした着物で、素早く階段を昇り降りするのは難しい。女性は、現代人のように大股では歩きません。でも、それが逆に腸腰筋を使わせる原動力になったのです。

幕末の時代に「竹川竹斎（チクサイ）」という男がいました。竹斎は「神足歩行術」という歩行術を習得していました。ある時、伊勢（三重）から江戸（東京）まで、急ぎの手紙があったので、飛脚に頼んだところ「3日で届けましょう」と言われ、「それなら俺の方が、早いなぁ。」ということで、3日間で届けた上に帰って来たそうです。しかも、江戸で友人の勝海舟の家に寄り道までしてきたらしい。

現代ではまず考えられないことです。それで実際には本当かウソかは解かりませんが、私はスカイウォーキングを開発して以来、本当のことだと思っています。

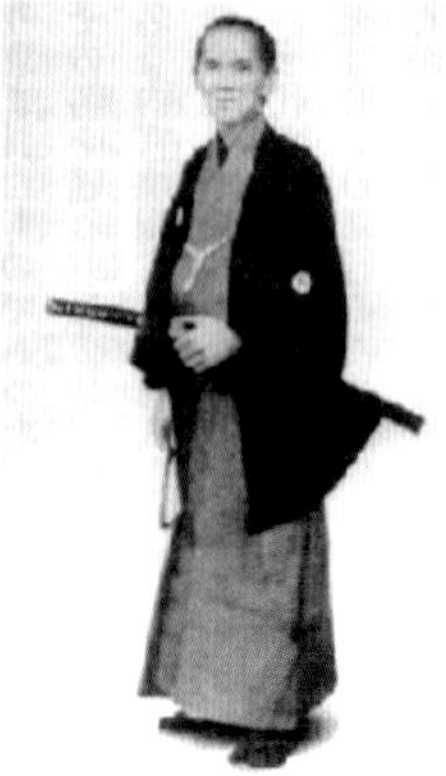

昔の日本人と外国人との違いは、100kgの大きな石を持ち上げるのに外国人は「筋トレ」をして、身体を強く大きくして、石を持ち上げようとします。でも、昔の日本人は、「どうやって、筋力に頼らず、力を使わず持ち上げようか。」というふうに、身体の使い方

や動かし方を工夫していたのです。

だから、昔の日本人は「身体は小さいのに強い。」と、外国人からビックリされ、尊敬されていたわけです。

竹川竹斎の残した『神足歩行術』を解説した古文書を現代語に訳した文章があります。驚いたことに、直観的に開発したスカイウォーキングと著しい一致性があるのです。

その神足歩行術の抜粋をご紹介しましょう。

①臍納め。気を丹田に納め、首筋や腹から足先までの凝りを解く。

身体をほぐして、気が全身に巡るようにするもの。

腰の間を緩める（大ゆるみ）。次いで股や膝を緩める（小きざみ）。

足先を緩める（車さばき）。

②歩き方。

始めの1里はゆっくり歩く。気が丹田に落ち着き、体中の凝りが解け、足が軽くなったら速歩に入る。

腰の回転を滑らかにする（腰千鳥）、足の回転を滑らかにする（千鳥車）。

③掛け声。

平地はサササ、ザザザ、オイトショ。登り坂はマダマダマダ。

神足歩行術では、現代人が想像もつかないほど緩ませてから走るのです。

それが分かった時は、「やはりそうか」と感激しました。

身体の使い方は古今一致なのです。

人類が走って出せる速度の限界は、
時速50km（秒速14m）、瞬間的には時速69km（秒速19m）、
との試算を、米サザンメソジスト大などの研究チームが米生理学会で発表しました。

100mを7秒台で走るというものです。

多分、走り方を変えれば、人はこの限界を越せます。

しかも息せき切ってではなく、犬のように軽やかに。

神足歩行は可能でしょう。また、ウサインボルトすら軽く追い抜く日本人が登場することもありうるでしょう。

そのためには徹底した身体の緩みと腸腰筋の活用が不可欠です。

§2　スカイウォーキングの歩き方

①身体を緩めてシシに乗る。

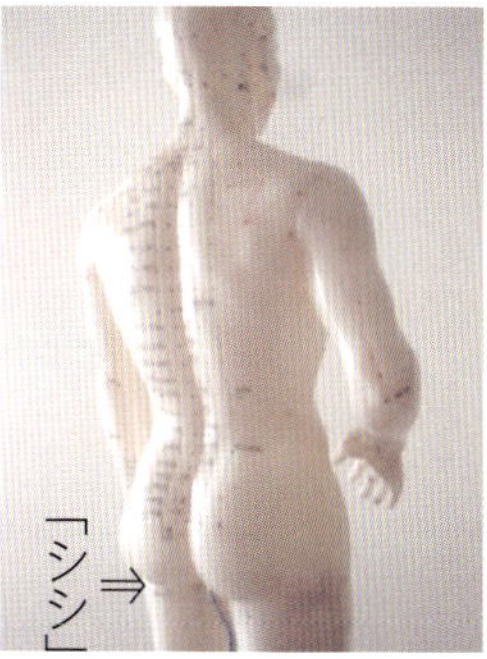

上半身を緩めてシシの上に乗る。
緩んだ水の身体は重たい。
左右から揺らしても簡単には動かない。
そして軽く前傾する。
「シシ」の位置は、お尻のラインが浮き出る図のような場所。

②初めのうち、身体は軽く前傾。

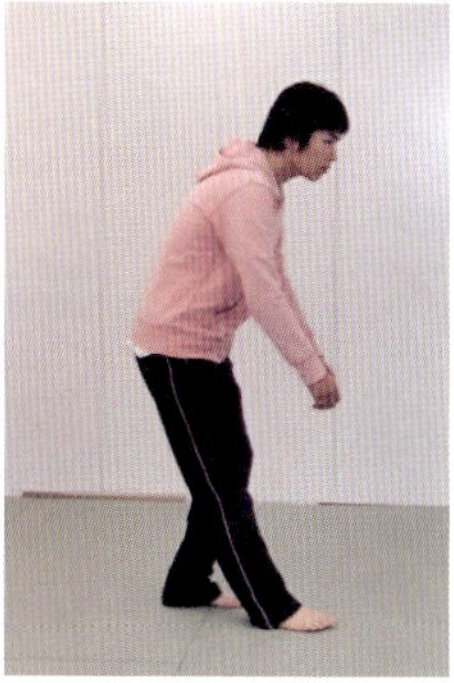

踵《かかと》や太股《ふともも》や脹脛《ふくらはぎ》には力を入れない。
足裏にも力を入れません。
シシに乗って前傾すると
腸腰筋が始動態勢に入る。

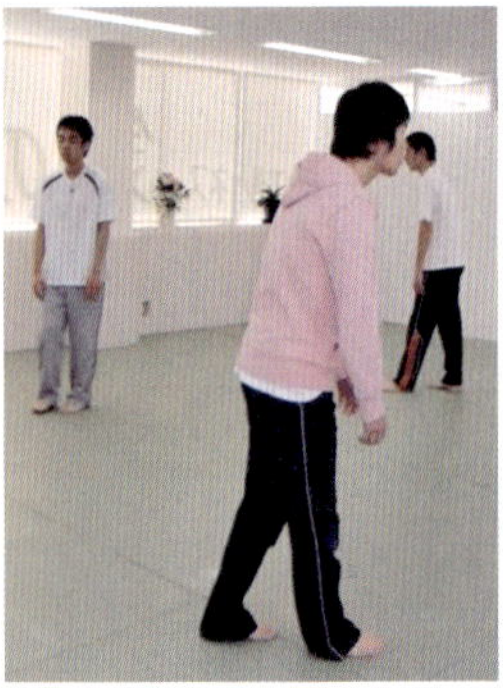

③ シシを軽く蹴って足を放り出すように歩く。

スカイで歩く時には、シシの高さが地面だと思うとよいです。
足は薄紙を踏むような感じで歩く。
すると、空中にある体幹部から進んで行くように歩けます。

以上が「スカイウォーキング」という歩き方の概略です。
一見簡単そうに見えるかもしれませんが、この歩き方を修得するのは少し難しいです。

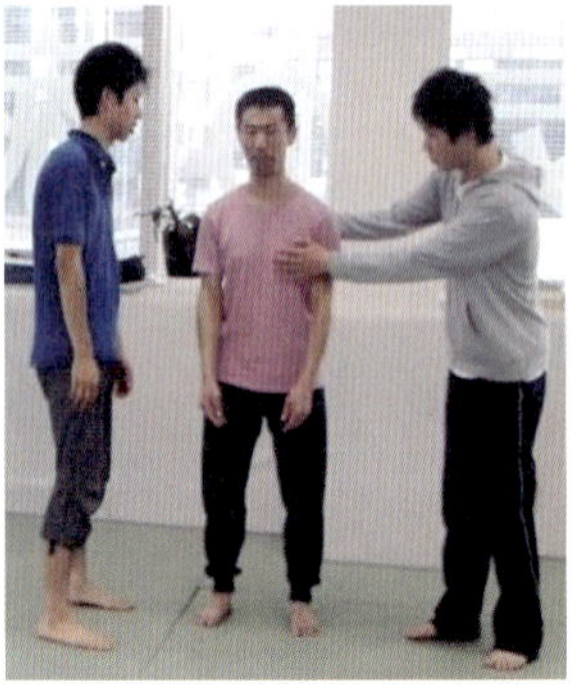

（ⅰ）身体を緩めてシシに乗る感触を掴《つか》む。

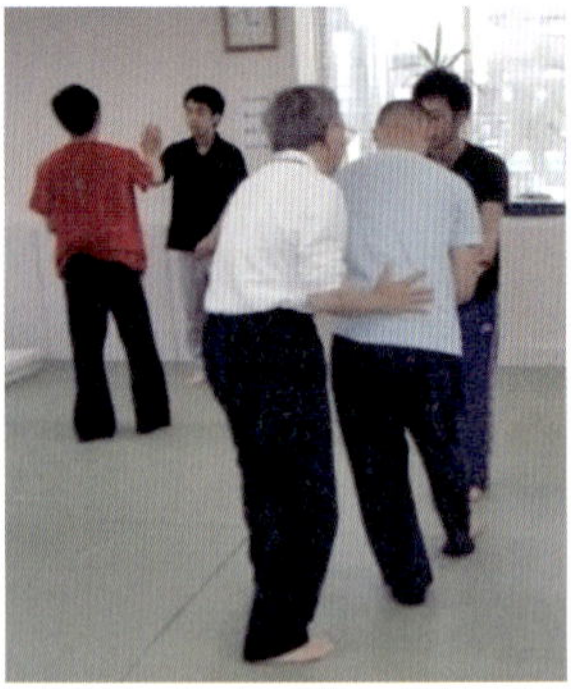

（ⅱ）身体を軽く前傾して歩く。

緩んでシシに乗れたら、身体はズシっとした重さが出ます。

身体を固くしないように前傾する。腰を緩めてもらうことが役立ちます。

（iii）そしてシシを使って歩きます。

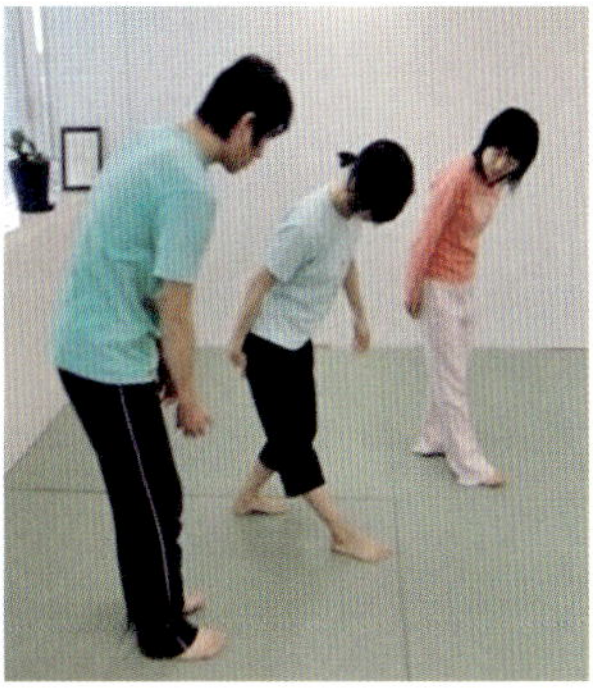

初めはシシの位置に手を触れて、確認しながら歩く。

この練習を意識的に行い、時々は日常生活でもスカイウォーキングを行うと徐々に歩き方は変わって来ます。

普通は太腿を引き上げるように歩いていたのが、太腿の裏側を使って歩けるようになる。

幻の筋肉と云われる腸腰筋の使い始めです。

そして快適に歩けるようになり、スポーツへの対応能力は群を抜いて来ます。

また、腰椎が緩んでくるために丹田も緩んで、丹田から気が発せられるようになります。

それは体外へと出て来る気になるのです。

これが、気で飛べる秘訣にもなります。

§3　肩甲骨、骨盤、腸腰筋

図を注意深く見てください。
肩甲骨と腸骨（骨盤の一部）とは、何となく似ていませんか。
肩甲骨と腸骨も、腕（前足）や足（後足）として体幹部を支える働きを有しています。

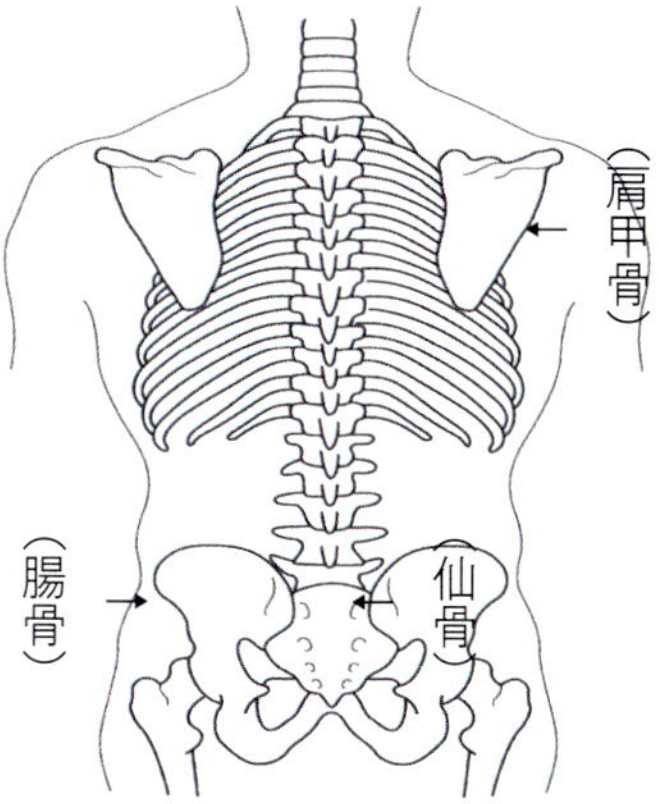

特に、体幹部には全体重の半分以上の重さがあります。相当しっかりと支えないと身体を空中に支えることはできません。そのため大きな支点が必要です。
前足の支点が肩甲骨であり、後足の支点が骨盤です。だから、肩甲骨と腸骨は形が似ているのです。両者の違いは仙骨という支柱の有無だけ。

後足は、腸腰筋の発生元である腰椎や骨盤に連結します。その結果、後足は駆動足として働くようになります。つまり、身体全体を動かすエンジンの役割を果すのです。

他方、前足は体重を支えることが主たる働きになります。勿論、前足として地面を蹴るという強大な働きはありますが。

さらに、身体との接続は胸側の鎖骨によって行われています。

だから原則として前足には、力み感はないのです。

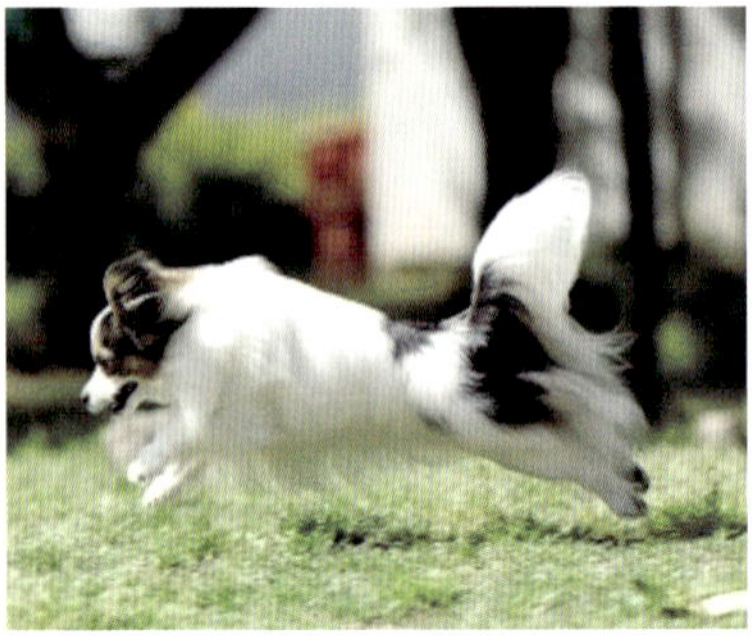

動物の走り方を見てください。
前足には、力み感はほとんどありません。
そして、後足が駆動輪として働き身体全体を動かしていることが分かります。

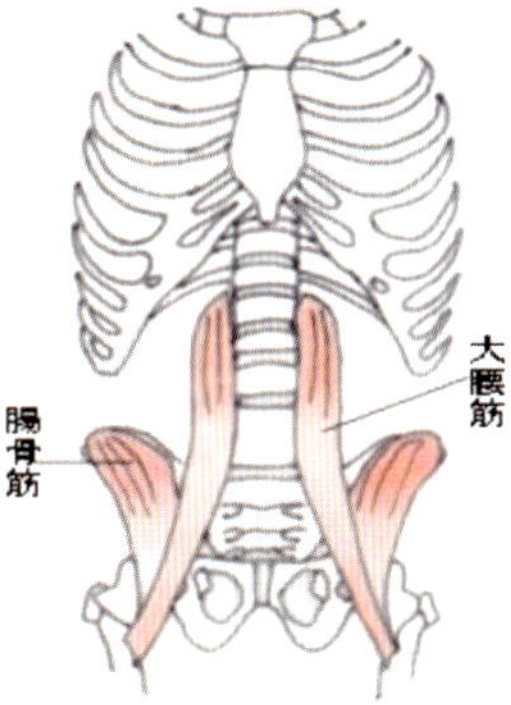

次に、腸腰筋の構造を考えます。

腸腰筋は2つの大きな筋肉から構成されています。腰椎から発生する「大腰筋」と骨盤から発生する「腸骨筋」です。

筋肉は、「伸ばして・縮める」というのが基本的な使用法です。

大腰筋については、スカイウォーキングの歩き方をすることで「伸ばす・縮める」が行えます。

もう一つの、腸骨筋については、さらに骨盤の「向き・開閉」を加えます

骨盤を使いたい方向に向けると腸骨筋が動いて思わぬ力が出せます。

その使い方が分かりやすいのは、自動二輪の運転です。

重さ200kg以上もある白バイを女性隊員が軽く方向転換できるはこの筋肉を使うから。

その方法はいたって簡単なもの。

「曲がりたい方向に腰を向ければよい。」

自動二輪の教官は
「ハンドルで方向を変えようとするな。曲がる方向を見て、そちらに腰を向けろ。」と言います。

曲がりたい方向に腰を向ければ腸骨筋は伸びます。

伸びれば後は勝手に縮みます。

だから、バイクは腰で運転するといわれます。

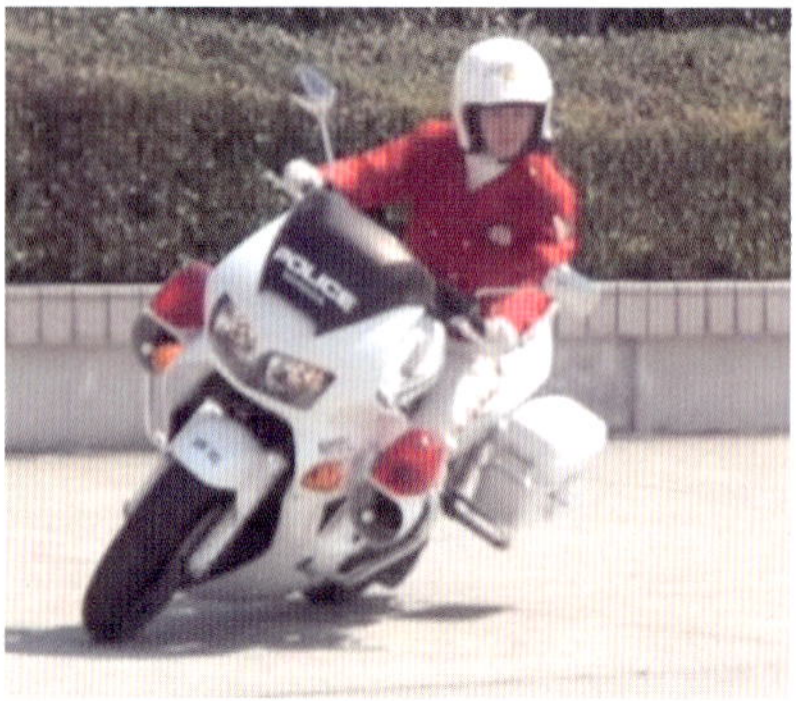

（サンケイ）

骨盤を動かすことで、腸腰筋の一部である腸骨筋が動かせます。

骨盤に意識を持ってくるだけでも、相当な力が出せるわけです。

§４　神様の秘密

お正月恒例の箱根駅伝で、山登りの神様と称される東洋大学の柏原竜二選手がいます。彼はハイレベルな他大学の選手をブッチ切りで抜き去ります。他大学の選手と体格も練習量もさほど変わらないはずです。それなのに何故このような不思議な現象が起きるのでしょう。

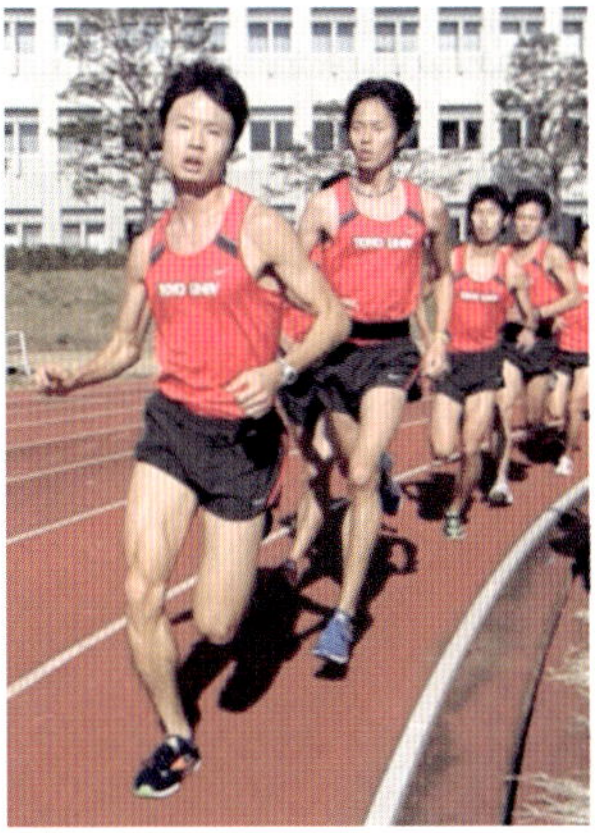

（練習風景。日経新聞）

実は、彼は走り方が違う。身体を横にクネクネさせ、一見トカゲのような走り方で山道を登って行くのです。

写真は練習風景ですが、骨盤や太腿のくねり具合を見てください。明らかに他のチームメイトとは異なった走り方であることが分かります。

この走り方は偶然ながら腸腰筋が動いてくれるので、絶大な駆動力を発揮します。横にクネクネさせる腸腰筋の使い方は魚類に始まる原始的な使い方ですが、それでも絶大な前進力を生みます。しかも、マグロやカツオなどの泳ぎから分かるように、持久性にも優れています。それで柏原選手のビックリするような走りが実現するのです。

それが本番ではどのように生かされるか？　次の写真を見てください。

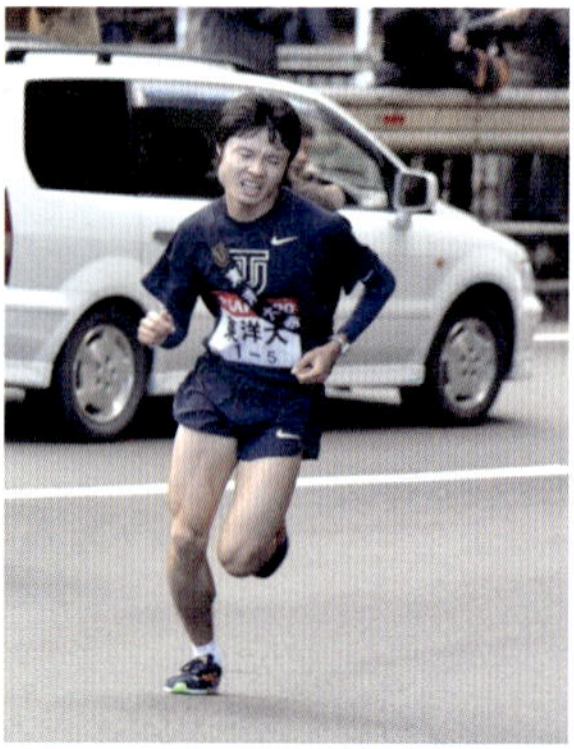

(疾走中の柏原選手)

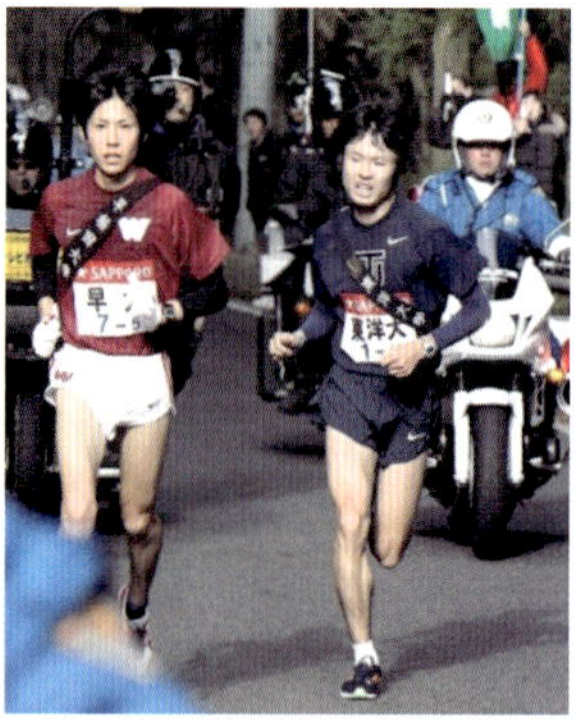

(追い抜く瞬間。毎日)

練習時よりもさらにクネクネとしたフォームで山道を駆け上がるのです。

これでは誰も太刀打ちできないわけです。


実際にこの「トカゲ走法」で走るには練習が要ります。

着地の時に足首がクネっと曲がってしまいそうになり、骨盤も普通の走法とは比べものにならないほど緩んで動かねばならないからです。

練習時の柏原選手の骨盤を見て下さい。他の選手とは骨盤の動かし方が異なります。

そして、「トカゲ走法」で走ってみると、腸腰筋がよく働くことが実感できます。

陸上セイコーゴールデングランプリの女子4００mリレーにおいて日本Ａ（北風、高橋、福島、

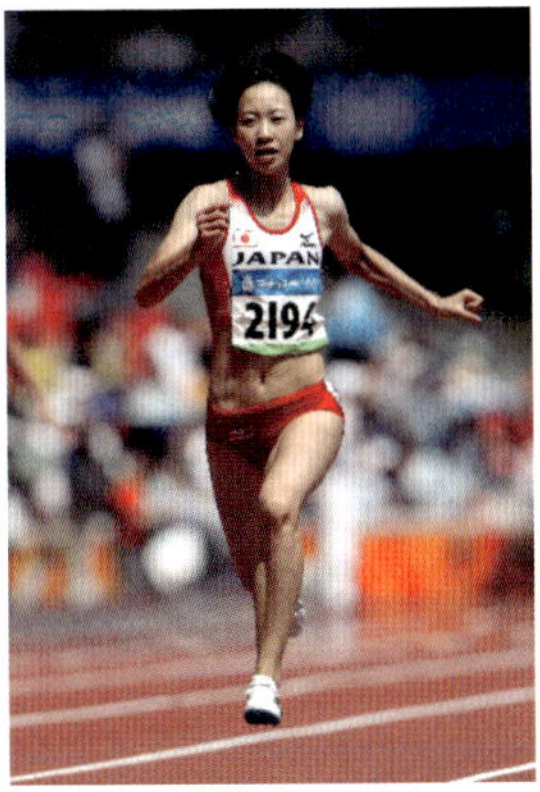

（福島選手　朝日）

市川）が４３秒３９の日本新記録で優勝。

この中で群を抜く走りは福島千里選手。彼女もいわゆるトカゲ走りが出来る選手です。

男子１００ｍのウサイン・ボルト選手もトカゲ走法。

マラソンで有名なポーラ・ラドクリフ選手もトカゲ走法。


これら有名選手が行う「トカゲ走法」は腸腰筋が稼動できる独特な走り方ですが、その前提として身体の隅々までほぐれていることが必要です。

逆に見れば、外骨格の筋肉をあまり必要としない走り方です。

だから、うっかり過剰な筋トレをして外側の身体を鍛えると筋肉が硬くなってしまい、トカゲ走法の効果は得にくいものになります。

また、トカゲ走法は筋肉を多少強靭に鍛えても何とかなる走り方です。

それで、陸上選手の中には使い始めている人が増えています。

そして、スカイウォーキングも腸腰筋を使う歩き方です。

但し、縦方向に腸腰筋を使うものなのでトカゲ走法とは異なります。

しかし、このスカイウォーキング歩き方をチョット工夫するとトカゲ走法にもなります。

そして、緩骨法は神足歩行術の前提となる身体の緩めそのものです。

トカゲ走法か否かを見抜くコツは、

「骨盤の稼動具合」と「身体のくねり具合」を見ればよいわけです。

忘れられかけていますが、元横綱・朝青龍の強さの秘密を紹介します。

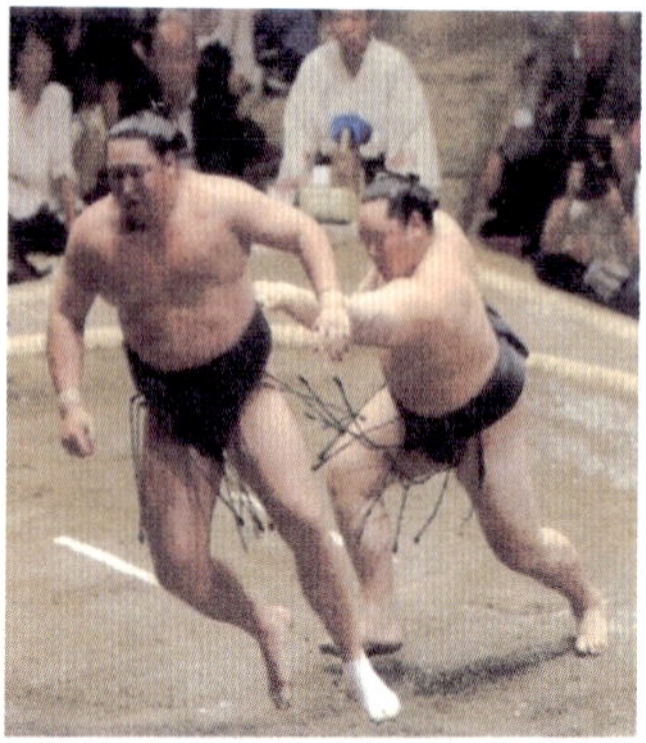

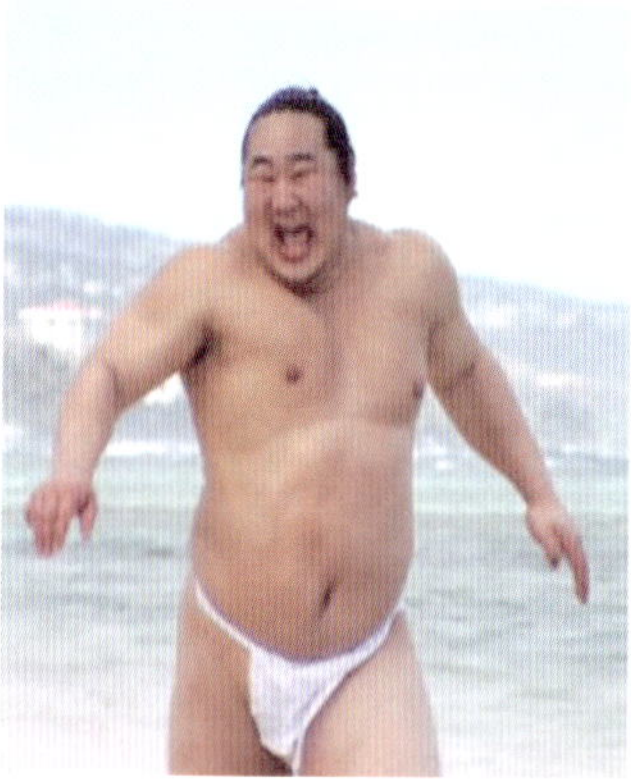

彼はある日、腸腰筋、特に腸骨筋を使えるようになったと思われます。

足の運びや骨盤の動きは、トカゲ走法とそっくりです。

肩の動きや骨盤の動きも、一般の力士に比べて尋常でないほどよく動いています。

また、彼の体型や日常生活での仕草をよく見ると、どこか「コモドオオトカゲ」に似ていると思えます。

戦いぶりは正に「トカゲ動き」です。骨盤骨格を駆使して、横にクネクネと動くことの強さに、体性感覚として本能的に気付いたのでしょう。それが天才というものです。

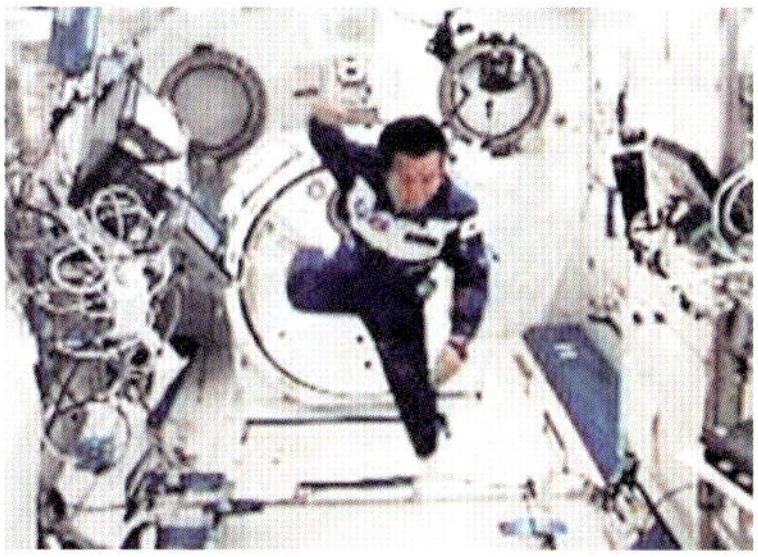

宇宙飛行士も腸腰筋を使う。

宇宙ステーションの中で移動する宇宙飛行士は始めのうちは壁を蹴った反作用で動きます。

慣れてくると身体をくねらせて魚が泳ぐように動きます。

まさに腸腰筋の威力発揮です。

これは地上での訓練では得られない身体能力であると言います。

§5　スカイテニス

スカイウォーキングの歩き方、身体の使い方を基にしたスポーツの一つに「スカイテニス」というものがあります。

それは、シシに乗って自在に動けるようになり、腸腰筋も稼動させることによって夢のような素晴らしいショットを打つというテニスです。

時折、通常ではありえないプレイも実現します。

Tennisという単語は、フランス語のTenez! ＝（球を）取れ！　という、サーブをする人からの呼び掛け声が語源と云われています。

つまり、球を拾えることがテニスの第一歩なのです。

球を拾うには、広いテニスコートを緩んで自在に動ける歩き方が何よりも役に立ちます。

私共に在籍するテニス選手たちは、ついにシシに乗って動けるようになれました。

目指すスカイテニスの入り口に立ったわけです。

一般的なボールの拾い方と動きが違うことが分るでしょうか。

［例―1］右サイドのボール

①スカイテニスの動き方でボールを拾う。

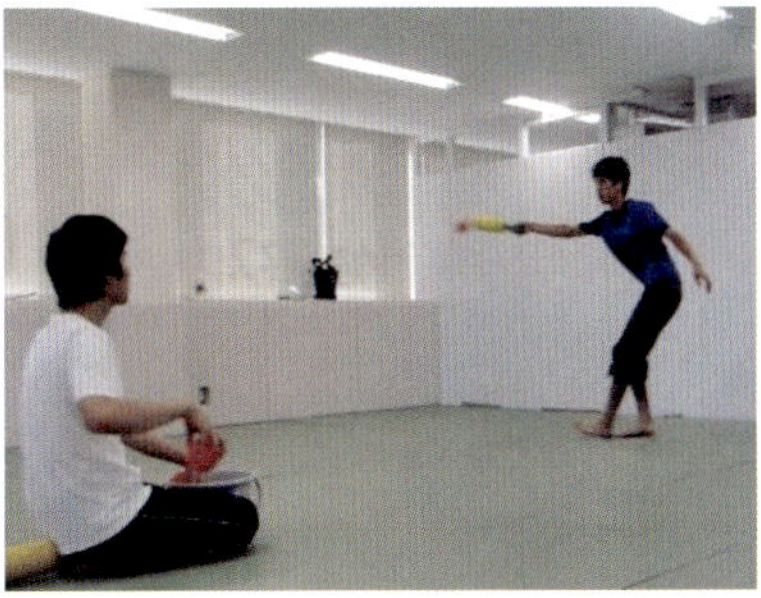

身体の軸が残ったままボールを拾うことができます。

②一般的な動き方でボールを拾う。

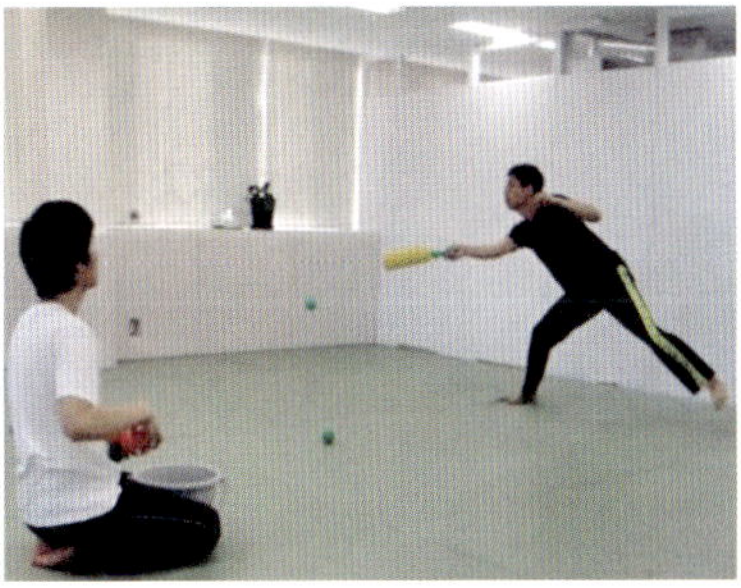

高校時代に野球で東京都代表。見事にボールを拾うが軸がない。

スカイウォーキングの歩き方が、テニスという運動の中で無意識的に行えるようになるとボールの拾い方が変わって来ます。

［例―2］左サイドのボール

③スカイテニスの動き方でボールを拾う。

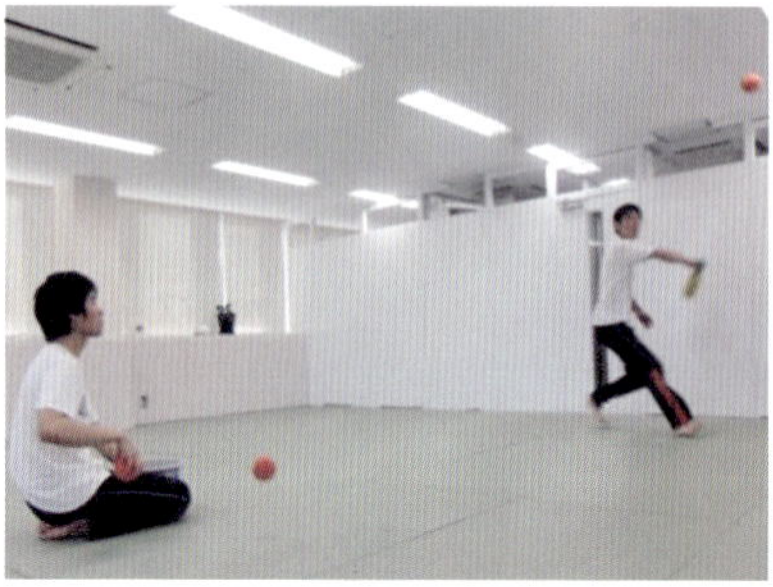

身体の軸が残ったままボールに向かっている。
反転して次に備えるのも早い。

④一般的な動き方でボールを拾う。

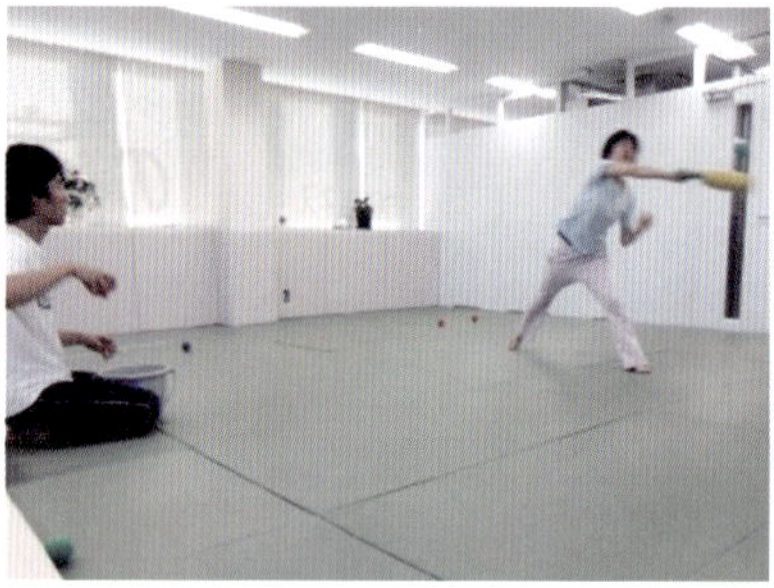

ボールを拾っているのは大学時代に野球部に所属していた女性。
ボールに対する勘は良いが軸はない。

このような動きは一見すると簡単そうに、そして当り前の動きではないかと思われる方もい

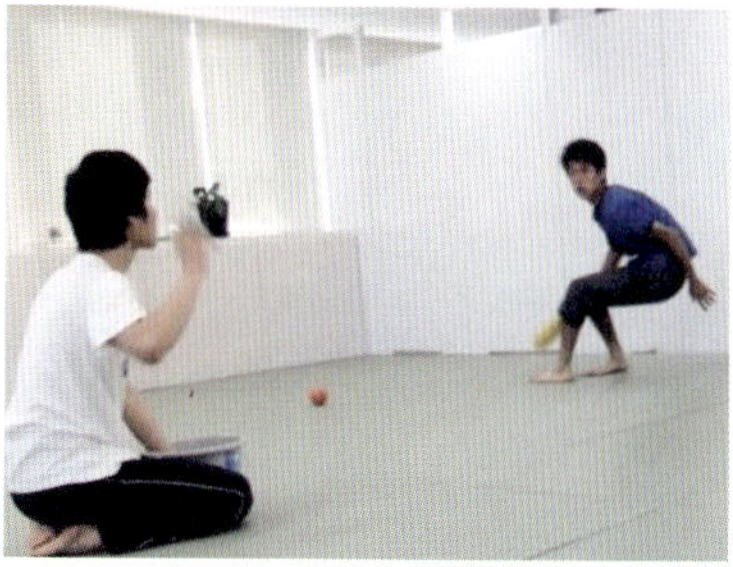

らっしゃるでしょう。

しかし、シシに乗れてスカイウォーキングの歩き方で動けるようになると、「身体の中心軸の存在」や「目の動き方」などにハッキリとした違いが出てきます。

まるで空気椅子に乗っているかのような不安定な状態ですが、目はすでにボールを追っており、残っている身体の軸は自在に動けるゆとりを感じさせます。

普段、落ち着いた状態でスカイウォーキングが出来る人は相当多くなって来ました。

しかし、試合のような切迫した状態でシシに乗り切った動きが出来るかというと、これは相当難しいです。

シシに乗れることは総てのスタート。ここから無限の進歩が始まります。

§6　スカイウォーキングの効果

四足歩行の動物たちと同じような歩き方ができます。その結果、動物たちの楽しい歩きの快感が味わえます。これは本当にいい気持ちです。馬や犬が散歩に出て大喜びして、軽やかに楽しそうに歩く姿を思い浮かべてみましょう。踵が小さくなります。

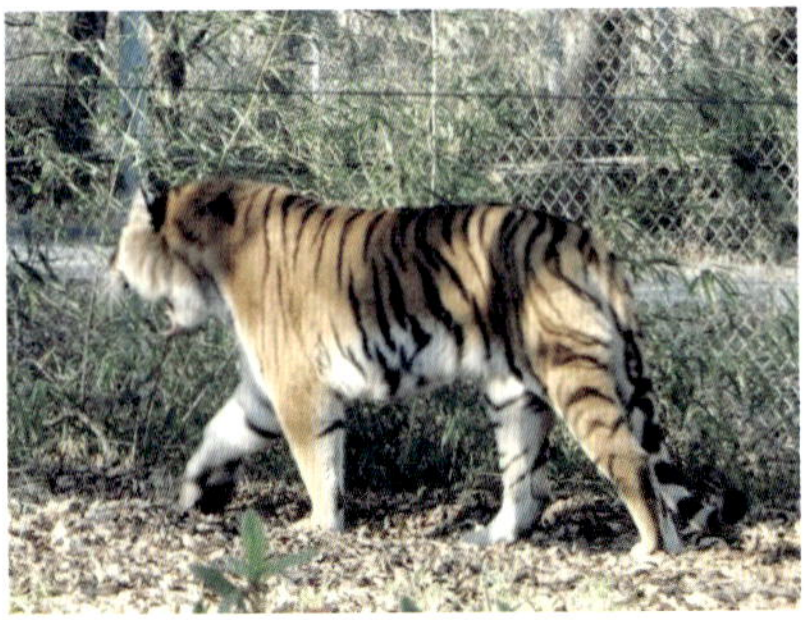

馬は中指1本で立っています。猫や犬など多くの動物は爪先で歩いています。

だから踵は巨大に発達する必要がありません。その結果、足先や踵は小さいです。

人間も上手く歩けば踵で踏ん張る必要はないことに気付けます。踵は可愛くなるのです。

お尻が小さくなり、腰が緩む。

動物は四足歩行で歩くから骨盤が小さく、お尻も小さい。

人間は二足歩行で歩くため、頭や内臓を支える骨盤が大きい。

時折、スカイウォーキングで歩いてみてください。お尻は小さくなります。

スカイウォーキングで歩くと腰椎が緩んでくる。

犬や猫などの腰を触ってみて下さい。ベラベラといってよいほどに緩んでいます。トラやライオンでさえ、歩く時の後ろ姿は、頼りなげに見えるくらいユラユラ揺れています。

人間も本来は、ユラユラ揺れるくらいに柔らかな歩き方が望ましいわけです。

それが実現すると、腰椎の前にある丹田（＝腸）が緩んで、通常よりも「気」が出ます。

スカイウォーキングで中心軸が使える。

人間の身体には背骨という巨大な中心軸が通っています。これは普段、自然に動いてしまう範囲で利用されていますが、意識的して使っている人はあまり見かけません。

理由は、二足歩行によって手腕が自由になったため手腕優先の動きが多いからです。

中心軸を利用するというのは、末端からの動きを捨てて、中心である背骨から動くという運動法を採用することです。それがインナーマッスルと呼ばれる腸腰筋を使うことにも繋がります。

勿論、筋トレや訓練によって末端である腕や足の筋肉量が増大してくると、中心軸の利用をしなくてもソコソコの成果は出せます。それで、今も筋肉を増強する練習が多いのです。

動物たちは当然身体の中心軸を使っています。

猪や熊に襲われるという事件は毎年起こります。しかし、よく調べてみると、たいていは人間よりも小さいのです。

動物たちは四足歩行で腸腰筋を使って歩くので、自然と体幹部にある中心軸も働くために強大なパワーが発揮できるからです。

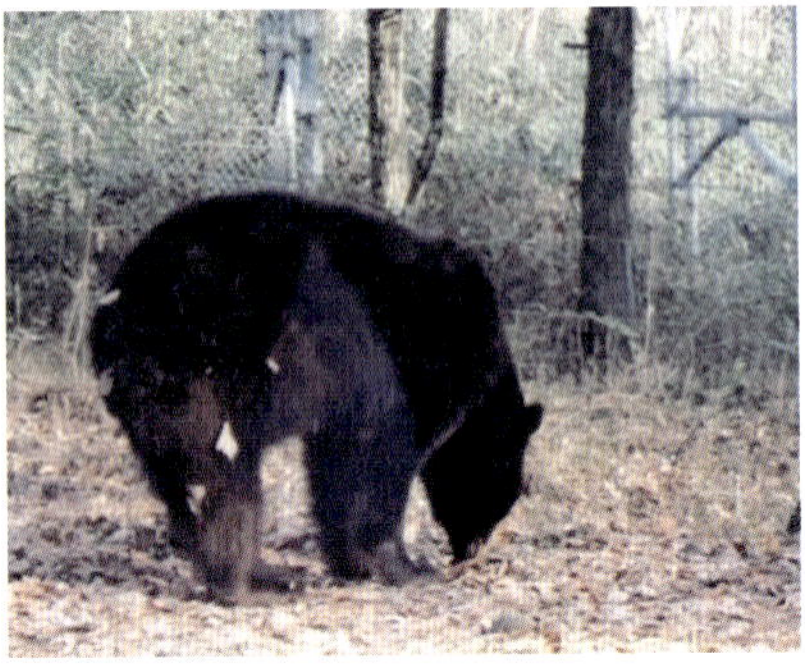

第7章　骨格と緩め方

§1　骨格と筋肉

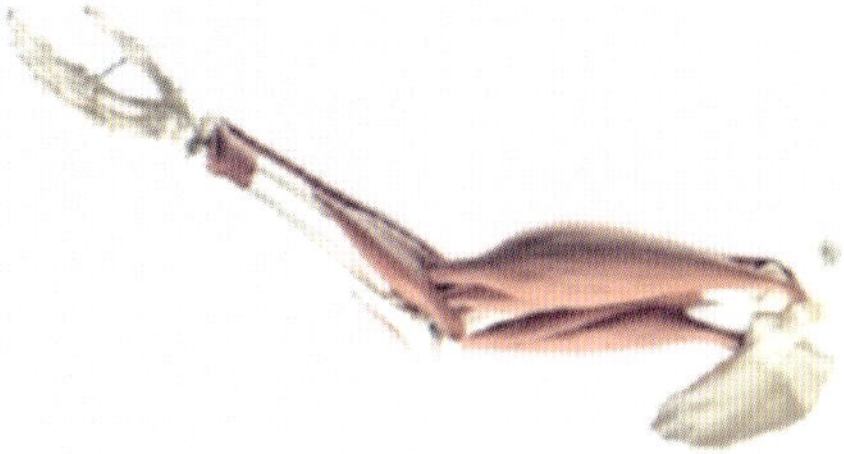

総ての筋肉は、骨から出ている。これは意外に気付かないもの。

筋肉は動かしたい骨から一つズレた骨から発生しています。

上腕二頭筋を収縮させると、肩甲骨と前腕が動きます。

上腕そのものが動くわけではありません。

ボクサーやレスラーで上腕の力瘤を誇示する選手がいますが、それは上腕を動かすものではないのです。

だから、一見か細く見えるボクサーにもパンチ力は十分にあるのです。

そして、筋肉を緩めるには付け根となる骨から緩めることが有効であると言えます。

生物の発生から見ると、硬い背骨は筋肉よりも後から出来た身体部位です。

海に棲んでいた魚が、川という淡水で生活するようになりました。

川は海のようにミネラルが豊富ではありません。

生物にとってカリウムやナトリウム、マグネシウムなどのミネラルは生存に不可欠なもの。

それを保存しておく必要から背骨が生まれました。

魚だけでなく、動物たちや人間にとっても背骨は大事な器官です。

活動するのに不可欠なミネラルの貯蔵の他に、造血作用なども骨が行います。

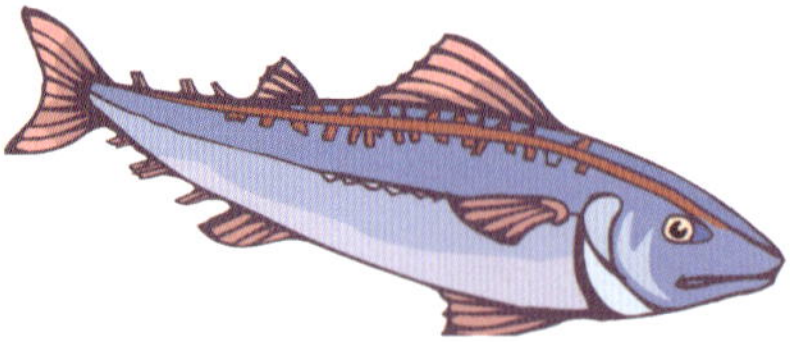

やがて背骨は筋肉の働きをカバーして、筋肉がより働きやすくなるように進化し始めます。
魚類の時代においてはヒレであった部位が、陸上生活に伴い前足や後足になり、関節などが生まれ、その足に更なる筋肉が備わります。
そして背骨を中心に拮抗する伸筋と屈筋が働くようになると、地上での活動範囲が広くなります。
使えば使うほど骨も筋肉も強くなる。その繰り返しで骨も筋肉も発達したわけです。

現代人が色々なスポーツを楽しめるのも骨格的な進化のお陰。

外骨格の筋肉には、伸筋と屈筋とがあります。

伸筋は、骨を伸ばす方向に動かす筋肉。屈筋は、骨を曲げる方向に動かす筋肉。

この２つの筋肉を巧みに用いて立ったり、座ったり、歩いたりなどの日常生活を送っています。

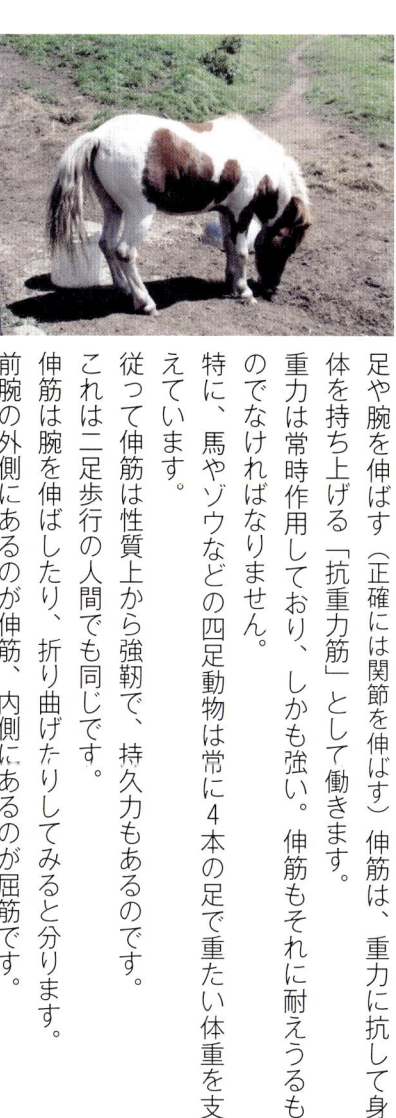

足や腕を伸ばす（正確には関節を伸ばす）伸筋は、重力に抗して身体を持ち上げる「抗重力筋」として働きます。

重力は常時作用しており、しかも強い。伸筋もそれに耐えうるものでなければなりません。

特に、馬やゾウなどの四足動物は常に４本の足で重たい体重を支えています。

従って伸筋は性質上から強靭で、持久力もあるのです。

これは二足歩行の人間でも同じです。

伸筋は腕を伸ばしたり、折り曲げたりしてみると分ります。

前腕の外側にあるのが伸筋、内側にあるのが屈筋です。

肘や膝などの関節を曲げる筋肉は屈筋と呼ばれ、物を引き寄せたり持ち上げたりする時に使います。人間の身体でいえば、二の腕と呼ばれる上腕二頭筋や大腿四頭筋などが代表。

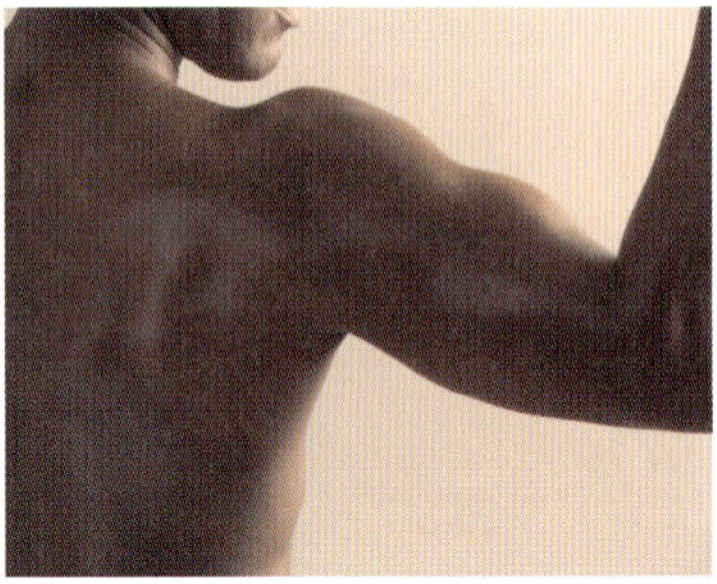

この筋肉は伸筋に比べたら、それほど強い働きを要求されません。そして常時用いられるものでもありません。
だから、本来はそれほど強くない力の筋肉なのです。
しかし、鍛えれば強大化しやすく、鍛えた実感も出やすい筋肉です。
そのため、スポーツ選手やフィットネスクラブや医療機関などではターゲットにされやすい筋肉です。

§2　骨を感じる

履いている靴の、靴底を見て下さい。靴底の外側がすり減っていませんか。

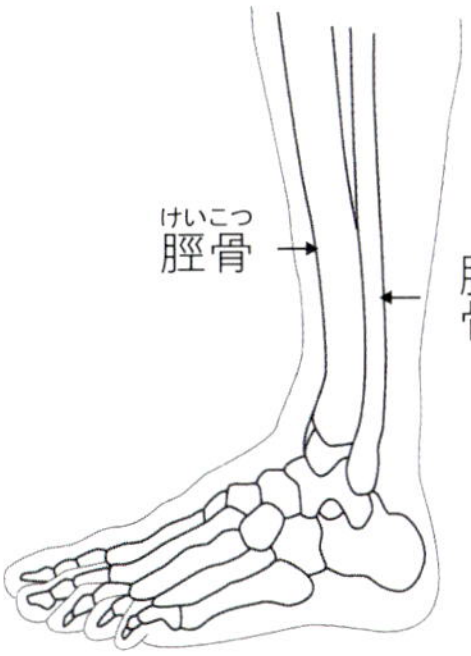

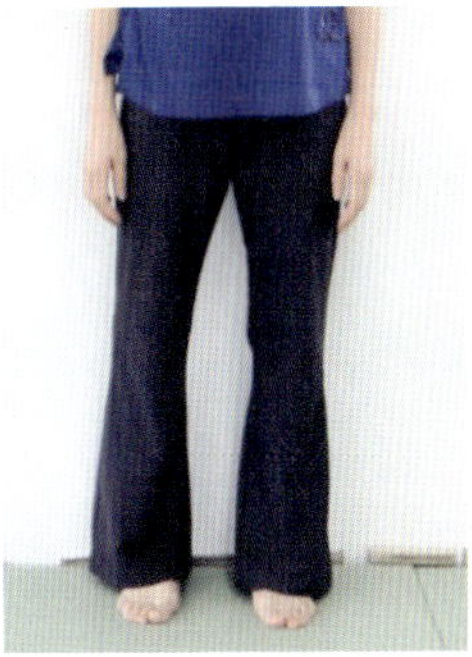

それは下腿（足首から膝の間）にある2本の骨、脛骨《けいこつ》と腓骨《ひこつ》のうち、腓骨《ひこつ》という外側にある細い方の骨を使って歩くためです。

それで、いわゆるO脚に近い歩き方となってしまい、脹脛《ふくらはぎ》の筋肉が張ったり、膝を痛めたりするケースが生じます。

その解決には、内側にある脛骨《けいこつ》という太い方の骨を使って歩けばよいのです。

そのためには脛骨という骨が意識されねばなりません。

また、普段の生活や仕事においても骨を意識的に使うことは大事です。

力まずに＝筋肉に力を入れないで仕事や運動が成せる時に、

〝コツを掴んだ〟と言います。

それは総ての活動を楽にしてくれます。

骨を捉えるには、まず骨と筋肉を分離する感覚が必要です。

骨を分離するには、筋肉も骨も柔らかなことが第一。

そして触れることで感覚を目覚めさせる。

感覚的に分離できると、骨を動かす意識が発動してきます。

骨格は生きている。

生きている骨は非常に弾力性があり、しなやかです。

普段、我々は死んだ後の骨しか見ません。だから、固くて動かないものと思いがちです。

しかし、実際の骨は瑞々しく、しなやかなもの。

骨は動き、変化する。

骨は一見動かないように思えます。しかし、筋肉の動きや呼吸や時間と共に動きます。

出産の時には、母体から赤ちゃんを出しやすくするために恥骨結合すら離れます。

骨は身体の一部ですから、当然変化します。

大きな変化は成長と老化です。小さな変化は呼吸、睡眠生活、生理的周期で動きます。

骨盤にある仙腸関節は、よく意識して生活すると開閉が感じられます。

朝は骨盤が閉じ、夜は骨盤が開いてきます。

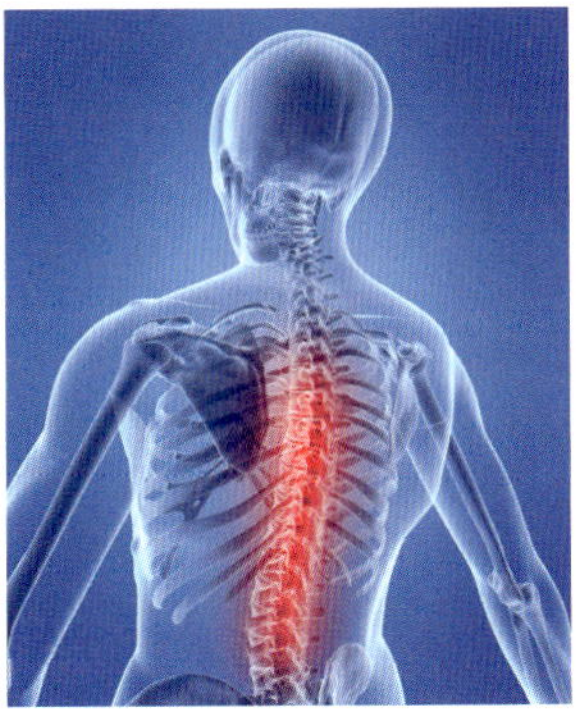

女性は、生理の周期に合わせて開閉があります。
排卵期は骨盤が閉じ、生理期は開きます。
同じように肋骨、骨盤、肩甲骨、頭蓋骨など総ての骨は動き変化するものです。
骨の内部では血液が作られたり、絶えず細胞が入れ替わっています。
古い骨は壊され、新しい骨が作られる。
骨に触れて新陳代謝の促進を手伝いましょう。

§3　意識を身体の隅々まで

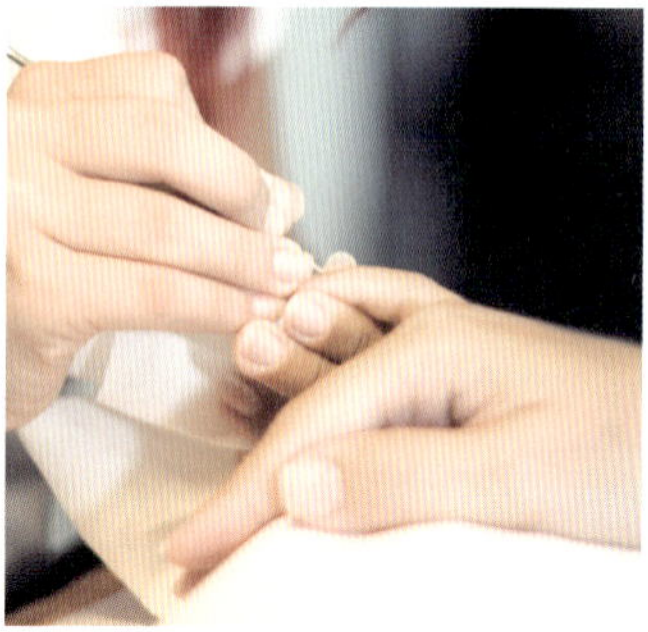

左手の小指を動かしてみましょう。動きますね。
次に、右手の薬指を動かしてみましょう。これも動きます。
では、左足の薬指を動かしてみましょう。動きますか?
動きにくい人もいますね。それは普段、足の指を単独で動かすことがないからです。
ところが、緩骨法で普段から身体に触れている人は動かせるようになって来ます。
意識という感覚は、触れて動かすことで目覚めてきます。

では、左目を瞬《まばた》きしてください。出来ますね。
右の耳を動かしてください。これは出来る人と出来ない人がいます。
心臓を少し止めてみてください。と言ってもこれは無理ですね。
心臓は自律神経で動いており、意識でコントロールできる中枢神経で動いていない。
指や目や耳のように小さい部位は、単独でその部位だけを動かせます。

では、人が立ち上がろうとする時はどうでしょう。

踵、脹脛、膝など多くの身体部位が連動して動かないと立ち上がることはできません。

赤ちゃんが始めて〝立っち〟をする時、その困難をまともに受けます。

そして歩くとなったら、さらに色々な身体部位を意識で動かさねばなりません。

だから、何度も転んで意識によるコントロールの仕方を体得してゆくわけです。

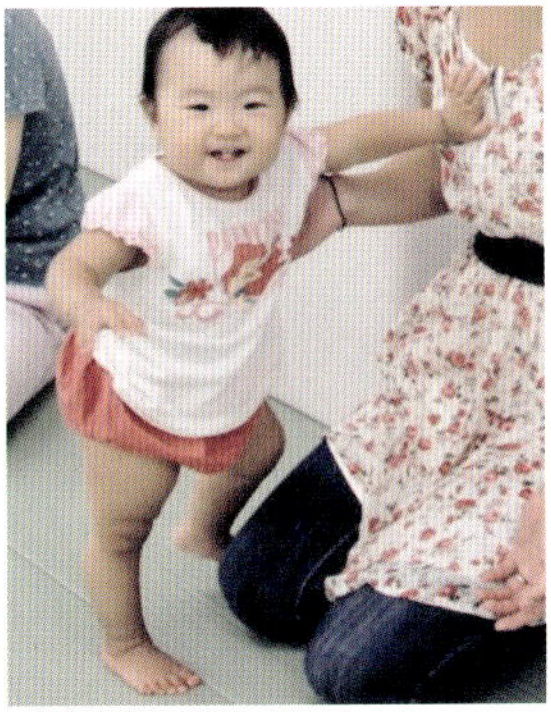

素晴らしいことに身体の意識は進化します。

慣れてくると、立とうと思っただけで必要な身体部位が勝手に連動して動いてくれます。

歩こう、と思えばそれだけで歩けるようになります。

この状態になった時に、行動が無意識化されたといいます。

これは意識の面で見れば進化なのです。手を巧みに使って行う習字、料理、裁縫、ピアノ……

みな進化した意識でコントロールします。

気を自在に扱うにもこの意識が必要です。

初めは易しい気の動きから、次いで徐々に難しい気の動きのコントロールへと進化します。

易しい気の動きとは、まず自分の身体内に流れる気を感じることです。

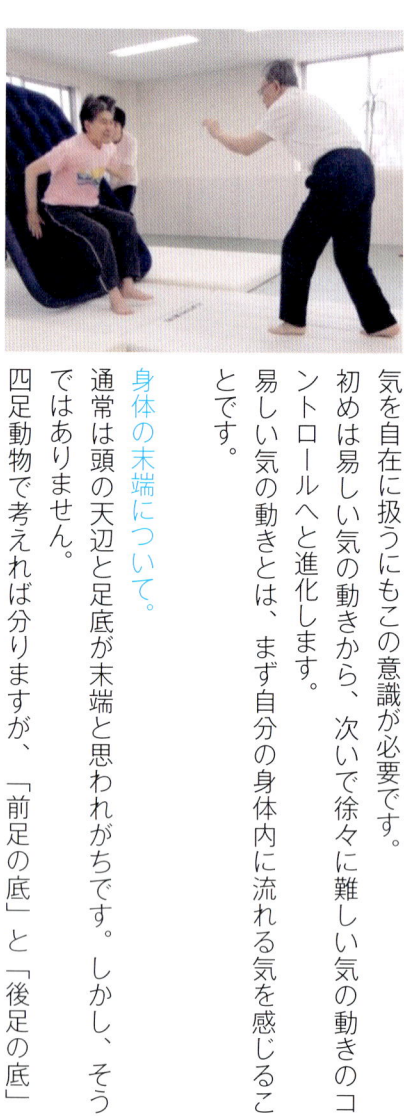

身体の末端について。

通常は頭の天辺と足底が末端と思われがちです。しかし、そうではありません。

四足動物で考えれば分りますが、「前足の底」と「後足の底」が末端です。

人間では、掌と足の裏（足心）が末端になります。

身体全体が緩むと最後に掌と足心が痛くなることがあります。

それは末端で起こる最終調整のようなものです。

§4　背骨と神経

背骨に沿って多数の神経が走っています。
「自律神経」と呼ばれる意思とは無関係に働き、主に内蔵を支配する神経がある。
自律神経は、交感神経と副交感神経に分けられる。
「交感神経」は、昼間、活動的なときに活躍する神経。
「副交感神経」は、体を緊張から解きほぐし、休息させるように働く神経。
交感神経は背骨に沿って、副交感神経は仙骨と頚椎の近辺に分布しています。

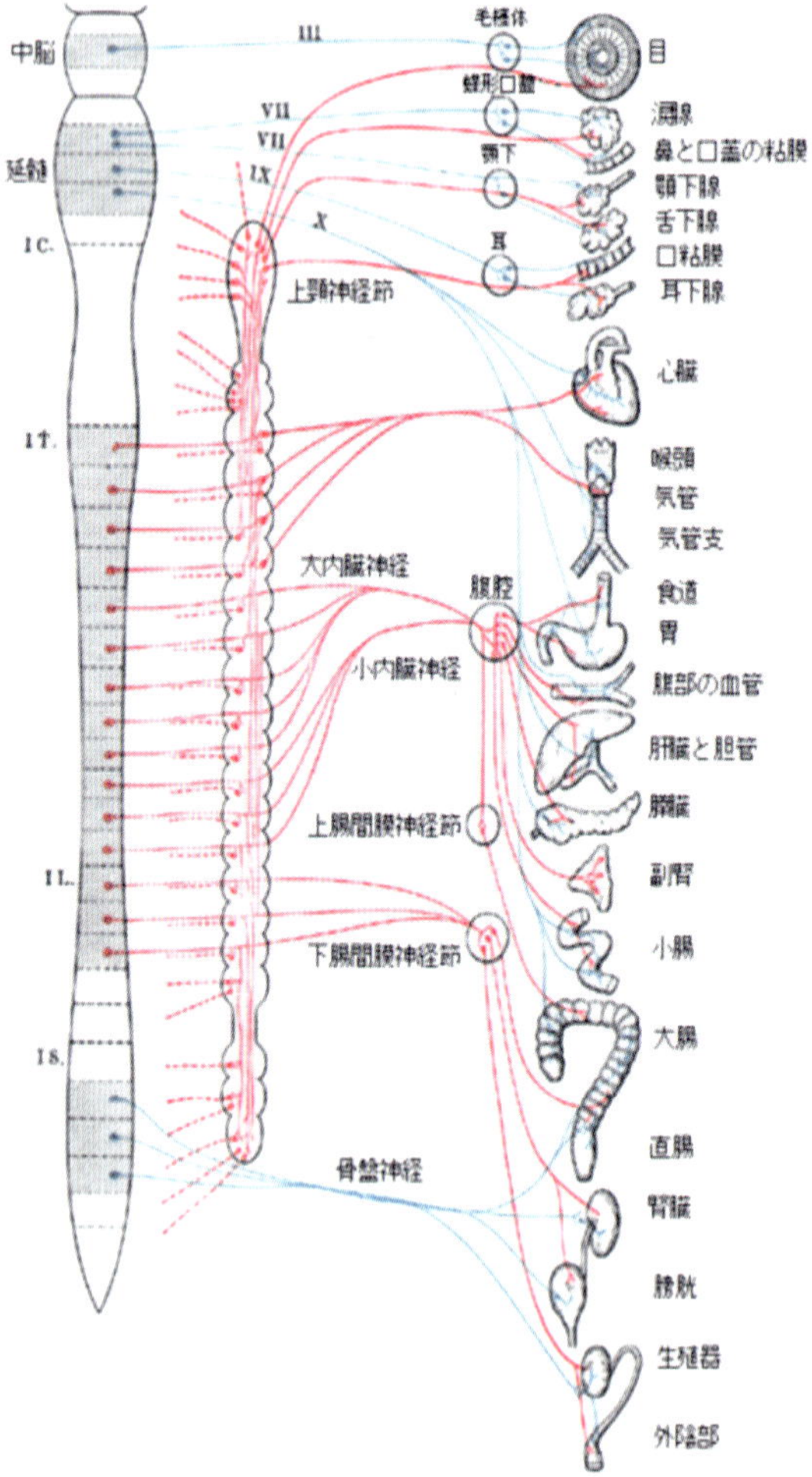

中脳
延髄
I C.
I T.
I L.
I S.
III
VII
VII
IX
X
毛様体
蝶形口蓋
顎下
耳
上頸神経節
大内臓神経
腹腔
小内臓神経
上腸間膜神経節
下腸間膜神経節
骨盤神経
目
涙腺
鼻と口蓋の粘膜
顎下腺
舌下腺
口粘膜
耳下腺
心臓
喉頭
気管
気管支
食道
胃
腹部の血管
肝臓と胆管
膵臓
副腎
小腸
大腸
直腸
腎臓
膀胱
生殖器
外陰部

（赤は交換神経、青は副交感神経）

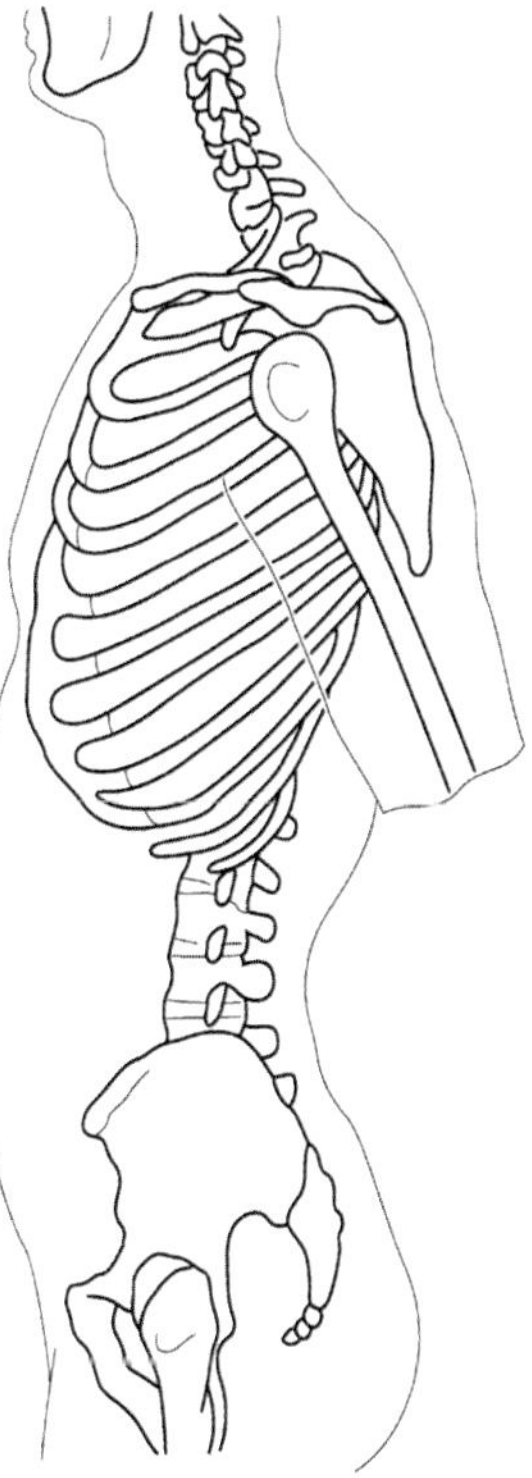

人の身体を調節する神経。

全体の構造からみると、情報の統合のため身体中部に集合して存在する「中枢神経系」と、中枢外に存在し、内臓や筋肉や皮膚に至る「末梢神経系」とに分けられる。

◇中枢神経（脳や脊髄など身体の中心）

◇梢神経（内臓や筋肉や皮膚に至る）

・自律神経　交感神経（活動）
〔不随意〕　副交感神経（休息）
・体性神経　感覚神経
〔随意〕　運動神経

自律神経系は人体の60兆個の細胞をコントロールしている神経。

自律神経は交感神経と副交感神経でなりたちます。

心臓や消化器官などの内臓、血管及び内分泌腺は自分の意志とは無関係に必要に応じて、自動的に自律神経により調節されます。

血管を収縮させて緊張したり興奮したりするのは交感神経の働きであり、血管を拡張させてリラックスしたり、安静にするのは副交感神経の働きです。

体性神経系は、体の感覚に基づく骨格筋の反射による運動や脳の命令による運動に関与しています。

因みに、日本語の「神経」は杉田玄白らが解体新書を翻訳する際、神気と経脈とを合わせた造語をあてたことによります。

以上のことが分ると、身体を緩める上での方法が分ります。

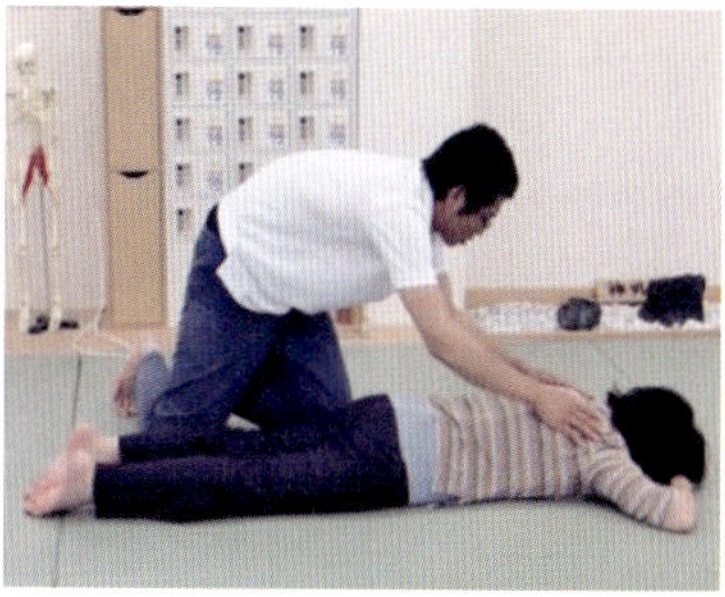

例えば、身体を緩めるためには、副交感神経の存在する後頭部や頸椎及び仙骨に軽い刺激を与えることです。

床屋さんで頭の後ろを軽く叩かれたり揉まれたりして、眠くなったり、気持ちよくなった経験はありませんか。

また、身体の背面を擦る時は背骨の上から下へと擦るのが良いでしょう。

その逆を行うと、まさに逆撫でになり、交感神経を刺激してしまいます。

§5　具体的な緩め方

身体を緩める技法には、
揉む、叩く、伸展、分離、伸縮、揺らし、擦り、捻転、開閉、指圧……

などがあります。入浴や気を流すことも緩めに効果を発揮します。

これらを言葉で語るだけならば短くて済みますが、実際に身体を緩ませられるレベルにまで体得してもらうには相当の練習が必要になります。

手の緩め方で説明してみましょう。

①手の構造を理解します。
概ね図のような感じ。骨や腱や関節を感じ取る。

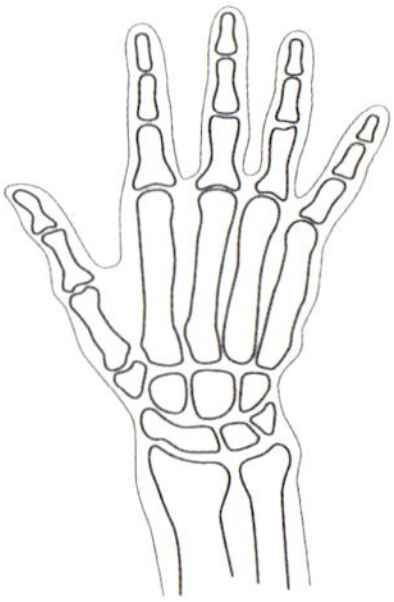

②掌です。
柔らかく揉みほぐす。指の付根は固いです。赤ちゃんの掌が目標。

③指です。

関節一つ一つをほぐすように伸ばす。その際、軽く揺するとよい。

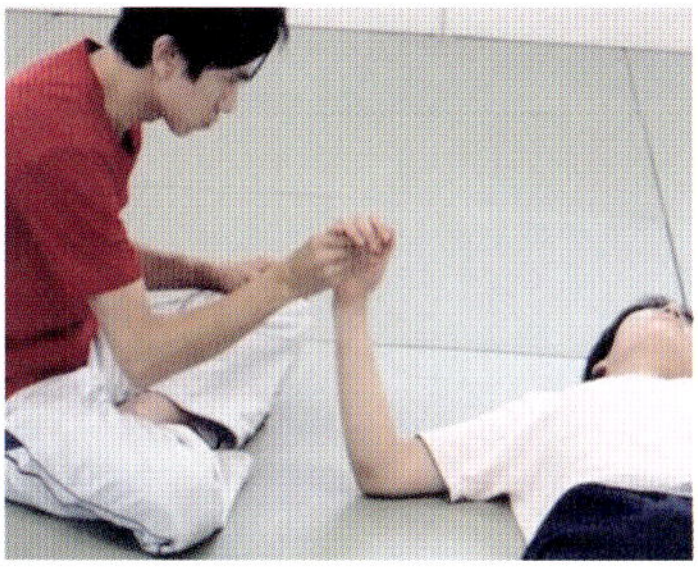

④手と掌が緩んだら、次は手首。

手首の開閉。ゆっくりと折り曲げたり伸ばしたりする。

手首の捻転。ゆっくりと回転させる。内回り、外回り。

手首の揺らし。指を持って重力を感じながらゆっくりと揺らす。

⑤緩めのコツ。

脱力し、ゆっくりと行う、重力を感じる、呼吸を利用する……です。

ペアで行う時は、呼吸や固さなど相手の様子を見ながら無理のないように行う。

自分単独では実現出来ない位のゆったりした速さで。

【緩め方】

基本は伸展（ズーン）、伸縮（パタパタ）、捻転（クルクル）、揺らし（ユラユラ）を足→掌→肘→肩の順に行います。

① 足首を持って股関節を伸ばす。

自分と相手の呼吸を感じる。

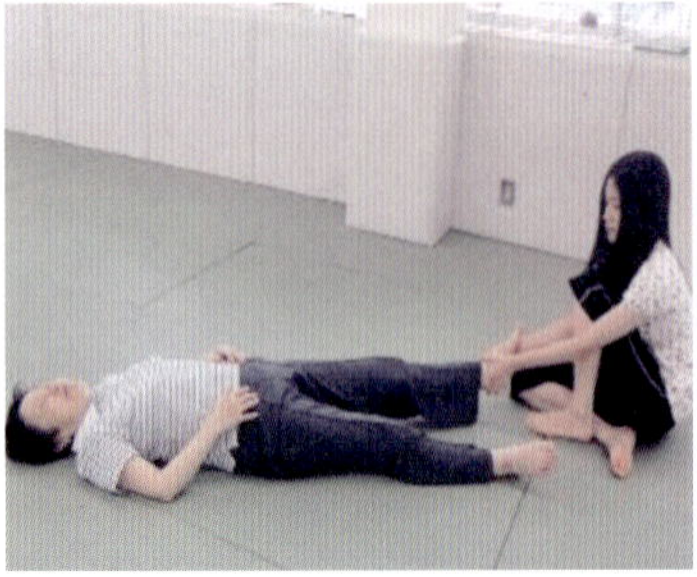

② 足首をゆっくりと動かす。

伸縮（パタパタ）、捻転（クルクル）。

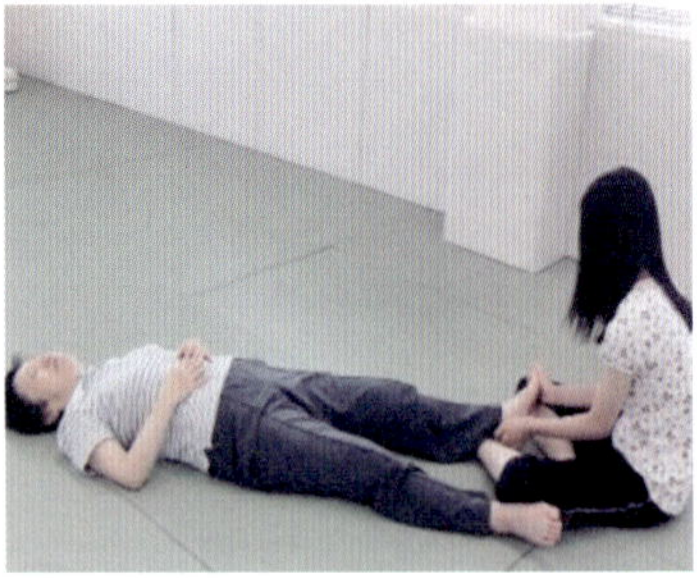

③足の緩めを身体の奥に伝える。

揺らし（ユラユラ）。

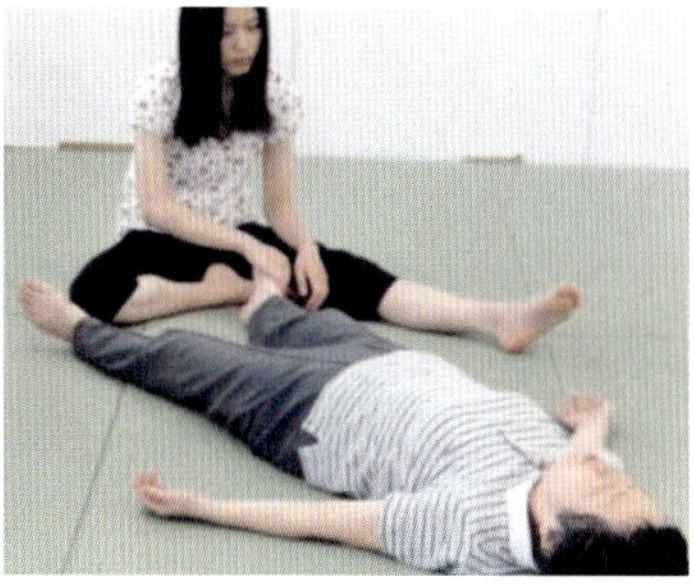

④掌、指、手首を順に緩める。

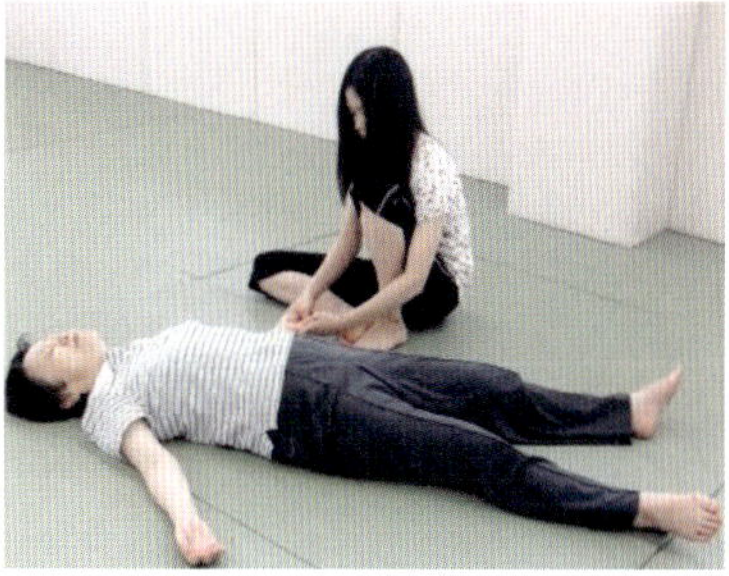

⑤ 指圧でほぐす。

血流を感じたら押さえる場所を移動。

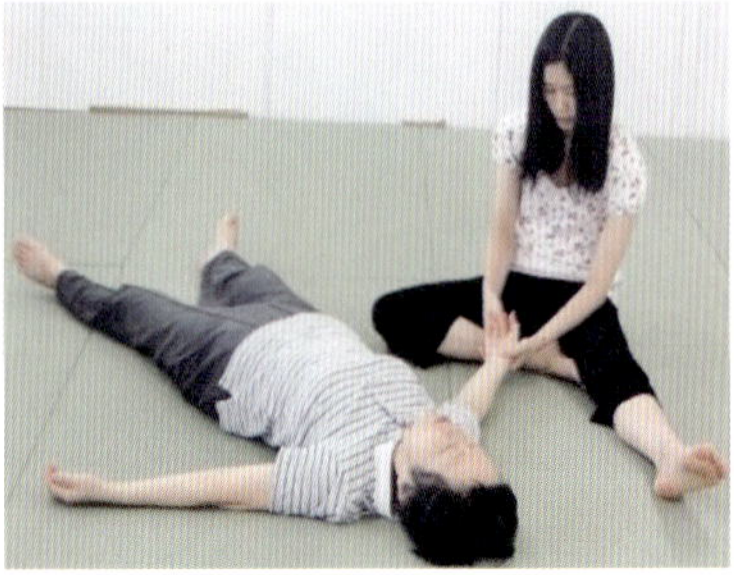

⑥ 指と手を持って緩みを身体の奥へ伝える。

重力を使って揺らし、ほぐす。

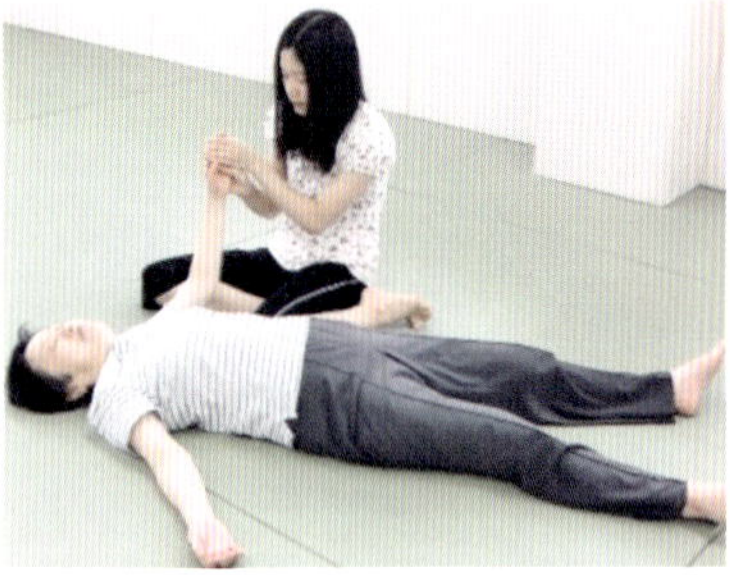

足首が緩むと頭が緩みます。手腕が緩むと肺臓が緩みます。従って、緩めに成功すれば、緩めてもらった人は眠りに落ちてしまうことも多いです。

第8章　上達方法論

§1　上達の流れ

気を捉える上で何の方法論もなしに無手勝流に行うのも、やらないよりは意味がある。

しかし、できたら何らかの方法論があると、効果は俄然違ってくる。

ここに開示する方法は「気」や「合気」の上達に限らず、驚くほど何にでも役に立ちます。

①　思考と実行

「行って―考える―行って―考える……」、つまり思考と行動の反復です。

この繰り返しと読書・学習をベースにすれば上達することができます。

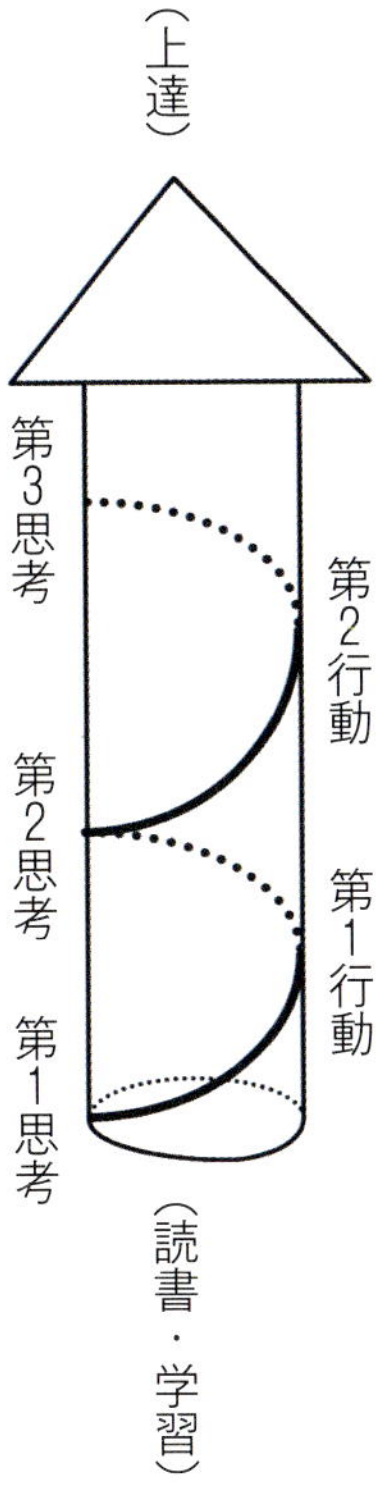

思考活動は、単なる思いつきだけで行うものではありません。有限の時間の中で何事かを実現するには方法論は不可欠です。

また、根底には読書や師について学ぶという姿勢が不可欠です。

考えるということは、対象にする行動や活動の中に問題点を見つけることがスタート。

（第1思考）問題点の改善策を立てる。工夫し解決のアイデアを出す。

←（第1行動）アイデアに基づいて実行してみる。その結果を検証する。

←（第2思考）するとまた問題が発見できる。それを考えて解決するアイデアを創る。

←（第2行動）そのアイデアを実行する。その結果を検証する。

←……

こうして問題を解決しつつ螺旋的に上達して行き、終には望む結果に到達する。

この方法論は、ヘーゲルという哲学者の作った弁証法という思考法が元です。

②問題点を受け止める

私たちは一般に問題が起きることを嫌います。それは上達のプロセスを知らなかったり、問題点の有意性を知らなかったり、解決するための思考法を知らないからです。伸び行く人は、問題が生じることを恐れません。逆に問題を探しに行きます。

昔の人は、狼煙《のろし》や太鼓や矢文、そして飛脚や伝書鳩などで連絡をとっていました。しかし、雨の日には使えなかったり、時間や日数が掛かったり、不確実である等の問題点がありました。

エジソンの電灯の発明を機に、電気の利用が盛んになりました。それを通信手段に活かせないか、とベルたちが考えたわけです。有線電話の発明です。音の振動を電気の振動に変えれば、電線を使って音声を瞬時に遠くへ伝えられます。

この方法の問題点は、電線がない所へ伝えられないこと。すると間もなく、マルコーニによって、電磁波の変化を利用した無線通信が開発されました。

これは海上や砂漠のように電線の敷けない所へも可能な通信手段です。

しかし、微弱な電磁波による震動では便利な音声が伝えられません。そこへ登場したのが真空管という電流増幅装置。その結果、無線電話即ち今の携帯電話の元ができました。

問題点を「恐れる人」は、次のように行動しがちです。

「そんなことは当たり前だ。」とか「それは無理である。」と片付けてしまう。

経験至上主義者であり、読書や学ぶことが嫌いな人に多く見られます。

問題点を「無視する人」は、次のように行動しがちです。

「それは誰それが、何々という理論で既に解決済みだ。」という知識で処理する。

一見、読書家であり学ぶ姿勢もありそうですが、真に学ぶことが好きではない人に見られます。

③ 問題点の見つけ方

総てが順調に行くことだけが良いのではない。困ったこと、上手く行かぬことが大事です。それらが進歩改善のきっかけになる。

1970年、アメリカの上院議員E・マスキーによって提案された大気浄化法改正法がある。「1971年以降に製造する自動車に、排気ガス中の一酸化炭素と炭化水素と窒素酸化物の量を10分の1以下にすることを義務付け、達成しない自動車は期限以降の販売を認めない。」という内容であり、マスキー法と呼ばれました。

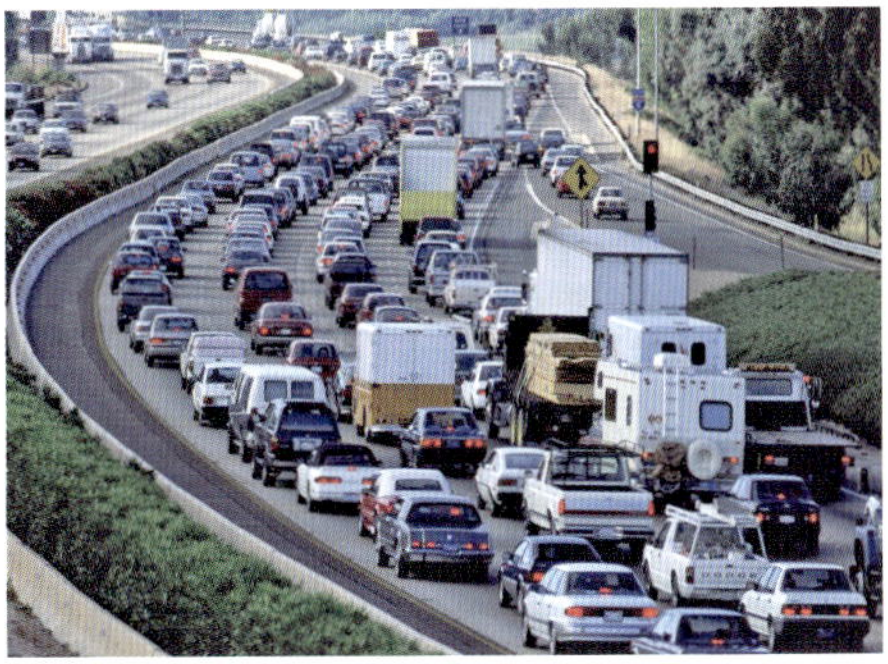

自動車の排気ガス規制法としては、当時世界一厳しいと言われ、クリアするのは不可能とまで言われたものでした。それを日本のホンダ自動車が、ＣＶＣＣエンジンを開発してクリアしました。
当時のアメリカ自動車産業界には受け入れ難い困った提言でありましたが、結局はそれが大気汚染の改善や排気ガスの清浄化に結びついたわけです。

問題点を無視して「人生とはそんなもんだ。」と同じことを繰り返して生きる人もいます。

困難そうなことでもまずやってみる。諦めたり、投げ出さずに意識を改善に向ける。

事物の二面性、対立するものを中心に、大きく眺めて障害の原因になるものを探す。

§2　思考方法について

①考える、とはどのように行うか

考えるとは、「色々な材料を準備→筋道を立て（順序付け）→問題を解決」、すること。

家を建てることに近い。

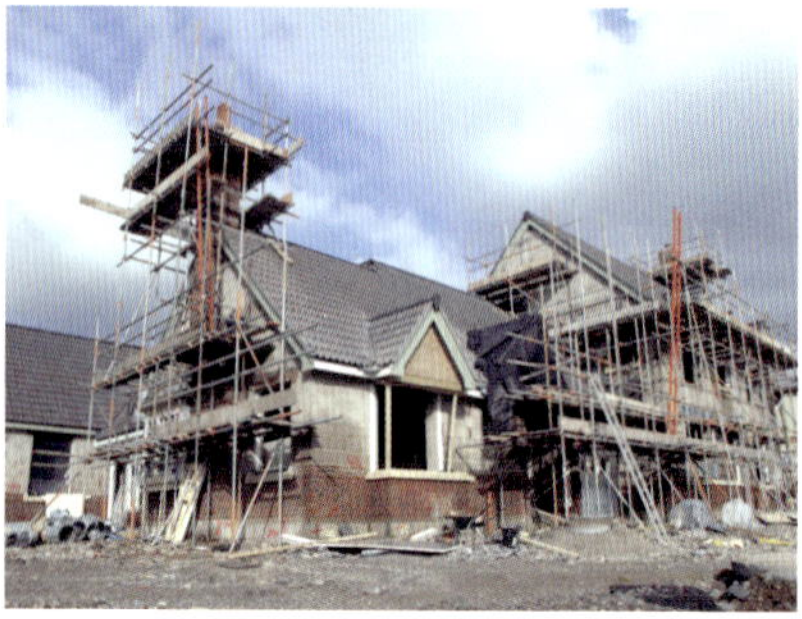

木と土と鉄と紙を順序よく組み合わせると住居ができる。

それらは一つ一つではバラバラな存在。

「順序付け」がなければ唯のガラクタにすぎない。

しかし、きちんと意味のある順序が付けば、

現実に、役立つ有用なものができる。

②思考の手始め

まず、問題をハッキリさせる。これを「問題提起」と言います。

実はこれが難しい。紙に書いて整理することの大切さもここに生きる。問題は、「何が（what）、何時（when）、何処で（where）、どのように（how）、起きているか」。そして「何が、何故（why）問題となるか」を明らかにする必要がある。問題の立て方が、事態の解決の5割のウェイトを占める。

③ 思考に必要な材料を揃える

慎重かつ粘り強く、関連する材料をできるだけ沢山集め、取捨選択を行う。

・情報は、目的や局面ごとに重要度が異なる。

戦争の場面を想定して考える。戦争はアフリカでも、中国船衝突事件などをきっかけに中国との間でも起こりうる。

部隊の前進時：どこを通ればよいかなど安全性や効率性の情報が生きる。
物資の輸送時：何処で何が必要か、優先順位の度合いの情報が必要になる。
敵の攻撃時：攻撃開始時と決定打を与える時とで手段や対象が異なる。
攻撃開始時は、空爆を手段として前線基地や敵の攻撃手段を攻める。
だから前線の状況や敵の攻撃手段が知りたい。
決定打を与える時は、歩兵部隊が主力になる。対象は敵の中枢基地。
だから中枢基地の情報が知りたい。

・情報を収集する際、無関係なものや誤った情報を集めると思考の混乱を来たす。

④ 材料を組み立て筋道を創る

目的を明確にし、問題点をハッキリさせ、それらに「軽重」を付ける。

材料や組立ての手順にも軽重をつける。

当然に時間は掛かる。書出し・整理と大局的な視野や思考法などが役立つ手段。

例えば、「合気修得」という目標に向かって材料を組み立てるため、人を内臓、筋肉（腸腰筋、外骨格筋）、骨という部品に分けて考える。

技を調べ上げて分析する。それらを合気修得という目的に向って考える。

どの順に、何を、どのように使うかを工夫する。手が先か、腕か、足か、意識か……。

ここに理系思考で培った、条件整理や全体を大きく眺めるという手段が活きる。

⑤ 解決策の筋道に誤りがないか確認する

粘り強く何度も行う。条件を変え、新たな工夫をし、出来ることは何でもやってみる。

本で確かめたり、信頼できる人に見てもらったり、論理矛盾がないか等を検討する。

何を学ぶにも、その時のレベルは、学ぶ対象物を教える先生よりは低い。だから教えは「真に受ける。」こと。但し、自分がこれだと信じられた教え、をです。

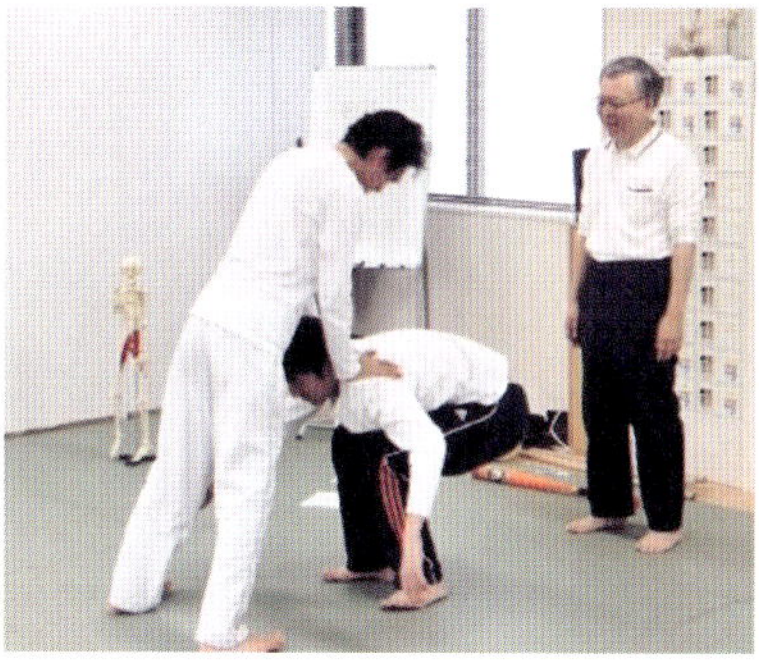

反対意見に耳を傾ける謙虚さは大いに役立つ。完全性に囚われない。囚われると動けなくなる。8割がた出来れば上々。6割だって十分だし、糸口になれば1割でもよい。

§3　実行について

①アイデアの整理と準備

行動する内容や軽重を具体的に整理して書き出す。見やすい表にするとよい。

現実世界には常に色々な条件が存在する。それらを見極めて書き出し整理しておく。

②実行する＝組み立てる

結果に一喜一憂することなく、冷静かつ大胆に行動する。

明らかに無駄と思えない限りは、何度でもトライしてみる。

ハッキリしないことは何度でも確かめる。ミスも本当にダメなのか確認してみる。

そのための再実験は有用。また、第三者の目も有用。


私は、合気を一番に探求して来ました。

合気に関する書物は総てを何度も読み、整理し、合気の出来そうな人のビデオ映像はデッキが2台も磨り減るほど見ました。

さらに若者相手の仕事であったので、考えた技の練習もしました。そして終に、「このように行えば合気は掛かる」、というアイデアを得られたのです。

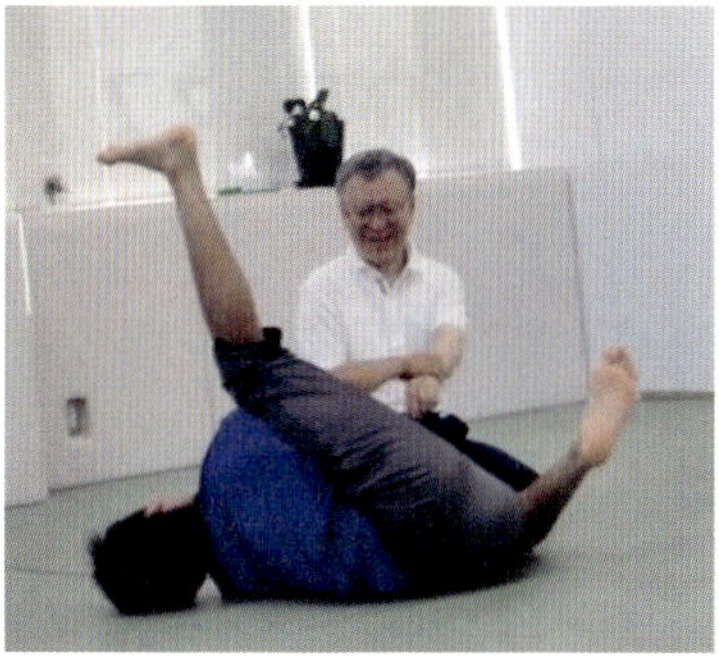

そこで普段は一緒に稽古しないメンバー、一人は合気会二段の若者、もう一人は柔道に多少の心得のある若者を連れてある温泉地に行きました。彼らは、私よりもはるかに大きく若く、腕力では投げられない相手です。

そして楽しみに合気を掛けてみたところ、二人にはまったく掛からないのです。

「これはイカン。自分のアイデアが間違っていた。初めからやり直しだ。」

そう思って部屋に戻った時に、様子を見ていてくれた家内から一言、

「普段、合気をかける時の動きと違っていたわよ。」という天の声。

そうです。いつも練習していた相手は体格がそれほどは大きくない若者でした。だから、合気を掛ける角度が変わってしまったのです。

③組み立て結果のチェック

チェックとは、分析して問題点を見つけること。

経験分析とは、結果に影響を与える特別な条件や問題点を見つけ出すこと。

「全部をいちいち調べることや、細かく考えて特異なものを見つけること」が分析だと思われがちだが、実は、そうではない。

「結果に大きな影響を与える特別な条件を探すこと」が経験分析。

結果に影響を与えるものは沢山あります。その全部は不要なのです。

同じミスは、3度は繰り返さない。意味のないミスは実行や試行にはなりません。

自分のアイデアに潜む問題点を発見する。誤りの反省は必要だが、落込みや後悔は無用。

大事なのは自己改善と進歩にある。

不完全さの指摘や自分にとって気に入らぬことを言う人の視点は、時として大いに役立ちます。心の寛容さも大事です。

最後に、大事なことを一つ。「常に、明るく楽しくあれ。」

§4　全局部を押さえる

何かの目的を達成しよう、自己の能力を向上させようとする時に、一から十まで総て完成させようとしたらそれは無理。では、何をどこまで出来たらいいのか。

それが「全局部を押さえる」、という考え方です。全部を押さえる、ではありません。

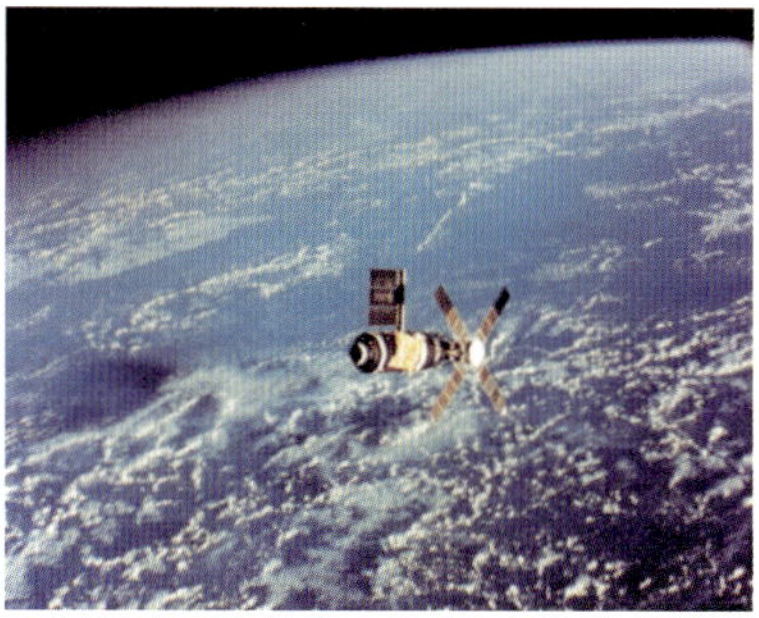

全局部を押さえるには、事物を「全体的」に見ること及び「客観的」に見ることが必要です。

事物の全体像を捉えるには、事物の二面性やボーっと大きく眺める、という方法です。

例えば、地球儀を見るのもグルリと回して眺める。そして全体の感じを掴む。

また、視野は広い方がよいので、集中せずにボーっと眺める。車の運転では、一箇所を凝視すると視野が狭くなるので、あえて集中しないように言われます。

事物を客観的に捉えるには、「第三者的視点」や「相対的な思考法」が役立つ。

例えば、地球と太陽の関係も宇宙ステーションのような第三者的視点があれば、どちらが動いているか決着できる。

また、意識としては、総ての事物は相対的であると考えれば、柔軟に物事を見られます。

例えば、賢愚や善悪や美醜というのも、よく考えてみれば相対的なものです。

相対的に捉えられると許容度合いが広くなります。

難しいのは、自分を客観的に捉えること。

自分を客観的に捉えられる人はいません。

だから、誰でも妻や夫や友人など、他人の目と助力が必要。

物事を客観的に捉えるには、その工夫が必要。

江戸時代の裁判は、奉行所で、役人の目から見た罪人の視点だけで判断されました。

現代の裁判制度では、第三者的視点や相対的視点に配慮しています。


そこで、いよいよ全局部とは何か、に入ります。

戦国大名であった徳川家康は、あまり戦が上手ではありませんでした。その生涯において、何度も敗れたり、危うい目にあいました。武田信玄と戦った三方原の戦では九死に一生を得るという惨敗を喫しました。以来、部下の助言を大切にするようになり、戦い方や人生の方針を変えました。

そして、耐え忍ぶという生き方を貫き、「関が原の戦い」に勝利しました。

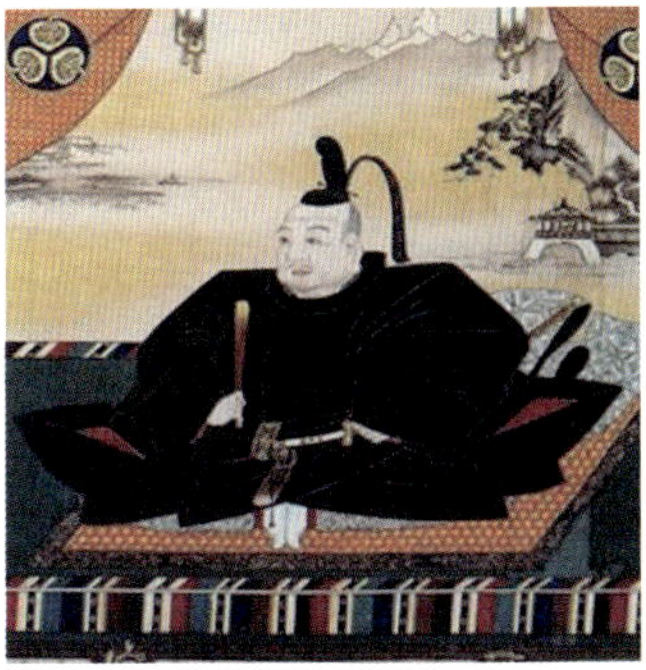
（徳川家康）

その結果、２５０年も続く徳川幕府を作ることができたのです。

彼にとって一番大事な局面で勝利することができたわけです。

「関が原の戦い」こそが、全体の結果を支配する全局部であったわけです。

同様に、日露戦争も陸海の両方で凄惨な戦いがありました。

特に、２０３高地での戦いは希に見る激戦が繰り広げられ、勝利した日本軍側にすら6万人近い死者を出しました。

決着を付けたのは、東郷平八郎元帥が率いる連合艦隊の「日本海海戦」における勝利です。

日露戦争においては、「日本海海戦」が全体を支配する戦い＝全局部であったのです。

他方、ナポレオンやヒットラーは天性の戦上手であり、二人とも大胆な作戦の名人でした。そして連戦連勝を経

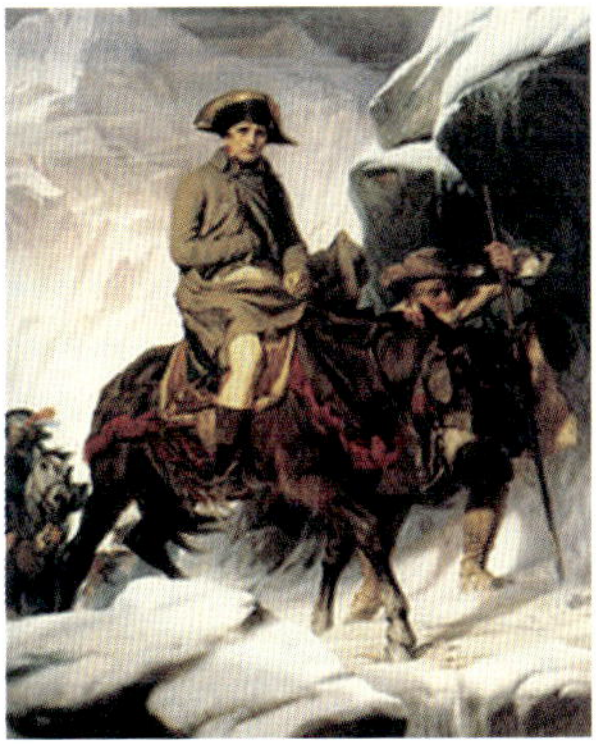
（ナポレオンのアルプス越え）

て皇帝や総統の地位に就いたのです。

しかし、ナポレオンは「ワーテルローの戦い」で敗れたこと、ヒットラーは「ロシア戦線」で敗れたことで人生全体の敗戦を決定付けました。

囲碁や将棋の戦いにおいても、この一手で勝敗が分かれるという局面があります。その局面に全力を注ぐことで勝利が得られます。他の局面は、負けてもよいのです。

将棋は、敵の王様だけを取れば勝ちです。他の駒は総て失っても構わない。

だから、「へぼ将棋。王より金を可愛がり。」という諺があります。


受験などにもこの考え方はあてはまります。模擬試験で良い点を取っても、本番を落としては意味がありません。模擬試験での成功も大事ですが、全局部ではない。

人生も同じです。人間万事塞翁が馬、の諺があります。どこで、どんなことが起ころうとも、何が幸せに繋がるかは分りにくいもの。事態に一喜一憂せず、全局部を見極めて、そこに全力を傾けたいものです。

人生の総てに成功しなくても、全局部で成功すればよいのです。

ハンバーガーで有名なマクドナルド社を創設した、レイモンド・A・クロックがいます。

彼は高校中退後、救急車ドライバーの訓練を受け、ピアニスト、紙コップのセールスマン、ジャズ演奏家、バンドメンバーなど職を転々とした。１９４１年には5種類のミルクセーキを同時に作る機械「マルチミキサー」の独占販売者となり、国中を旅してまわった。

１９５４年、カリフォルニアで最初のマクドナルドを開いたマクドナルド兄弟と出会う。クロックは効率化された調理システムに興味を持ち、兄弟と交渉してフランチャイズ権を獲得、１９５５年にイリノイ州デスプレーンズに最初のフランチャイズ店を出店した。そして大儲けをして、わずか２０年後には夢であった大リーグのオーナーにもなった。

５０歳くらいまではフーテンの寅さんを彷彿とさせる人生でした。

しかし、まさに全局部において勝利したのです。

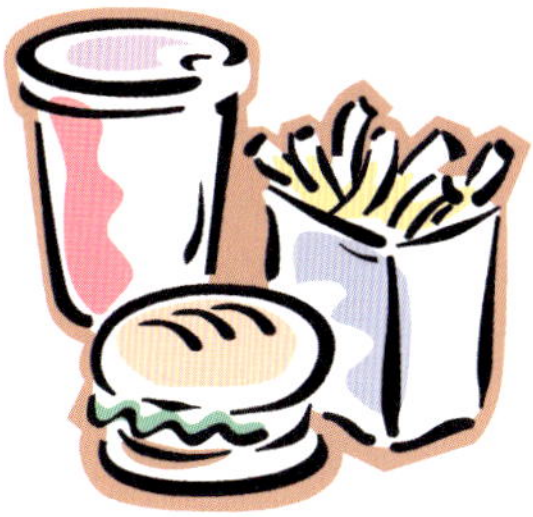

§5 弁証法的な用語の解説

① 螺旋的上達

事物は螺旋的に発展または上達または進化する。
発展は、問題点の工夫による解決や対立物の調和から生まれる。
良いものを踏まえて、それを活かしつつ改善される。
地動説↓天動説↓地動説の発展した例で考える。

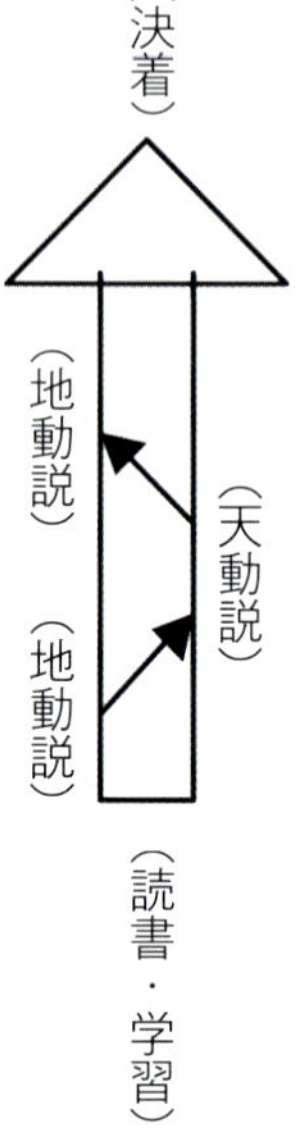

〈アリスタルコスの地動説。紀元前280年〉
「地球は自転しており、太陽が中心にあり、5つの惑星がその周りを公転する」
彼の説が優れているのは、太陽を中心として、惑星の配置をはっきり完全に示したこと。単なる「太陽中心説」という思いつきを越えて、ほとんど「科学」と呼べる水準。

〈プトレマイオスの天動説。２世紀〉

プトレマイオスの天動説ならば、多少の誤差はあっても惑星の動き方を計算できたし、地球は止まっているのだから、鳥が取り残されることも考えずに済んだ。

こうして日常的生活に関する限り、特に不自由はなくなった。とはいえ、おかしな箇所は存在した。惑星の順序の根拠不明瞭、火星の奇妙な動きの説明困難、惑星の位置予報に誤差。

大航海時代以前は、沿岸航海であり陸地の見える場所しか船を運航しなかった。何も目印のない大海原では、行き先が分からず、航海もできなかった。羅針盤の登場がこれを可能にし、磁石と正確な星図があれば遠洋でも自分の位置が正確に把握できるようになった。しかし、当時の星表には問題があった。特に、惑星の位置には誤差が常にあった。さらに１年の長さが、当時使用されていたユリウス暦よりも１０日ほど短かった。

キリスト教では春分の日が移動祝祭日の計算基準日になっており、このズレに困った。


〈コペルニクスの地動説。１６世紀〉

司祭であったコペルニクスは、この誤差に着目。彼はアリスタルコスの研究を元に太陽を中心に、地球が1年かけて公転するものとして、１年の日数を計算し、３６５．２４日と算出。

そこでは地動説の測定方法や計算方法をすべて記した。

こうして誰でも同じ方法で1年の長さや、各惑星の公転半径を測定しなおせるようにした。

②事物の二面性

総ての物事には二面性がある。常に相反する二面を見ると問題点が分る。

また、相反する二面性の調和が取れた時に、問題が解決することも多い。

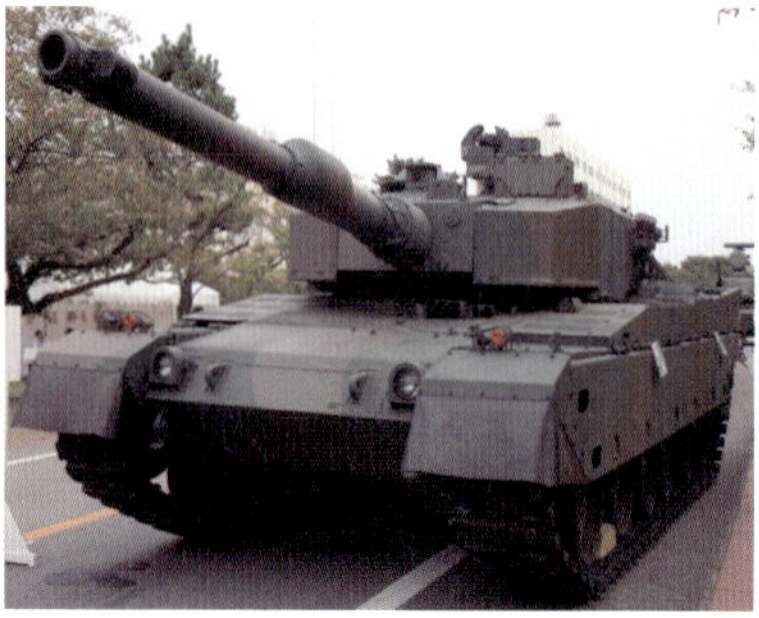

戦車の大砲を大きくすれば威力は増すが、動きにくい。

その結果、使えなくなる。調和点に解決が求められる。

エンジンとブレーキは自動車や電車にとって共に必要。

加速しすぎると止まれない、としたら実際には乗り物としての安全性に欠ける。加速装置の開発と併行して減速装置であるブレーキの開発が必要。

良いと思えることでも、遣り過ぎると悪い効果を生む。

勉強も四六時中行えば効率も悪くなり、健康すら害す。

人は、良いと思うことの一面ばかりを見すぎたり、囚われがち。

逆に、失敗を恐れすぎて動けなくなることもある。

③ 量質転化

量が質を変える。量が質を変えてしまう時点を注意する必要がある。

二面性にも関連するが、戦車にとって大砲は大きい方が破壊力は高い。

しかし、ある大きさを越えると戦車にとって邪魔物になる。

核分裂も1つでは大したことはないが、次々と分裂することで巨大なエネルギーを生む。

ウィルスも1つでは大したことはないが、次々と分裂することで病を引起す。

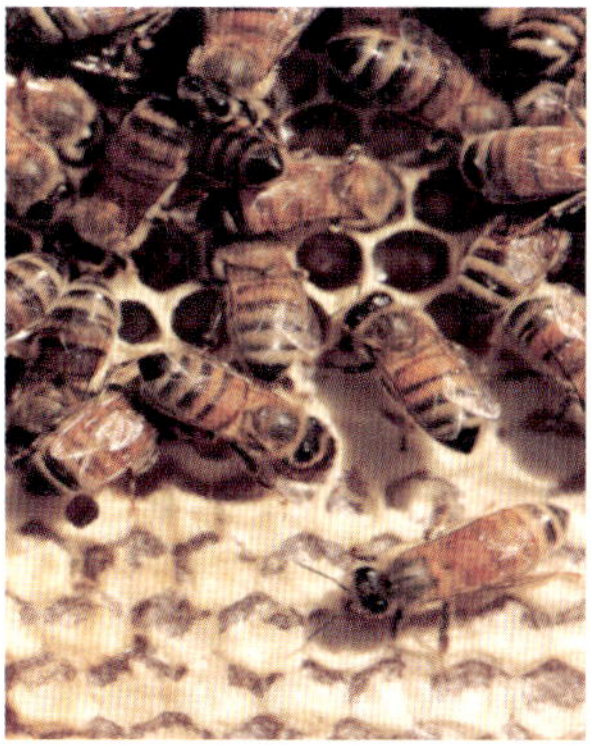

ハイエナは1匹ではライオンよりも弱いが、集団になって戦うことでライオンに勝てる。
ミツバチも1匹ではスズメバチよりも弱いが、集団になって戦うことでスズメバチに勝てる。
人間の子供は、単語数が500語に達すると急に話ができるようになる。

このように「量が満ちると質が変わる」ことは呼吸法や武術の稽古でも同じです。
一定量の呼吸が行われると身体に変化が出る。一定量の練習で身体が無意識的に動く。
意識化→無意識化（＝錐体路系）→錐体外路系という神経的な変化が現れる。
赤ちゃんが歩けるようになるのも同じ仕組み。
つまり、何事も多少の辛抱は必要である、ということです。

第9章　気と心の在り方

§1　二の矢を放つな

やる気をそがれたり、心が萎《な》えたりすると身体が重くて動かなくなる。

ちょっとした良いことがあると気持ちが晴れて、身も心も軽くなる。

こういう経験は誰にもあります。

しかし、そのわけを考えたことがある人は少ないかもしれません。

実は、考え方や心の使い方しだいで身体に流れる「気」の量が変わってしまうためです。

気の量が減った時は、「やる気」が失せたと感じます。気の量が増えた時は、「やる気」が出てきたと感じたり、明るく元気になったと感じるのです。


気を捉えると、運が良くなるとか、運勢が変わるといわれます。

「運気」という言葉が示すように、気がたくさん運ばれて運勢が良くなるからです。

つまり、緩んだ身体に流れる気の量こそが運勢を導くのです。

気の流れる量が増えれば身体は健康になり、心は明るくなり、やる気に満ちてきます。

こうなったら運勢は良くなるより他にありません。ということは、運を良くするにも、健康で楽しい生活を送るにも「気の力」を活かせばいい。

一度きりの人生です。心身体の在り方を気の流量が増える方向へ目指して、最善の人生を実現させましょう。

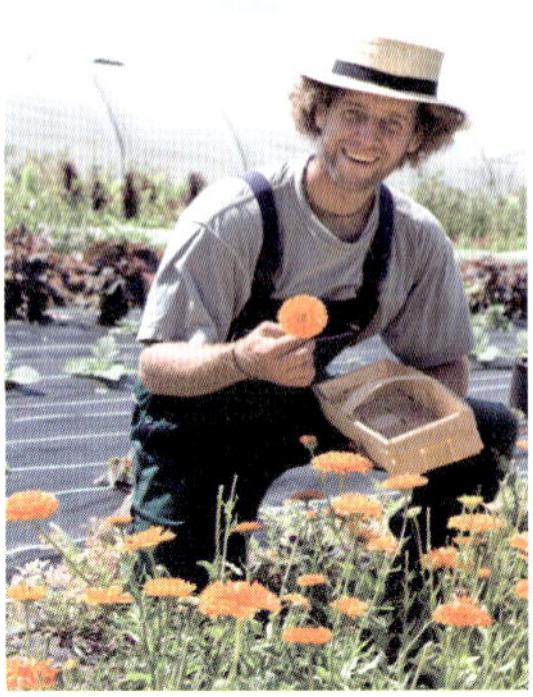

お釈迦様の教えに、「二の矢を放つな」というものがあります。

人は精神面でも打撃を受けると身体が固くなるもの。

他人からの誹謗中傷だけでなく、注意や小言でもいい気持はしません。

そのうえ、自分で自分を責めるという二の矢を放つと致命的になる。

二の矢の中身は、悩み・怒り・恨み・後悔など自分の身体を固くする＝傷つけるもの。

だから、お釈迦様は「二の矢を放つな」と教えられたわけです。

ドン・ミゲイル・ルイスも『四つの約束』（コスモス・ライブラリー）という本の中で、何ごとも個人的に受け取らない、思い込みをしない、という内容で二の矢を受けないことを勧めています。

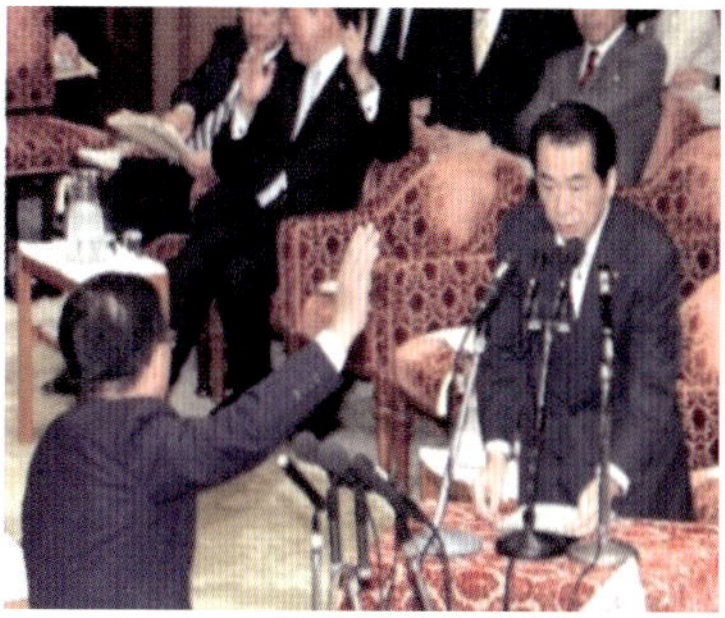

菅直人首相が国会で、ひどく誹謗《ひぼう》されたことがあります。その議員に向かって
「貴方は、私のことをそう思われるかもしれない。しかし、私はそう評価はしていません。」
こう切り返されると、誹謗した議員も黙らざるをえません。二の矢を放たないことで、菅首相は自分を護りきれたのです。思わず、首相も『四つの約束』を読まれたのかな……と。

人は、精神的にそれほど強い存在ではありません。だから、心を救済する宗教があります。キリストも「私が総ての罪を背負う。お前たちは赦されたと信じなさい」と言われました。どんな犯罪人に対しても、石を持って非難できるほど潔癖な人はこの世にはいません。それにも関わらず、国会を見ても、新聞やTVのニュースを聞いても、政府や他人への不満や非難の多いことは目を覆うばかりです。少なくも自分たち国民が選んで権力を与えたはずではないでしょうか。
人を非難ばかりしていても始まらない。その上、非難行為は自分を傷つけます。

時代は進んでおり、お釈迦様の教えも進化して行きます。

「一の矢は受け流し、二の矢は放たない。そして、マイナス一の矢も放たない。」

情報化の進んだ今、多くの人が二の矢どころか、マイナス一の矢までも打ってしまいます。

「マイナス一の矢」とは、取り越し苦労やお節介などです。

私たちは、ちょっとしたニュースで一喜一憂したり、親が子を案じたり、他人の問題に余計な口を挟んだりさえしがちになります。

つまり、しないでもよいことに突っ込んで「気苦労を背負ってしまう」という矢を放つのです。


ＴＶでも新聞でも、良い出来事はニュースとして流れにくいものです。それは「他人の不幸は蜜の味」という言葉が示すように、他人の良いことでは世間の注目を引かないからです。

しかし本当は、世間は良いことばかりで成り立っています。そうでなければ人類はとっくに滅亡してしまったはずです。

だから、ＴＶや新聞のニュースに踊らされないこと。心を暗くしたり、怒りを感じたり、不安や不満をつのらせるニュースはあまり見ない方がいいのです。

不治の病（ガン）で死を宣告された方が見事に完治されたというお話があります。

まず、覚悟を決めたそうです。そして、残された時間をどう過ごそうか思案しました。

ＴＶも新聞も読む気にはなれなかった。それらは大した問題ではないことに気付いたのです。

そこで身辺整理を行い、家族の今後の生活を準備しました。次に、これまでの人生でお世話になった人に感謝のご挨拶に行きました。同時に聖書や仏典など、心の安らぐ書物に接する時を過ごしたのです。これらで残された時間は埋まってしまい、足りないくらいに思ったそうです。

すると不思議なことに不治といわれた病が完治してしまったというのです。

「感謝」や「安らぎ」は身心を緩めて、身体に良い気を流してくれるからでしょう。


世に出れば出るほど、一の矢は飛んで来る。「出る杭は打たれる」の喩えがあるように。

しかし、一度きりの人生だから力は十分に発揮できた方が楽しい。

その時に、飛んでくる矢を受けない。

そして、さらに自分を傷つけてしまう二の矢を放たない。

善人といわれる人ほど、悩んだり後悔したり、怒ったりして二の矢を放ってしまいがち。

「一の矢は受け流し、二の矢は放たない。そしてマイナス一の矢も放たない。」

こうして、良い気が山ほど流れる身体を作って、さらに素晴らしい人生を過ごしましょう。

§2　気付きは「気」が付く

心は、「思い込み」で出来ている。

子供の悪い点を直すには叱ればよいと思い込んでいる人が沢山います。

それは自分がそのように育てられたからです。その結果、つい怒ってしまう。

そして、子供の良さまで矯めてしまうのです。

身体は、「癖」で出来ています。

右利き、左利き自体がすでに癖なのです。ドアのノブに手を掛けるのは、必ず利き手。

キャップを開けるのも利き手。服を着たり脱いだりするのも利き手。

自分には癖は無いと思っている人にも、このように見れば癖はあるものです。


では、なぜ野球のベースや陸上のトラックは反時計周りなのでしょう?

知らないうちに行う癖が身体に潜んでいます。大きな会場の入口で見ていると大半の人は反時計方向に流れて行きます。だから、逆の時計方向に進めば空いた席が見つかりやすいのです。

その理由は、心臓の位置が左、右利きの人は左足が軸……という多様な意見があります。

そこで試してみました。

①中央に植木を置いてその周りを、どちら回りに進むかです。

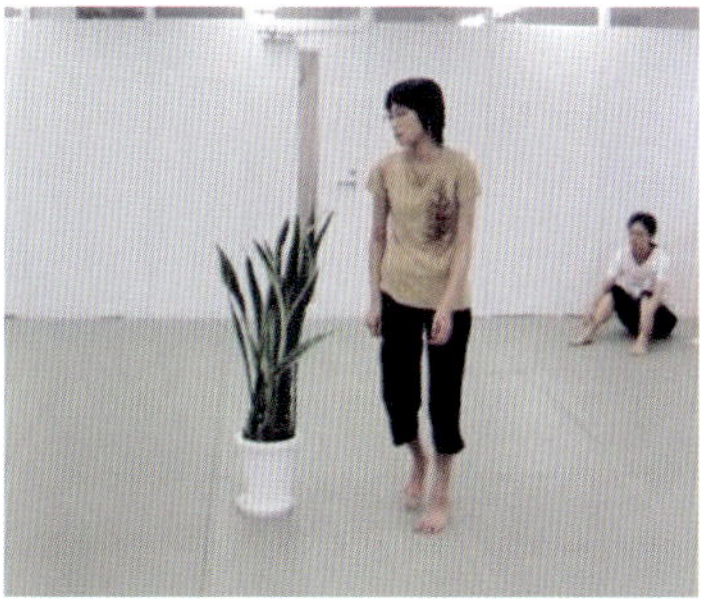

Yさんは時計回りでした。
あれ？　予想は反時計回りなのに。
中央に先の尖った植木があるので、危険を感じてそれを利き腕の右手で触れて確かめながら歩こうとしたようです。

②中央に大きな円を書いてみました。どちら回りに進むかです。

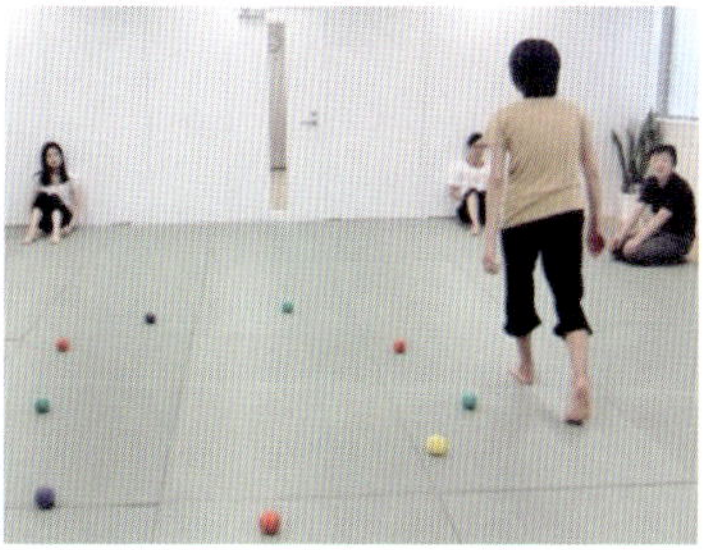

今度は、反時計回りです。

中央が空間で見通しが良ければ、内側よりも外側を触れながら歩く方が安心でしょう。
人は、身体意識の濃い方が安心なので、意識の濃い側を感じながら進みます。

電気が消えて真っ暗闇になったら、どのように手探りして歩いたり、動いたりしますか。

利き腕が先に出て、手探りしながら歩くはずです。

目が見えている時にも潜在的な安全を守る身体意識は働いているからです。

プロ野球のトライアウト　（Try out）

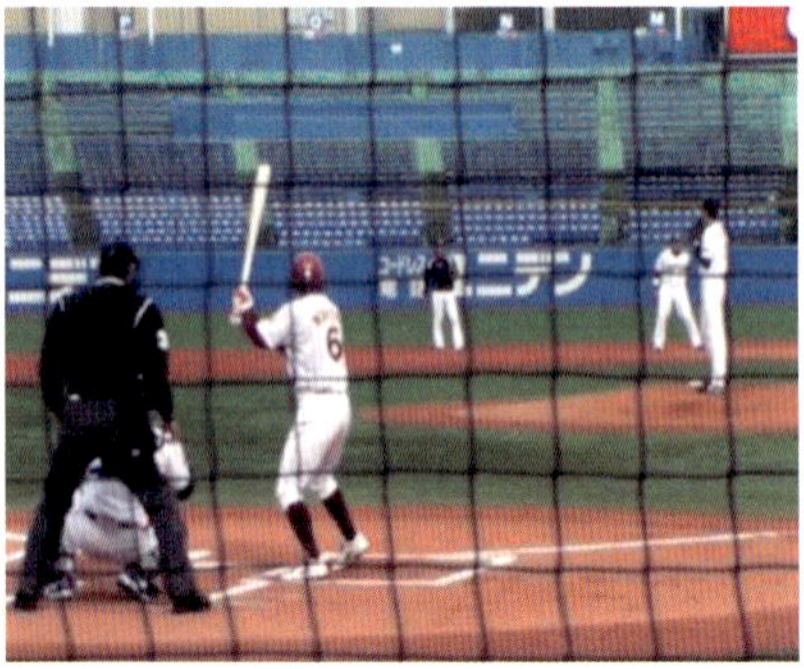

毎年多くの新人が採用される分だけ、解雇される選手が出ます。

その中には、まだやれると思う選手や解雇評価が誤りである選手も少なからずいます。そんな選手たちに再度のチャンスが与えられるのがトライアウト。Try＝試せ、out＝能力を出せ。

問題なのはその時の選手の対応です。皆一様に、過去に行ってきたトレーニングを繰り返してトライアウト会場に臨みます。

しかし、その方法では良い結果が出せなかったから解雇されたはずなのに。これも「刷り込まれた癖」のなせる業です。

同じ練習では、同じ筋肉を使って同じような動き方をするだけ。

酷使された筋肉に、もう一度ムチを打つようなものです。

せめて違う筋肉や違う動きを試したらよいのでは。

筋トレ主体のスポーツ界においては、筋肉を鍛えて固くします。その逆に、筋肉を緩めてみる。また、ありきたりな外骨格筋を使うのではなく、インナーマッスルと呼ばれる腸腰筋を使ってみるのも一手。それに気付けば、流れる気も増えて良い智恵も湧きます。

理解やコツを捉えた人は変革を受け入れやすい。

理解が出来たり、コツが捉えられると一気に上達したり、やる気がでます。

「気」が流れやすい身心に変わるからです。

「あっそうか。」何かが分かるとその瞬間、身心に変化が起きます。

理解やコツを捉えていない人は変革を受け入れられず、保守的になりがちです。

年をとっているから保守的なのではありません。アインシュタインやエジソンは晩年まで新しいものに取り組み、楽しい毎日を過ごす人たちでした。

「どこかへ出かけよう」と誘った時に、「イエス」と答えられる人は革新的です。

気の流れやすい身心の持ち主です。新しい考えを受け入れられる人も同様です

新しい考え＝新しい所なのです。

何を求めて人は先を急ぐのか。

多くの人は、「一歩でも先に出なさいとか、努力しなさい。そうしないと人生は勝てないよ。」

と育てられます。他人より一歩でも先に出るために歯を喰いしばって頑張る。

それでダメだったらどうなるのだろう。

NHK「ミドルエイジクライシス」という30代の人生を問い直す番組に、多くの声が寄せられています。

「もう少し早く生まれていたら就職氷河期には会わなかった。転職しようにも職がない。婚活もできない。生活が厳しく子育ても思うようにできない。将来の生活や年金も不安。……」

働き盛りの30代に、うつ病で休職するケースが急増中です。

「夫がウツで休職。病気は治るのか、仕事に復職できるのか、当面の生活費は、……」不安の中、親などにも相談できず、悩む妻たち。

30代の自殺が急増し去年は15年前の約2倍で4700人。なぜ30代が追い込まれるのか。

この人たちの共通の価値観=人生観は、「仕事ができない自分はダメな人間である。」というもの。人生の土台に「仕事がある」と考えている。それに失敗すると挫折する。

そして一生懸命に生きようとしていながら、苦しさのあまり死を選択する。

違う。それらは、一つ上の団塊世代である親から刷り込まれた価値観です。

自殺願望者たちは、「死ぬ時まで、他人の価値観に縛られて死を選択してよいのか。」という言葉で目覚めることが多いと聞きます。

「自分が主体になって生きるべきだ。」と気付けば、身体に元気の「気」が流れて来ます。

シェーン・ハイマーという医学者の発見したところによると、食べた物は3日で身体を通過すると言われています。

（『生物と無生物のあいだ』福岡伸一）。

食物が身体に与えるダメージは3日ですみます。

しかし、心の使い方を誤ると何日も何年も続いて身体にダメージを与えることになります。

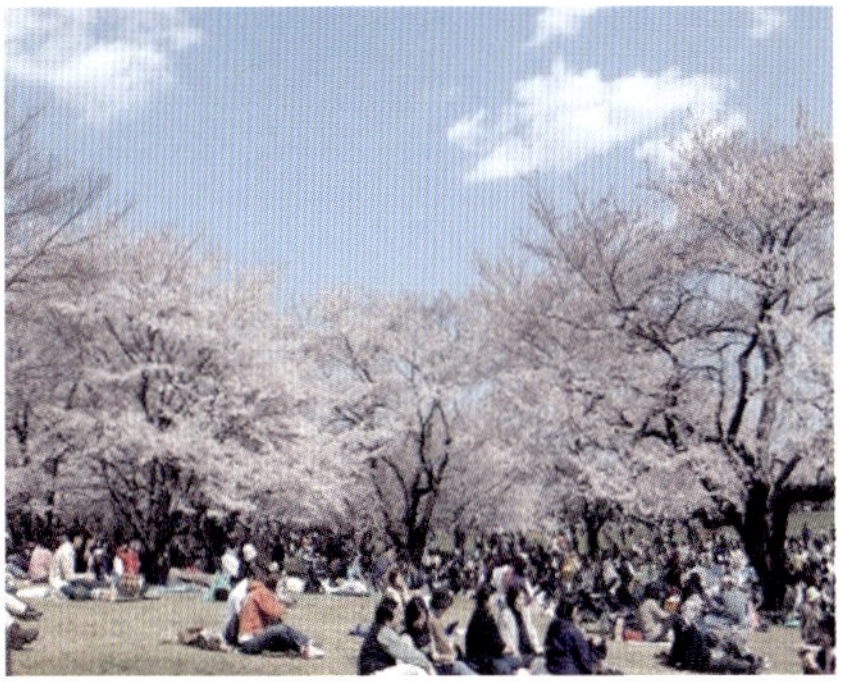

§3　生きがいを見出す

大阪教育大池田小学校事件に始まって、取手無差別殺傷事件、土浦市無差別殺傷事件、八王子無差別殺傷事件……「生きる気力」を失った若者が引起す事件が増えています。

根源は何か。「効率化を図る教育」があれども、「生きがいを育てる」教育がないからです。テストでは、皆が同じ正解とされる答えをより早く出せることが「良い」とされます。もしも生徒が途中で〝気になった問題〟に心を奪われて考え込んだら、その生徒は低い評価を受けてしまうのです。気になる、とはまさにその方向へ「気」のエネルギーが流れているのです。

それを自由にさせてあげると「生きがい」が見つかります。

ファーブルのように、一日中フンコロガシの生態やアリの行列を眺めていたら間違いなく落第です。

教師が粘土を例にとって「1＋1＝2」を教えた時、「1個の粘土と1個の粘土を合わせても混ざって1個の粘土になるだけなのになぜ2個になるの?」と聞き返されて、エジソンのことを「腐れ脳ミソ」と罵倒したというエピソードがあります。

エジソンの知りたがりは学校内だけでなく、家でも発揮されています。「なぜ物は燃えるのか」を知りたくて、ワラを燃やしていたら納屋に延焼してしまったのです。

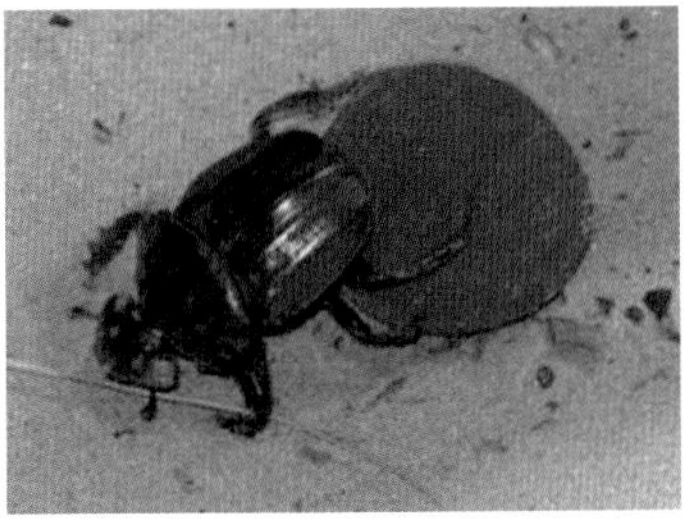
（フンコロガシ）

そんなエジソンの味方が、母ナンシー。学校の対応に不満を持ち、徹底的に抵抗しました。学校側は「そんなにエジソンを庇うなら、お母さんが教えたらよろしい」と言ったのに対し、「そうですね、もうお宅の学校にトーマスを通わせる必要なんてございませんわ。」と、わずか三ヶ月で小学校を退学させました

現代の学校教育では、生徒が馬車馬のように急かされ、脅されたりすることが多いようです。平均的な成績や標準値などという得体の知れないものと比較されるのもその一環。確かに、将来企業に入って仕事をさせるための教育としては向いているかもしれません。しかし、人を育てる教育ではない。そのうえ学校や企業で脱落すれば、もう自分はダメな人間であると思い込んでしまう。だから、引き籠りやウツ病などが流行る。

今の時代７０点よりも８０点が良い、８０点よりも９０点が良い……となって効率ばかりを

目指しています。

少し視点を変えてみると、運転手さんの中には、仕事のため急ぐあまりスピードを出しすぎる人もいます。高速道路などでも、７０ｋｍ↓８０ｋｍ↓９０ｋｍ／時とスピードを上げることが良いと思ってしまうことがあるのだそうです。

でも、６０ｋｍ／時くらいで景色を見ながら運転するのも良いものだという感性があればスピードを出すことばかりに拘らなくなるでしょう。

知識は外付け、智恵は内蔵。

知識を幅広く、深く持つとテスト中心の現代社会において有利に生きることが可能です。

しかし、知識は過去に正しいとされた事柄の集積であり、未来を切り開く力とは別です。

未来を切り開く力となるのは「智恵」と「勇気」です。

智恵や勇気は内側から引き出すもの。これを引き出すと「生きがい」が見つかります。

智恵を引き出すには、褒める、愛する、信じる、自由にする＝勉強せよと言わない。

人間は社会的な生活を営む生物として、安全に暮らしたい、人に愛されたい、皆から認められたい、自由になりたい、皆のお役に立ちたい、という根本的な欲求を持っています。

だから、内在する能力を引き出すには、その願いが叶う方向に導いてあげればよい。

勇気を引き出すには「無駄をするな→無駄をしてよい→無駄をせよ。」に育てます。

多くの人は「無駄はいけない。」と育てられます。だが、それは頭でする効率的な判断。

「無駄をしてもいいよ、失敗をしてもいいよ。」と言われるとリラックスして気が流れ最善が出ます。そんな経験は誰しもお持ちでしょう。

ピンチを迎えた投手に、監督が「1点取られたって大丈夫だ。」と言うと、その投手はたいてい抑えるものです。であるならば、「無駄でもいいからやってみよう。」と考えるとよい。

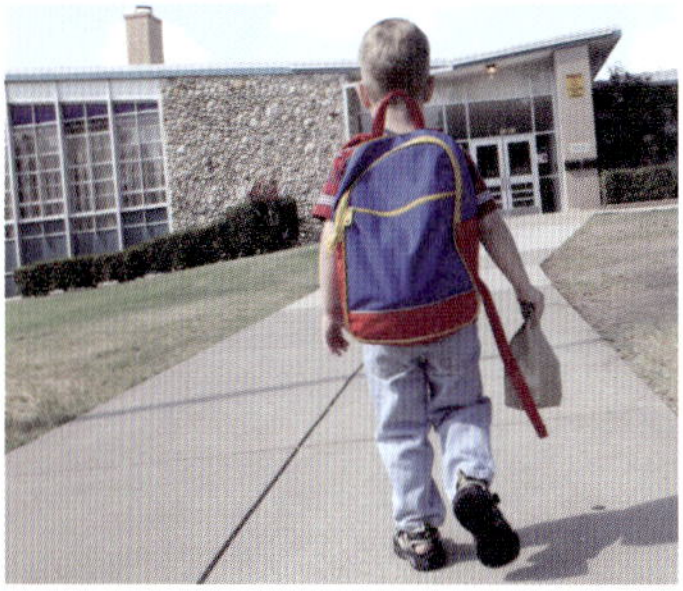

「身体の緩めや呼吸法の極意に到達しなくたってよいからやってみよう。」私も、こう思ったらできたのです。
合格せねばならない、
この契約を取らねばならない、
この公演を成功させねばならない、
「〜せねばならない」、という縛りを掛けると身体は固くなり、気は流れなくなります。
勇気とは、難関なものに対して
「失敗してもよいからやってみる」という、気力です。

§4　リラックスは武器

身体を固くしてはいけない。

心がほぐれると身体はほぐれる。身体がほぐれると気が流れて、「やる気」が出る。

身体はほぐれてこそ実力が発揮できる。

エジソンが言ったように「天才は、1％の閃きと、99％の努力」です。

つまり、1％の閃きがなければ、99％の努力は出来ないのです（『快人エジソン』浜田和幸）。

閃きは、「光」です。この方法ならば成功しそうだ、こう思えた瞬間的に「気」が流れます。

伸び伸びすると気が出る。

名監督や名コーチは、選手をリラックスさせることが上手いといわれます。

ツーダン満塁の打席に立った打者にこう囁きます。

「三振してよいから思いっ切り振れ。」

選手はリラックスして気が流れ、全力＝実力が出せます。

リラックスは単なる受身の策ではありません。積極策であり、武器なのです。

2010年に千葉ロッテ・マリーンズを奇跡の逆転日本一に導いた西村徳文監督は、前任者のボビー・バレンタイン監督が放任主義で派手さが売り物だったのに対して、徹底した管理

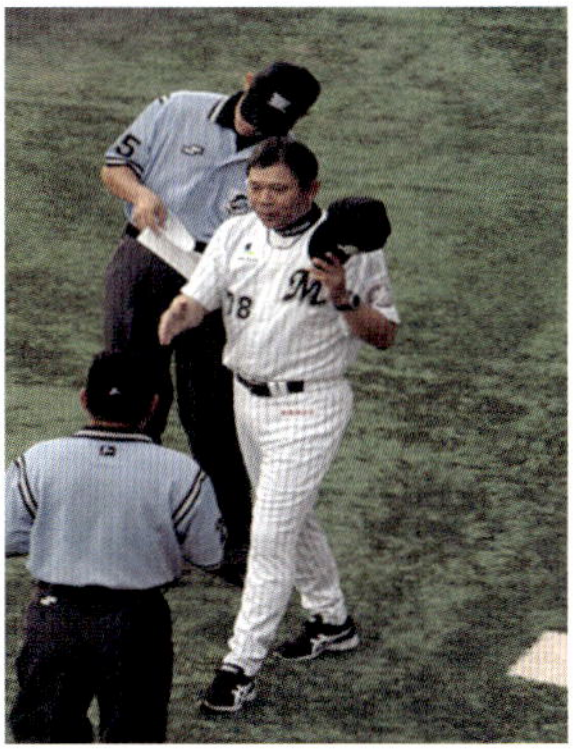

野球の推進者。試合運びも堅実で信念を曲げない。服装、髪型などプロとしての身だしなみにも厳しい。「和」の野球をスローガンに、チームは日本シリーズで笑顔を絶やさなかった。
WBCで韓国の4番を打つ主砲・金泰均にも韓国語で話しかけてリラックスさせている。

リラックスは、よく眠ることからも生まれます。


しかし、何か不安なことや割り切れないことがあると眠れません。

特に、会社経営者など自分が主になって活動する人には誰か手助けしてくれる人がいると安心感でリラックスが生まれます。その意味で、奥さんや家族の存在は大きいものです。

また、仕事上の協力者や信頼できる部下の存在も大きいのです。その人たちが居てくれるだけで身心が緩みます。

1＋1＝2、ではなく、もっと大きな気のエネルギーを流れるようにしてくれます。


無強制、無抵抗はもっとリラックス。

例えば、奥さんからこう言われたらどうでしょう。

「あんた、しっかり働いて頂戴。生活費や子供の習い事にだってお金が掛かるのよ。」

すると、

「何を言ってんだ。俺だって、毎日必死で働いているんだよ。」——強制は反発を生みます。

しかし、無強制に気持ちを変えて、語ってみましょう。

「いつも良く働いてくれてありがとう。たまにはユックリしてね。」

すると、

「な〜に。まだまだ俺はやれるぞ。見ておれ。」——無強制はやる気を生みます。

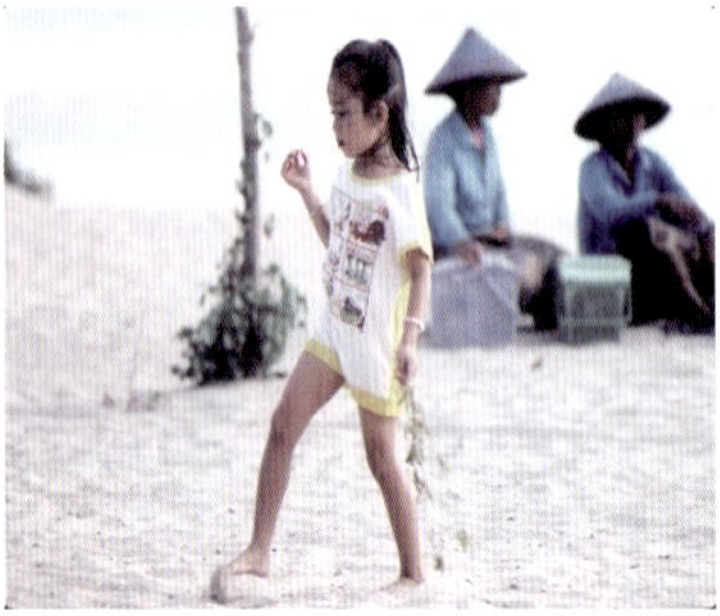

同じことは、子育てにおいても言えます。

「勉強せいよ」、「宿題やったのか」、「テスト頑張れよ」、「今度の運動会は1着になれよ。」……全部が強制です。伸び伸びしません。

こんな風に言われたら固くなるか、反発するかのいずれかです。

もっと解放しましょう。

「勉強もいいが、もう休みな」とか「運動会は楽しんでおいで。」

こう言われると逆にやる気になります。伸び伸びします。

能力を引き出すのは、自由に伸び伸びとさせることです。

「人間は、他人を変えることはできない。」

という大原則があります。変えることができるのは自分だけです。

総ての変身力、能力を伸ばす力は内側から出て来ます。

贖罪《しょくざい》をしない、させない。

善良な人間、厳格に育てられた人間ほど贖罪をして身心を固めがちです。

贖罪は身体を固くするから、能力を発揮できなくします。

私たちは親や教師から、「～してはダメよ」と育てられます。この、「～してはいけない」ことに違反すると罪になります。罪に対して罰が与えられて罪から解放されます。

「罪を犯したら、罰を与えられて解放される」

この公式は恐ろしいほど刷り込まれているのです。何かでミスをしたり、他人に迷惑を掛けたり、自分で決めたルールが守れないと過剰にこの公式が働きます。

躾《しつけ》の厳しい家庭に育てられたうら若い女性。

Sさんはダイエットのために節食をしようと決めたのです。しかし、それを守れないと罪の意識が芽生えます。そして自分を罪から解放するために自己処罰を行ってしまいました。

「自分はなんてダメな人間なんだ、イカン。」……これを繰り返すうちに自己嫌悪に陥り、終にはノイローゼになり、そのストレスから逆に過食してしまう状態になります。

子は親を恨み、親は貴方のためと言い訳します。それはエンドレスの争い。自己贖罪は無意味である、と気付いた時に伸び伸びした自己解放が始まります。

過去を顧《かえり》みない。

同じように、過去を顧みて後悔の念に駆られることは誰もが経験します。しかし、後悔もまたしてはいけないのです。身心を固くするからです。

斉藤一人さんも言われるように「未来は簡単に変えられなくても、過去は変えられる。」過去は、考え方次第です。「これで良かった。だから元気な今がある。」と考える。

漫画家の水木しげるさんも、何とかなるさ主義の父親を見て育ち、ゲーテの自由奔放で探求的な生き方に影響を受けました。そして、好きな道を進むことが正しい、という信念の下に後悔することなく人生を進まれて、運も味方にして文化功労賞に輝きました。

過去を顧みないためのもう一つのコツは、小さな事でもいいから先のことを考える、です。しかも、光明輝く内容を考える、です。

今日の夕飯は何かゴージャスなものにしよう、明日はきっと素晴らしい日になる。ここに努力が必要なのです。

第10章　気と身体

§1　マッタリとキビキビ

私たちは伸筋と屈筋を巧みに用いて立ったり、座ったり、などの日常生活を送っています。日常生活において鋸《のこぎり》の挽き方やマッチの擦《す》り方を見ると分りますが、日本人と西洋人は伸筋と屈筋の使い方が逆です。鋸は、日本は引いて切りますが、外人は押して切ります。スポーツでも日本は、柔道や相撲など「相手を引き付ける」です。他方、西洋のスポーツは、ボクシングもレスリングも「相手を押し付ける」です。

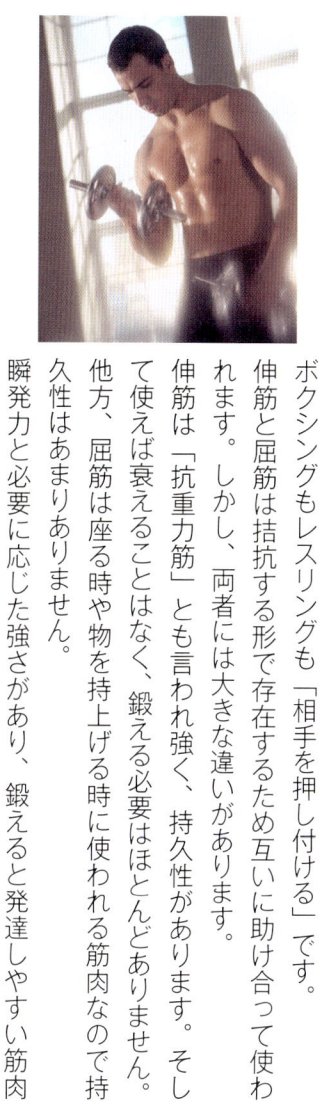

伸筋と屈筋は拮抗する形で存在するため互いに助け合って使われます。しかし、両者には大きな違いがあります。

伸筋は「抗重力筋」とも言われ強く、持久性があります。そして使えば衰えることはなく、鍛える必要はほとんどありません。

他方、屈筋は座る時や物を持上げる時に使われる筋肉なので持久性はあまりありません。

瞬発力と必要に応じた強さがあり、鍛えると発達しやすい筋肉です。

マッタリと動くタイプは、どちらかと言えば伸筋を主体に動く人が多いです。

代表的な例は、フィギアスケートの浅田真央選手、野球のイチロー選手、大相撲の白鵬、陸上の福島千里選手。

伸筋はあまり鍛える必要もなく、それを巧みに使えばよいだけなので天才型の選手が多い。

そして、力むことなくマッタリとかユッタリ動くように見える。

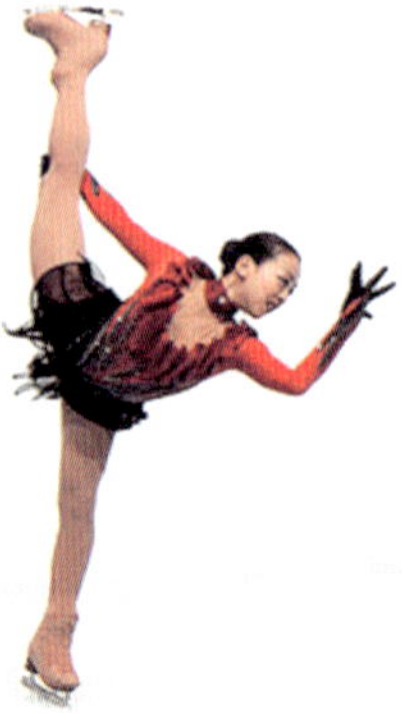

（浅田真央選手）

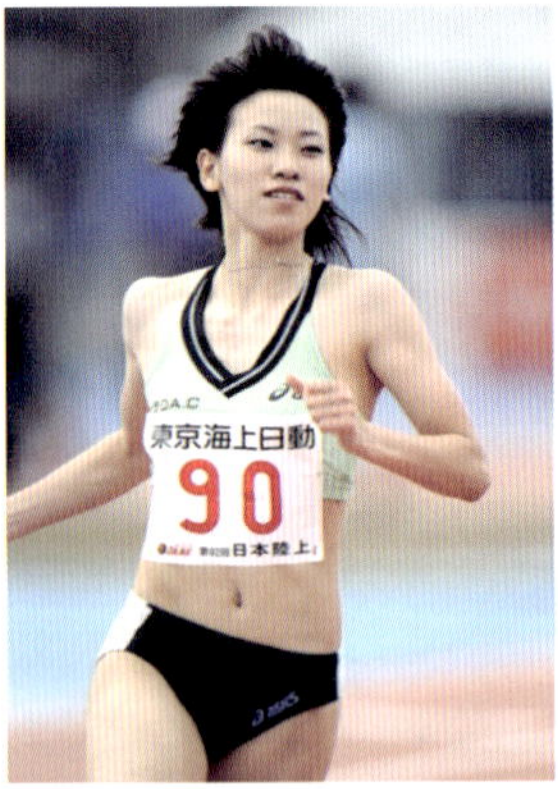

（福島千里選手　楽天）

逆にキビキビと動くタイプは、屈筋を主体に動く人が多く見られます。代表的な例は、野球の松井稼頭央選手やボクシングの内藤大助選手。観ていて、小気味良い動きであると感じさせます。

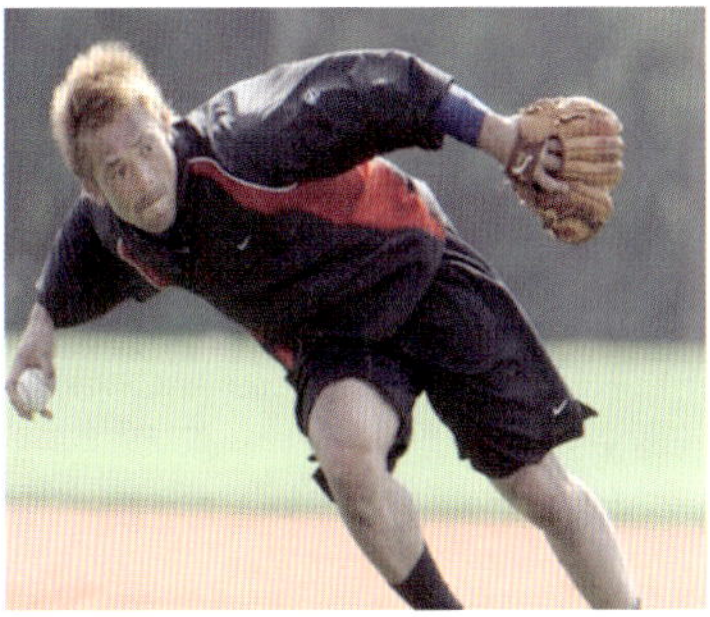
（松井選手）

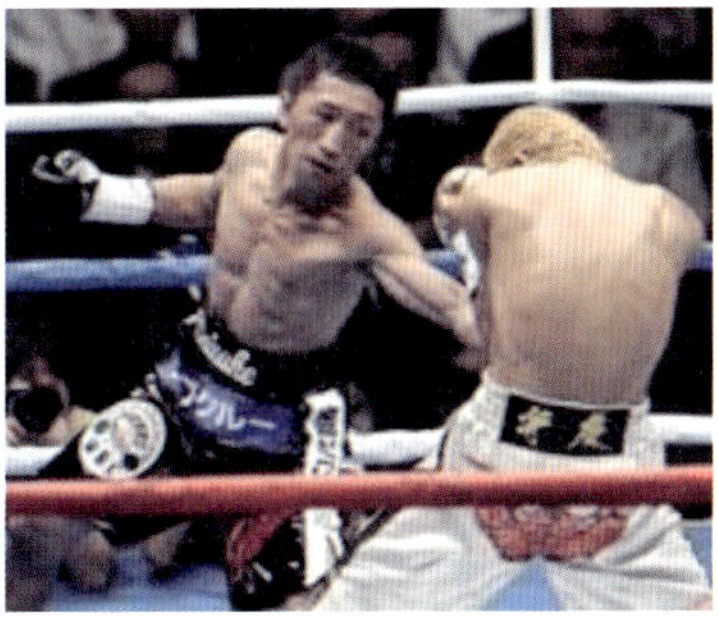
（内藤選手）

日本のスポーツ選手にはこのタイプの選手が多く見られます。皆さん努力家であり、忍耐強いです。

伸筋と屈筋のどちらを主体にすべきでしょうか。

生活形態や鍛え好きの日本人にとって屈筋主体の活動を採る人が多いです。

スポーツではキビキビと動くことが要請され、屈筋には鍛えた実感もあります。

しかし、屈筋は基本的に持久性が弱く、鍛えないで居るとすぐにレベルが落ちます。

最大の問題は固まりやすい、という点です。

多くの人は肩周り、胸周り、背中周りの筋肉を強大化しています。

しかし、それでは肝心の「気」が流れにくいのです。

「気」を考えたら、伸筋主体にマッタリと動く方を主体にすべきでしょう。


マッタリ動く姿を何となく見ると、急いで動いているようには見えません。

しかし、実際にはかなり早く動けます。そして力強さも備わっています。

マッタリと動いた方が、気が流れるためです。

百人一首のカルタ大会にユッタリで弱そうに見える女の子がいます。

一見、ノロそうに見える娘さんがパッシと札を取ると、男の腕がぶつかってもハネ返します。

気の力が発動です。

相撲では白鵬がいます。

彼は「後の先」という技が使える。つまり、後から受けて立っても先に得意手になれるのです。白鵬は得意の型に組みとめるのが上手い横綱です。

テニスの錦織圭選手は、日本人で唯一世界に通用するプレイヤー。その秘密は伸筋と屈筋の使い方にあります。彼は、上半身は伸筋を主に、下半身は屈筋を主に使います。テニスは西洋で生まれたスポーツなので当然、伸筋が主体に使われます。一見では分りにくいかもしれませんが、欧米の選手は押し出すようなラケットの使い方です。錦織選手は、テニス選手としての成長期を留学先のアメリカで過ごせました。それが、彼に上半身の伸筋を与えてくれたのかもしれません。下半身は日本で育っているため屈筋が主体になっています。

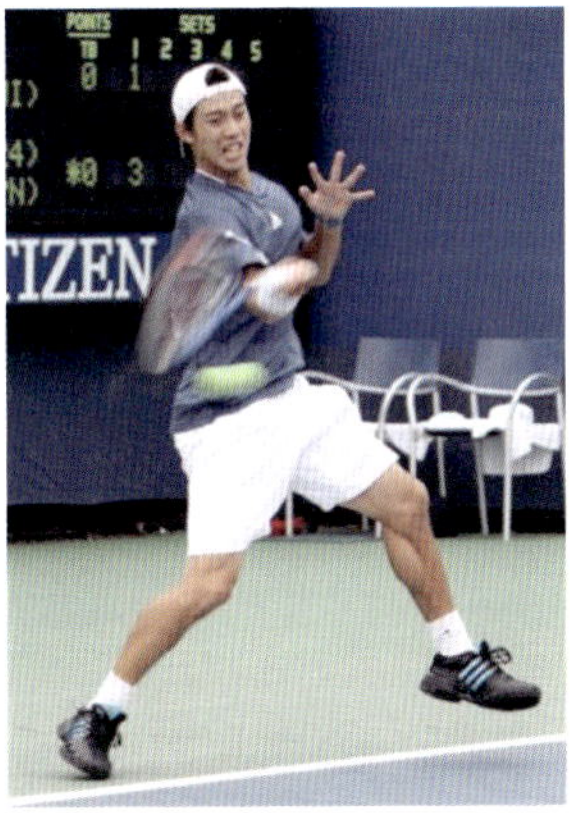

（錦織圭選手
サンケイスポーツ）

これらは彼のフォームや体型を見れば分かります。ラケットを叩きつけるのではなく、押し出すように操作しています。そして下半身の脹脛や太股は肉が盛り上がっています。

若貴兄弟の、身体の使い方の違い。

兄の若乃花はキビキビ系の身体。つまり屈筋を主体に天性の運動勘を使って動いた横綱。そして、天性の勘と鍛え抜く努力で相撲人生を過ごし、筋肉の柔らかさが戻らなくなった29歳で引退しました。

弟の貴乃花はマッタリ系の身体。平成の大横綱として活躍。伸筋を主体に、柔らかく動き、天性の運動勘も活用しました。当然、気も流れやすいわけです。

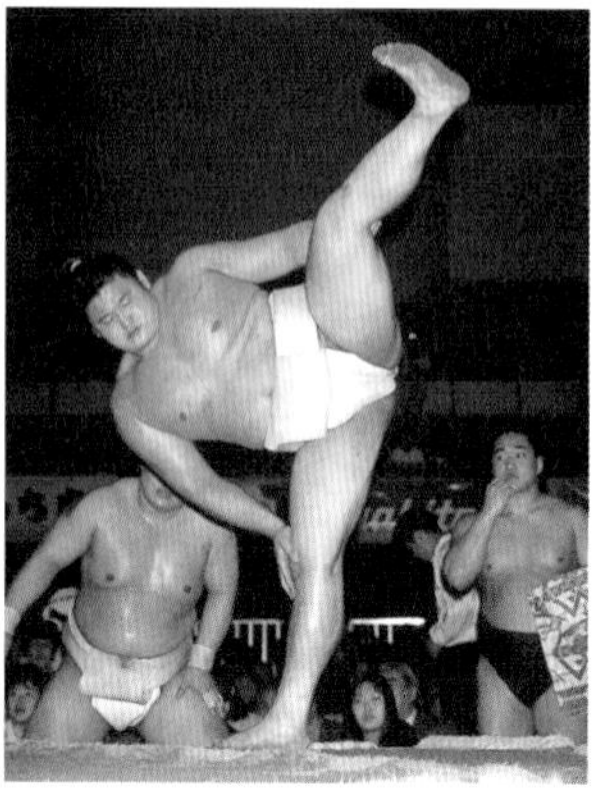
（貴乃花の四股。大相撲）

この身体は四股で創られたと言われています。

彼は、1回の四股に1分ほど掛けてゆっくりと行いました。

「中心感覚や体幹力もこれで備わった。」と語ります。

あのトカゲ動きの横綱、朝青龍と5度戦って無敗であり、

「やんちゃな駄々っ子のようだね。」と彼を評せたのもマッタリ動きの成果です。

§2　生命の底力

大腸を全部切り取るとどうなるか。

沢登和夫さんという、うつ専門カウンセラーがおられます。早大を出て27歳で結婚。大手船会社へ出向し順風満帆の人生が始まりました。ところが過労が原因でうつ病と診断され、5年半に亘り、山あり谷ありの生活。2007年、難病の潰瘍性大腸炎により大腸を全摘出。心身ともに回復したのち、自分と同様の辛い思いをしている人の力になることを決意。

「うつ蔓延社会」を「うつ円満社会」にすることを使命とされています。

さて、大腸は水分を吸収する器官。これが無くなった影響で、沢登さんは1日に30回も小便をするようになりました。しかし、その後、カウンセリングを受け心が安定してくると、小便の回数は日に10回程度になったのです。さらに今は通常の人に近いといいます。

その理由は、残された小腸の一部が、大腸の役割を果すようになったからです。

人体とは素晴らしい能力を持っています。

大腸と便秘。

現代人には便秘で悩みがちの人が多く見られます。しかし、ある程度の便秘は必要なものなのだと気付くと、便秘に感謝すらできます。その結果、気持ちは楽になります。

哺乳類の大腸は一度上向きに逆行し、わざと便秘を起こすような構造になっています。そのわけは、大腸で発酵が行われてビタミンBなどの有効物質が作られること及び滞積した大便による発熱・保温作用があるからです。

哺乳類の大半は冬眠をしません。いつでも動けるのは、心臓の構造だけによるのではなく、大腸の構造や保温の働きにも助けられているからです。排便した時に温かい便であるならば、奥の横行結腸あたりから出たものと分かります。

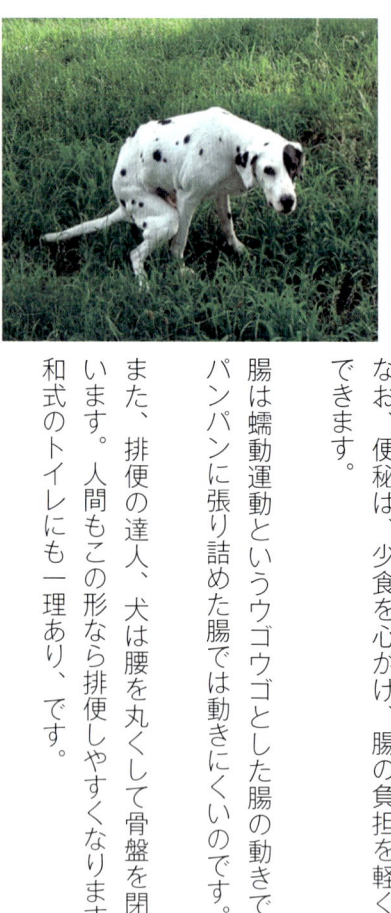

なお、便秘は、少食を心がけ、腸の負担を軽くすることで改善できます。

腸は蠕動運動というウゴウゴとした腸の動きで行われるため、パンパンに張り詰めた腸では動きにくいのです。

また、排便の達人、犬は腰を丸くして骨盤を閉じる形で行っています。人間もこの形なら排便しやすくなります。

和式のトイレにも一理あり、です。

ちょっとした抵抗は有用。


発熱や下痢、鼻づまり、ダルさ……生きていると多少の辛いことも起こるものです。

これを我慢して通過すると身体は良くなる。そういう風に身体は出来ています。

38度以上の熱を出せば、血管中にいるほとんどの細菌やウィルスは死滅します。

そして血管は綺麗になります。

でもその時、身体はダルく、活動はしずらいです。

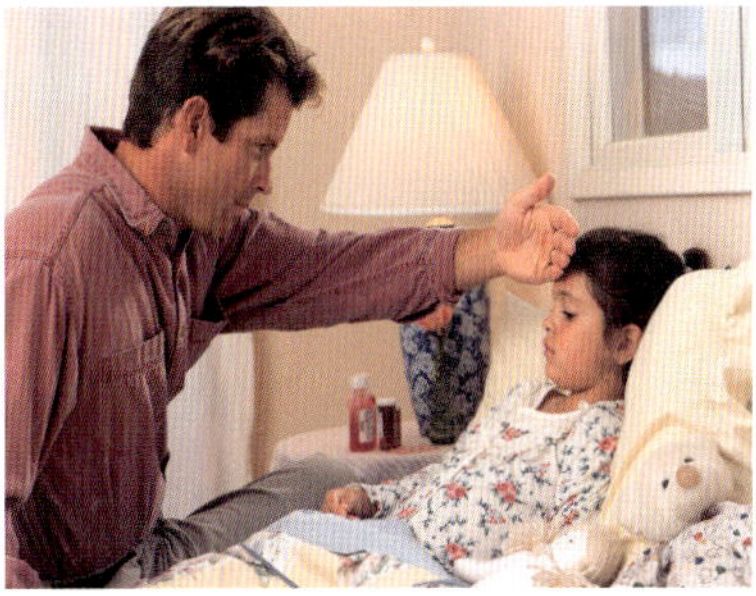

下痢をすれば、腸内にいる雑菌や有害物を体外に排出できます。

でもその時、腹は痛く辛いです。

しかし、O—157という病原性の大腸を生肉などから誤って摂取した時に、亡くなられた人と、生存できた人との差異は、「下痢をすることが出来たか」なのです。

下痢をする能力は大事です。

転んで膝をすりむいても、少しの痛みを我慢すれば自然に治ります。

こうして良い身体が作られてゆくのです。

およそ、人間の能力は、ちょっとした辛さや抵抗を乗り越えた時に発揮できるようになっています。

それは生命の根本を支える腸がそうなっているからだとも言えます。

私たちは、つい痛みやダルさを避けがちです。

少し我慢して乗り切る道を選択することも大事な気がします。

習い事などでも大概は同じでしょう。

字や図を丁寧に書け、上手に書け、といわれたら初めは辛いものです。

しかし、ちょっと我慢して乗り切ると後は楽に書けるようになります。

どんな習い事でも、好き勝手に行っているだけは上達しません。

§3　身体は掛け算

「頭脳×目耳鼻×……×胃腸×……×心臓×……×手足×……×骨皮膚＝1（全体）」

身体は全体で一つ。総てが繋がっており、部分の集合体ではありえない機能を持ちます。どれか一つの具合が悪くなっても他に影響が出ます。そして互いに助け合っています。

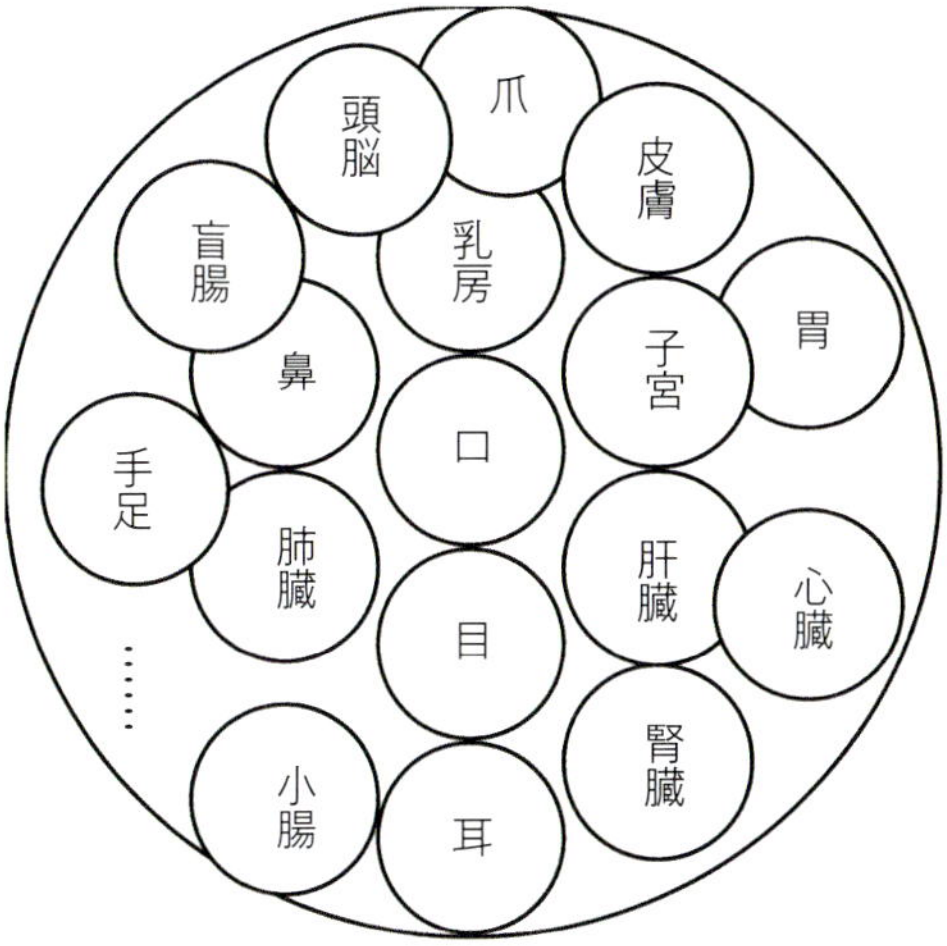

身体は、頭や胃や心臓や腸などが足算されて出来ているのではありません。

操体法を創出された橋本敬三先生が言われるように、

「人間の身体には、何一つ無駄なものはない。過不足なく創られている。」のです。

だから、むやみに取り出したり、付け加えたり、はできません。

血液を循環させるには、心臓だけでなく、全身の筋肉や呼吸や歩く運動までが協力して行います。

子宮と乳房は繋がっています。だから、子供が産まれると勝手にお乳が出る。

お多福風邪を引かないと生殖器官が発達しません。耳下腺と生殖器官は繋がる。

耳と肩と腎臓は繋がる。古生物学によれば、耳は魚の側線が移動して出来た器官。

腕と横隔膜は繋がる。横隔膜は喉の筋肉が移動して出来たもの。だから、神経も同じ位置から派生している。

呼吸をつかさどる横隔膜と腕は関係が深い。それで呼吸をコツと読む。

皮膚は肝臓や腎臓と繋がる。肝臓が悪くなると皮膚が荒れる。

ひどい日焼けをすると腎臓が過剰負担が掛かり、ついには壊れることがある。

前足と後足は連動して動く。前足の支えが肩甲骨、後足の支えが骨盤。

どの生物の身体も、元は1個の受精卵から分裂して出来たもの。

身体部位は総て繋がり、必要に応じて発達成長し、協力しあって生きています。

鮭の赤ちゃんは身を守るのに必要な目と頭と背骨と消化器を備えて殻から出ます。

人の赤ちゃんは、頭と手足と呼吸・消化器系ができたら母体から出てきます。

大事な器官は2個ずつあり、例えば腎臓の一方が壊れると残った方が2つ分働く。

機能的に見ると肺臓や心臓は、普段は全力の1／5～1／6くらいしか活用してない。

呼吸と酸素の循環は生命維持の絶対条件。だから余力があるように動くのです。

頭の理解と身体の感覚。

私たちの目に見えるだけでも数知れない繋がりが身体の器官には存在します。それを頭の理解や身体の気分で取り去ってしまうことがあります。

20年～50年ほど前まで、喉にある扁桃腺は、風邪を引いた時に腫れるだけで無用なものである。だから切り取ってしまえ、という学説が横行しました。

以下は、それに乗せられて手術を受けた人の体験談からの抜粋です。

「扁桃腺が大きく腫れて熱が出る。扁桃腺が弱い人には、この悩みが理解できますよね。私も長年扁桃腺が腫れて熱が出て苦しい思いをしてきました。

年に数回扁桃腺が原因で熱が出ます。扁桃腺が弱いためすぐに風邪を引いてしまい、年中風邪が抜けきらないような状態の虚弱体質でした。

扁桃腺を摘出してもらい良かった事は、まず喉が腫れなくなった。今まで喉が腫れて常に喉の痛みを感じていたので、かなり楽になりました。

喉の違和感が無くなり、イビキもかかなくなりました。風邪も引きにくいし熱も出ない。こんな事なら子供のうちに取って置いたら子供の時熱を出したり、風邪を引いたりしなかったと思います。」

ここには大きな危険があります。扁桃腺は腫れることで口や鼻から入る雑菌など異物に対処します。腫れないと雑菌が素通りしてしまうのです。

風邪や発熱は血管内にある雑菌を処理して血液を綺麗にします。また発熱によって、固まった筋肉の凝りもとれます。風邪や熱は大事なのです。

扁桃腺は身体を護る器官です。従兄弟で扁桃腺の除去手術を受けた者がいます。確かに扁桃腺は腫れなくなりましたが、半年後に腎臓炎を発症して入院しました。

でも安心して下さい。除去しても、2～3年たてば他の器官がカバーしてくれます。

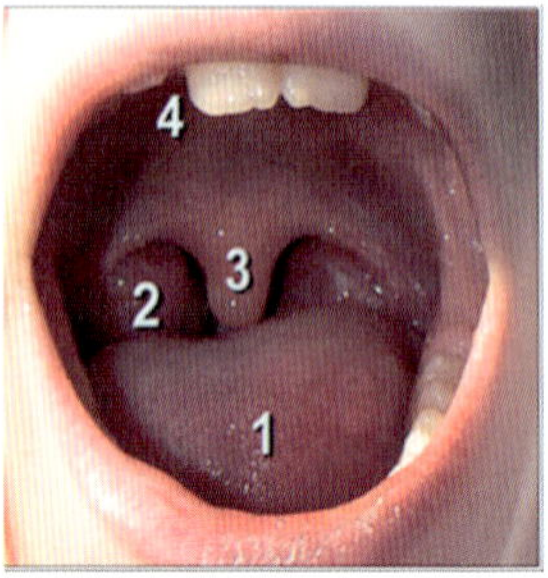

（2番が扁桃腺）
（3番は喉チンコ）

§4　信じると気が流れる

ホメオパシイｖｓアロパシイという構図があります。

これは今の医療における、大きな2つの対立する考え方です。

ホメオパシイは、痛み、発熱、下痢、嘔吐、ダルさ等の反応を促進させ、それらを経過させることによって病気を治そうとする伝統的な治療に対する考え方。

従って、出される薬や療法は症状や反応を促進するものです。

アロパシイは、人間にとって苦痛となる症状や反応を抑えて病気を治そうとする、現代的な考え方。出される薬や療法は症状や反応を抑えたり、取り去るものです。


確かに、ホメオパシイは自然治癒力の発揮が可能です。そして副作用もなく、完治とも言える治り方をします。しかし、衰弱しきって弱った身体や大ヤケドや心筋梗塞、脳溢血のように緊急性が高いものはアロパシイ的な治療方法が必要です。

ホメオパシイの側からは、現代医療は「新しい病気を作ることによって今ある病気を治す」と揶揄されます。確かに、正露丸など「下痢止めの薬」の仕組みを知ると頷けるものがあります。下痢止め薬は、薬に含まれる麻薬によって腸を麻痺させて、腸を動かなくして下痢を止めるからです。

アロパシイの側からは、ホメオパシイは経験に頼る部分が多く、現代医療のような科学や技術の裏付けを持たないので確実性や有効性の高い実績は出せないと反論されます。

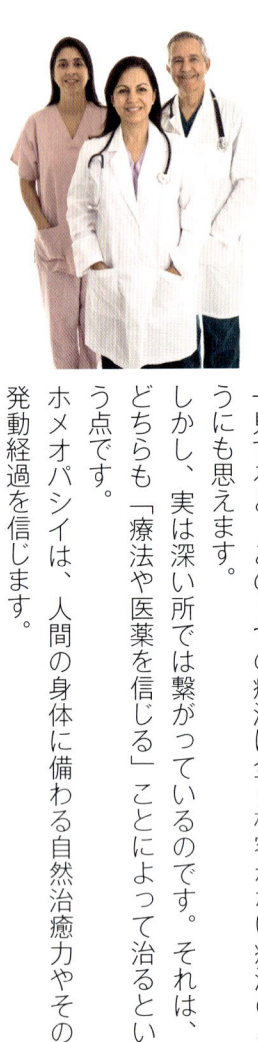

一見すると、この2つの療法は全く相容れない療法のようにも思えます。

しかし、実は深い所では繋がっているのです。それは、どちらも「療法や医薬を信じる」ことによって治るという点です。

ホメオパシイは、人間の身体に備わる自然治癒力やその発動経過を信じます。

「発熱は身体に良い、下痢や痛みも大事であり、これらを経過することで身体は回復する。」

というプロセスを信じることで治ります。

現代医学療法であるアロパシイには科学の裏づけがある。だから、「信じる」という要素は必要ない、と思われる方もおられましょう。

しかし、現代の薬の実効性は「プラシーボ効果」という実験を踏まえて測定されています。

新薬を開発すると、本当に効き目があるかをテストします。その時に使うのが、プラシーボ（プラセボ・偽薬）です。

有効成分が含まれる薬を投与するグループと、有効成分が含まれない偽薬を投与するグループをつくり、経過を見ます。どちらのグループにも効き目がある薬だと言っておきます。なぜ、このようなテストをするかというと、薬の効き目は人の心理的作用に左右されることがあるからです。

多くの場合、偽薬を投与された人の数%に症状の改善が見られます。有効成分が入っていないにもかかわらず、効果が出てしまう。その理由は不明なのです。「バッファリンの半分は優しさで出来ています」というCMも頷けます。

実は、信じると安心して身体が緩みます。身体が緩むと「気」が流れるようになるのです。気エネルギーが流れて自然治癒力が発動します。勿論、自然治癒力だけでなく、薬の有効成分や手術などの助力なども大きな役割を果たしますが。

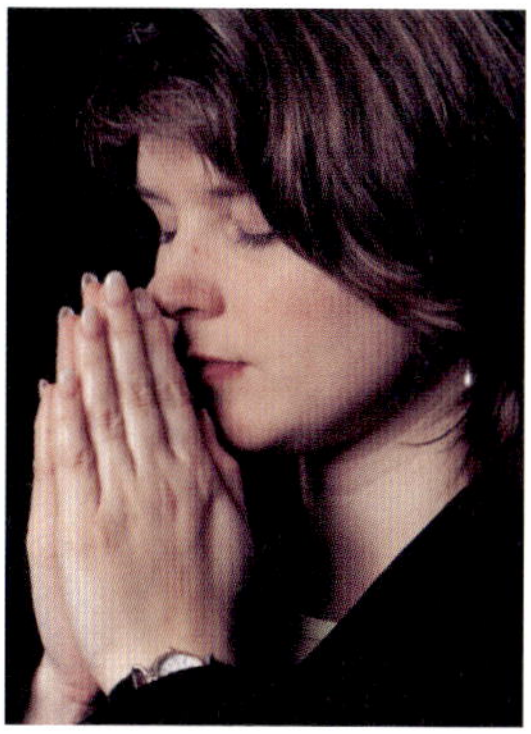

イエス・キリストが奇跡の治療を施したのも、お釈迦様が病人を治したのも信じる力による気エネルギーの発動です。信じるとは素晴らしいことです。

現代においても、ルルドの聖水に浸かっただけで不治の病や難病が治ってしまう、という事実が報告されています。

§5　ア・プリオリな能力

高校時代に「ア・プリオリ（a priori）」という単語を習いましたが、その時はよく意味が分かりませんでした。

これは、ラテン語で、先天的とか先験的という意味です。つまり、経験しなくても分かってしまう事柄をいいます。反対語がア・ポステリオリ（a posteriori）という単語。こちらは何となく感じが分かります。プリは前、ポステは後、という意味。だから、後天的という意味です。

さて、そのア・プリオリな能力は人間においても存在するのでしょうか。

知人が少々荒っぽい甲斐犬を飼いました。そこへ時々、雌の柴犬が遊びに来るのです。ある日、雌犬がその甲斐犬の小屋を占拠してボロキレなどを敷き始めました。じきに雌犬のお腹が膨れてきて、間もなく子犬を5匹産みました。

よく考えてみると、この雌犬はお産をした経験はない。また、甲斐犬も出産など見たこともなく、雌犬に自分の住居を明け渡す理由も知らない。ましてや出産に関する生理学の講義を聴いたこともない。それにも拘らず、お腹が膨らんできたことに対して何の心配もせずに、協力して出産の準備に入った。そして子犬が産まれると胎盤や糞を食べて安全を図り、お乳を与えて子犬を無事に育て上げました。

犬にしてこれだけのことがア・プリオリにできるのなら、人間にも沢山のア・プリオリな能力が備わっているのではなかろうか、と思ったのです。

例えば、お腹が痛い時に自然とお腹に手を当てます。気持ちが悪くて吐く人には背中を擦ってあげます。これらは「気」を流すものです。気を流す能力はア・プリオリなものです。

人間も、結婚して巣を作り、子育てをする体制に入ればア・プリオリな能力が開花します。

妊娠期の妻は、神の言葉を吐くものです。

「この家にしましょう。」と言ったら、夫は素直に従えばよい。子を産んで育てるのに適した場所か否かを本能的に知っているのです。

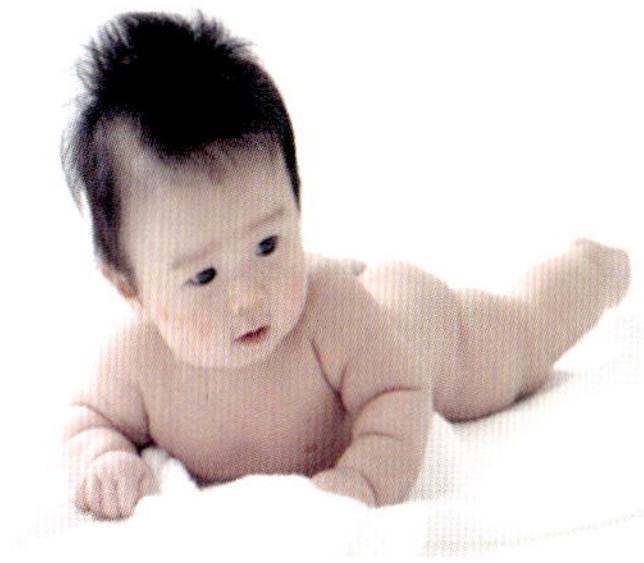

実は、その先も神が誘導します。つまり、今度は子供が神に成り、生きる気力を大人に与えてくれます。

子供は勝手に育ちます。やる気のない赤ん坊を見た人はいません。教えなくてもお乳を吸い、排泄をして、睡眠をとり、身体は育つ。時期が来ればハイハイし、さらに歩き出す。言葉もグングン覚える。

その明るく生きる姿を見て大人たちは、頑張ろうという活力＝気をもらいます。

これらもア・プリオリな能力の発現です。

実は、人間が生きていることを支えているのはア・プリオリな能力であるとも言えます。

産まれてスグにお母さんのお乳を飲むのも、おしっこやウンチという排泄をするのも、そして、泣いたり、眠ったりするのも皆ア・プリオリな能力です。

さらに考えてみれば、心臓が動いているのも、肺臓が動いて呼吸をするのも、暑いと汗をかいて体温調整するのも全部、気付かずに行っています。

後天的に修得した能力ではない能力に支えられて生きているのです。

気が流れて人間の動きを支えていることもその一つです。


このような生きるための原理を「生理」と呼びます。

女性の生理が有名ですが、ほとんどの生命活動は生理でまかなわれています。

呼吸、汗をかく、消化吸収する、涙を流す、くしゃみをする、セキをする、背が伸びる……。

そして生理は痛くないことが原則です。

おしっこやウンチなどの排泄がスムーズに行くと気持ちが良いのです。


もう一つ、不思議でア・プリオリな能力があります。

それは、生きているということは「知的な血液」によって支えられていることです。

血液は酸素を細胞に運び、二酸化炭素を排出します。栄養を運び、老廃物を排出します。異物や危険物が入ってくると白血球が攻撃し、排除します。骨折や火傷などの緊急事態には補修物質を運びます。

怪我をすると出血して、傷口に入ったバイ菌を排出します。

しかも、出血は必要量が終わると止まるのです。特別な事情がない限り、勝手に判断して出血は止まるようになっています。

高速道路で運転を誤り、中央分離帯に衝突したバイクがありました。運転者は、そのままでは危険なので、痛みをこらえてバイクを建て直しその場を去りました。２ｋｍほど進んだ時に、右足の膝から下が無くなっている、ことに気付いたのです。

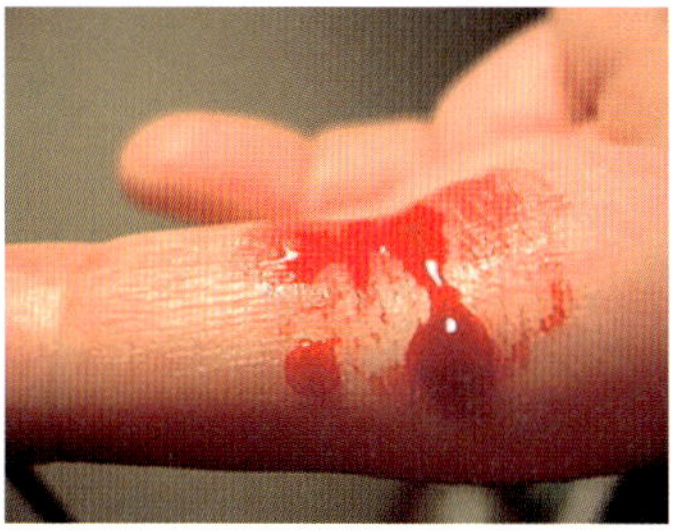

既に、出血は止まっており、接合することは出来ませんでした。

子宮筋腫やガン細胞は固くなっています。固い部分に血液を送るには、圧力を高めなければなりません。

その時に血が判断して血圧が上がります。そして補修が済めば血圧は元に戻ります。

このような血液の持つ能力は全く不思議としか言えません。誰かが教え込んだわけではないのです。

§6　人智の及ぶ範囲

今、私たちがこの世に棲んでいることは確かです。

しかし、あの世があるのか、あるとしたら、それはどのような世界なのか。

それは誰にも分からない。

蝉《せみ》のことを考えてみると生命の不思議に気付けます。

蝉は夏に生まれて夏に死ぬ。だから、蝉は夏しか知らないのです。しかし、実際には春も秋も冬もある。

人間にも、分かることのできない世界があるかもしれません。

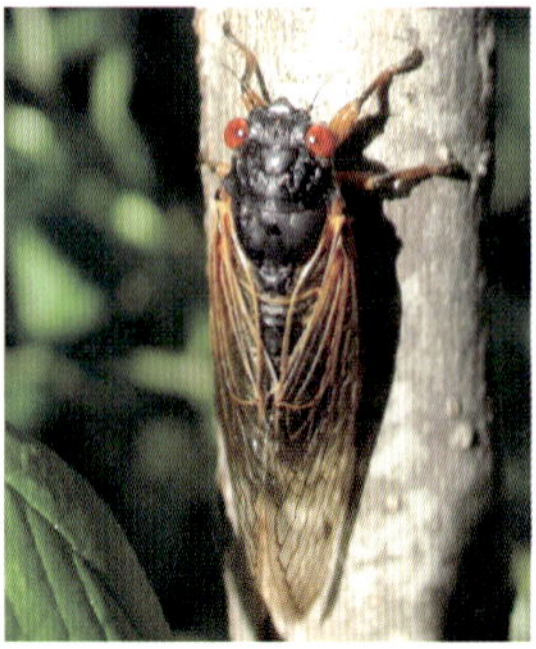

また、蝉はわずか1週間ほどの命を地上で過ごし、縄文杉は3千年ほどの寿命を持ちます。客観的に見れば生物ごとに寿命の長短はあります。しかし、当事者にとってみたならば、それが長いのか短いのかは分からない。

人間には、自分の寿命は分かりません。しかし、必ず寿命の尽きる日は来ます。

それが分からないのは大変有難いことです。寿命の尽きる日まで楽しく生きられるのですから。

科学も医療などにも、時期が来て初めて分かるものが多いのです。

電気そのものは太古の昔から存在しました。しかし、その正体が分かって、さらに使えるようになったのは20世紀以降のことです。

蝉は夏しか知りませんが、実際には春秋冬が存在するように、私たちも知らないことに取り囲まれて生きています。

医療分野は特に、人智には限りがあることに気付かされることの多い分野です。

アレクサンダー・フレミングというペニシリンの発見者がいます。第1次世界大戦でイギリスの軍医を務めました。

戦地では破傷風という感染症が流行っており、傷ついた兵士たちを当時の常識であるエタノールで消毒しました。すると、破傷風はかえって広がってしまいました。そのため足を切断しなければならない兵士や死亡者が続出し、心を痛めたそうです。その後、細菌学の研究に打ち込み、その途中で抗生物質を発見しました。それが、多くの生命を救うようになったのです。

また、輸血も似たような経緯を辿っています。

１９０１年、ラント・シュタイナーによって血液型が発見されるまで、輸血は運頼りであったのです。最善をつくしたのに亡くなってしまう人も出ました。

今、ガンの治療法には手術、抗がん剤、放射線の三大治療法と呼ばれる方法があります。これを自然治癒力の観点から見直すと、人体に危険なのは抗がん剤、放射線と分ります。手術のように身体を傷つけることは、生きてゆく上で十分に想定される事態です。だから切り傷を治す能力は備わっています。

抗がん剤のような危険な毒物の大量注入や、放射線療法のように大量の放射線を浴びることは人体に想定された事態ではありません。そこからの快復は予定された自然治癒力の範囲を超えるものです。これらの治療法は、新潟大学の安保教授が言われるように、いずれ見直される可能性が大です。


夏しか知らない蝉のように、「自分に適切な医療は現代医学のみである」と思いこんで、諦めてしまわないことです。漢方や針灸や整体……周辺医療にも効果は高いものがあります。人間の生きる底力を信じてみましょう。どんな状況からも回復できます。

自分は年だ、と考えるのは誤り。

不治の病に冒された人が、自分はニッコリと笑って死にたいと願ったそうです。すると、傍に居た医師は言いました。「今から、笑いなさい」（『今日は心をみつめる日』衛藤信之）。それはそうだ。今から練習しておかなければ、いざという時に笑えない。

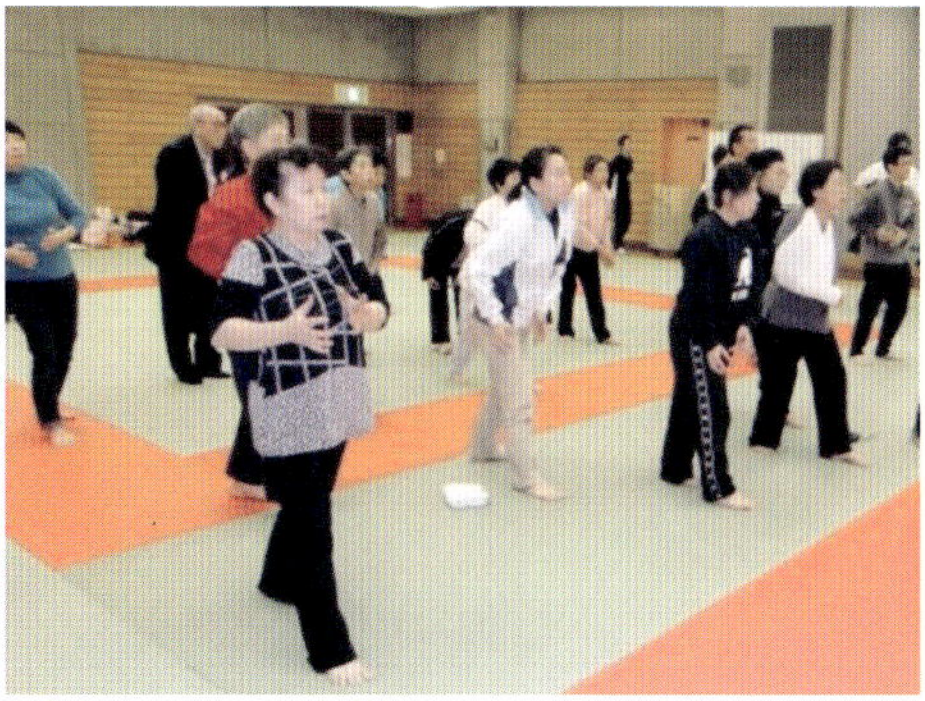

何でも、今から始めればよい。人生は過去には戻れない。だから今が人生で一番若い時と思うこと。

今から何でも始められます。呼吸法も身体の緩めでも、思い立った今が一番やりやすい時期。

人間には寿命はあれども分らない。やる気のある間は、「気」が流れるようになっています。

そう思えた人は皆、若返って溌溂とした気の流れる毎日が過ごせます。

どんなに賢かった人でも動かなくなったり、ベッドで寝たきりになると頭脳は固くなります。書斎にこもって、図書館と研究室だけの生活は身体も頭脳も衰えさせます。

頭脳的に優秀な人でも寝たきりの生活をしていると光は消えてしまいます。

アインシュタインはボート遊びが好きでした。エジソンは外に出て冒険するのが好きでした。

天才は自然に身体を動かすのです。

すると身体には素晴らしい「気」が流れ始めるのです。

第11章　女の気、男の気

§1　女はライオン

「女と男はどちらも同じ人間だと考えられている。しかし、整体指導の立場から言えば、女と男は違った構造をしている。どちらかと言えば、女はライオンの雌に似ている。男はライオンの雄に似ているが、女には似ていない。……」

これは、『女である時期』（野口晴哉著）の書き出しです。

人間には男と女の2種類だけしかありません。男は剛毅で女は淑やかな存在と思われがちです。しかし実は、女こそ強気で平気であり、男は弱気で繊細な存在です。両者から発せられる「気」は異なるのです。

女性の本質には、ライオンの雌にも似た強さが潜んでいます。

時折、可愛らしい交通取締りの婦人警官に、食ってかかる男性を目にすることがあります。ところが彼女らには絶対に勝てない。

それは彼女達の出動する姿を見れば一目瞭然です。

違反車両を見つけるやいなや、婦人警官は喜々として一斉にミニパトから飛び出して来る。

その後から、小太りした中年の男性警官が重い腰でやって来る。

レッカー移動された後で本署に行くと、少し年増のさらに強い婦人警官に会えます。

ライオンの生態から学ぶこと。

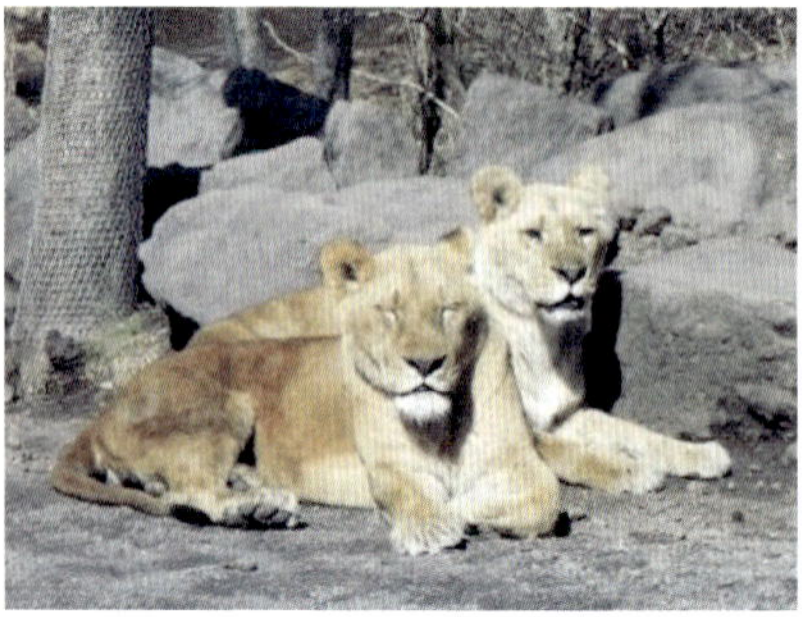

ライオンも子孫を残すのは雌の役割。雌のライオンはグループを作り子育てをする。その雌から選ばれた雄ライオンが、王様ライオンの地位につき雌の遺伝子の繁殖に尽くします。

雌の赤ちゃんは成長後もグループに残れるが、雄は生後2年を過ぎると群から出されて、ほとんどが放浪ライオンになる。

問題は王様ライオンの成り方にあります。まず、王様候補に選ばれること。

外見が最初の関門。たてがみが長く立派で、体格も良く強そうなこと。それを雌ライオンが選定します。さらに多くの雌に人気があること。

この期間は雄ライオンといえども雌に媚びなくてはなりません。

候補に選ばれると最終試験があるのです。何と、雌がこっそりと呼んで来る他エリアの王様ライオンと戦わさせられます。それに勝利して初めて王様ライオンとして君臨できて、獲物も最初に食べられます。

当人は勝った気でいても傍から見れば「雌に尽くさせられている」としか思えません。

女は花、でも女の都合。

植物で実が成るのは花です。花は植物の生殖器。

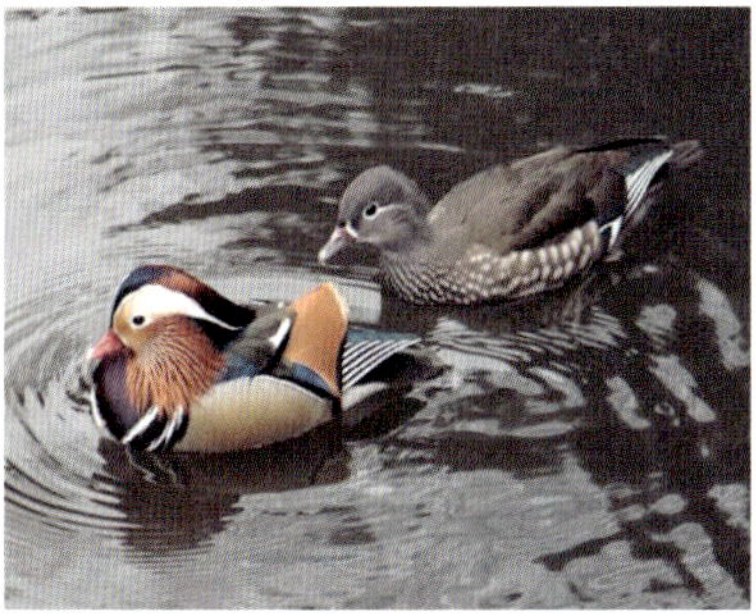

花の本体は雌しべです。他方、雄しべは小さく花粉を付けて役を終えるだけです。

鳥や蜂や昆虫が花粉を運ぶので、メスの本体である花には、目立つように美しい色や香しい匂いがあります。

動物では、雄の方が綺麗で目立ちます。ライオンを初め鹿やサイなど多くの動物は雄の方が大きくて目立つようになっています。

その理由は、雌が雄を選ぶ時の基準になったり、他の動物から一族を護る役に立つからです。

そして特に、孔雀やオシドリなどの鳥類の雄は目立つようになっています。その方が安全に子育てできます。敵を引き寄せて襲われやすくするために目立つのは雄です。

人間の場合は女が、男を引き寄せる身体的な武器を持っています。勿論、他の動物たちも派手さとして現れないだけですが、それぞれ雌は雄を引き寄せる武器を持っているのです。

女性は、ふっくら水の身体。

実は、健康な生物はみな丸い感じになっています。犬や猫は勿論、キリンでさえも大きく眺めると丸い。丸くふっくらした身体は循環がよい。それで、女性は丸味を帯びたふっくらしなやかな身体つきをしています。男性の身体は一般に固くがっしりしています。そのため強い力を出し、労働や安全確保に貢献することはできます。しかし生命力の観点から見れば、女性の持つ循環能力には及びません。若い女性の丸くふくよかな身体つきは男性を魅了します。それは必要に応じて天が与えた武器。

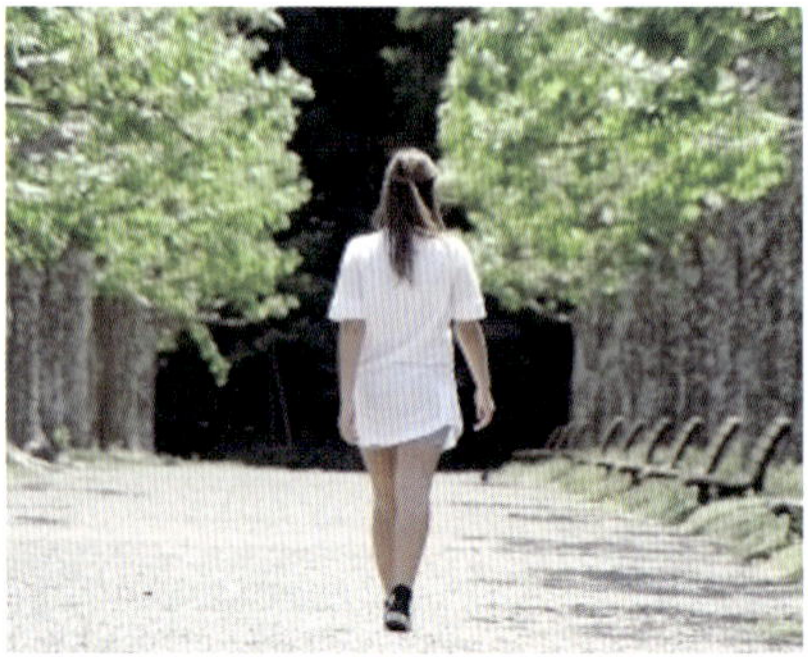

細いけれどもふっくらした柳腰は男性を引き寄せて、繁殖を成立へと導くのです。
そして用事が済むとその武器を捨てます。お姉さんのほっそりとした柳腰は、いつの間にか松の幹に変わるのです。

§2　女はなぜ強い？

まず、出血に強い。


人間には約5～6リットルの血液が流れています。

男は、その1／5も出ると死にます。しかし、女は1／3まで平気なのです。それは出産や生理というものが男にはないからです。女性は、生理の出血を補うために増血能力が高いのです。お産にも出血は伴います。だから、多少の血を見たって平気。

日本の年間の自殺者数は約3万人で、その内訳は、女が2割で男が8割。女は多少のことではへこたれない。

最近では暴力団の幹部にすら自殺者がいます。男はチョットしたことをいつまでも悔やみ、女はキッパリ腹を決める。離婚後も寂しそうなのは必ず男の方。男は女よりも、律義で繊細で精神的にも弱い生き物。

さらに日常生活でも女は品物を買う時に、平気で値段を負けさせる。男は世間体を気にしたり、相手に悪いと思ったりするので値下げ交渉すら苦手です。


気性も豪胆。

女性はお腹に赤ちゃんという他の人間を宿し、それを胎内で育て、それから出産します。

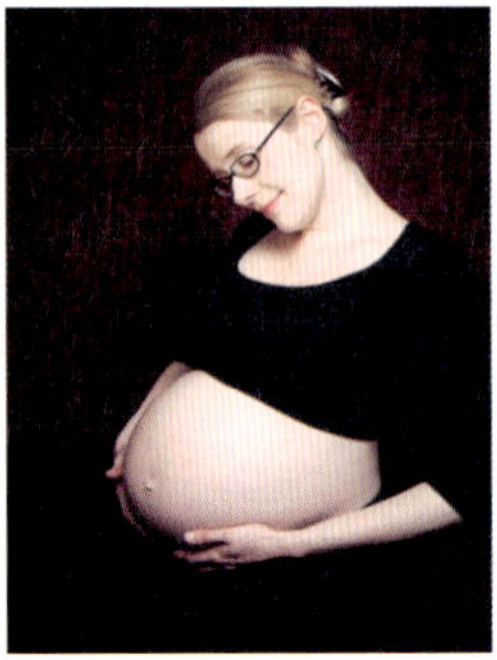

出産は、微生物でいえば細胞分裂にあたるもの。だから、生物としてはごく当たり前のことなのですが、男には想像すらできない。

胎児は母体の中で排尿・排便までします。

それを神経質に気にしていたら子供は育てられない。だから、この時点ですでに女性は豪胆さを備えているのです。

さらに出産後は四六時中、赤ん坊に授乳をしたり、オシメを交換したり難事業に取組む。細かいことを気にしていたらできない。夜中の眠たい最中に行う授乳も排便も大まかに処理するしかない。豪胆さは更に増して、強いお母さんになる。

女は男よりも高エネルギー。

それは子供を胎内に宿し、そこで10ヶ月も生育させる能力があることで分ります。

車で考えたら、2人乗りのエンジンが備わっている。そこへ、普段は1人で乗っているわけです。男は勿論1人乗りのエンジン。

女は繁殖と子育てという種の維持を担当。身体構造や精神構造もそれに適するように作られている。それらは時期に応じて変わり、「気」の出方も男とは異なる。

女性の外形だけを見て内面を推測すると的は外れる。若くて可憐な女性にも豪胆なおばさんの種が宿っているのです。

男はマザコン。

どの男子も基本的には母親に育てられる。母親は男の子を女の子よりも可愛がる。

だから、男はみなマザコンに育つ。そのせいで自立できない男は想像以上に多いのです。

そして、あれは危ない、これは良くない、ああしろ、こうしろと育てられる。

その結果、性格は気弱で悲観的になり、自分で判断ができない子に育ってしまう。

これを知ったら男を手玉に取るのは簡単。

デートの時に男から「何を食べたい。」と聞かれて、「何でもぉ。」と言うブリっ子に男はさほど魅力を感じない。むしろ、母親のように毅然たる態度で判断する姿にこそ惹かれる。

栄養を考えて「貴方はこれを食べた方がよい」とまで言われたらたまらない。

一発で魅力を感じてしまいます。

スポーツ選手は姉さん女房。

そんな男が頼りにするのは、母親の代わりになるしっかりした女性。

つまり、大抵の男がなびくのは必ずしも可愛い女の子ではなく、自分にあれこれと指図をしてくれる人です。それで世間には姉さん女房が多い。

さらに、女性から食事の心配までされたら男はひとたまりもない。

一人暮らしの男性にとって、食事の世話などは母親以来なので、なおさら効果的なものになる。そのうえ、あれこれと指図や判断やアドバイスをされたら一層男の心に響きます。

スポーツ界は常に不安との戦いであり、荒くれ風な男でも実は繊細で気弱であるために誰か頼りになる人が欲しいのです。

それが名横綱の貴乃花やイチロー選手のように良い効果を生みます。

かつて野村監督は、大阪にある南海ホークスを解雇されて茫然自失となった時に、奥様の一言「貴方なら、大丈夫よ。東京へ行ってやり直せばいい。」に救われたそうです。

落合監督の奥様は、いつも「家の父ちゃんは日本一。」と言われます。自信が湧きます。

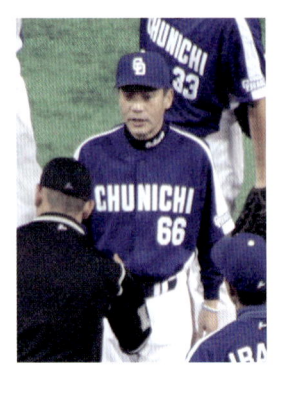

§3　男女は対等に遺伝子を残せない

自然は万に一つの無駄もない。

雌と交尾できた雄のカマキリは、交尾の最中にその頭を雌に食われてしまいます。カマキリは食欲が旺盛で目の前を通る餌に飛び付く習性があるからだ、と言われてます。しかし実は、生まれくる卵にとって、雄は最良のタンパク源。だから雌は雄の頭部を食べてしまうのです。

それを聞いた時、自分は人間に生まれて良かったと思いました。しかし、……。

人の精子の動きや結末を見て愕然となったのです。

精子は、「頭部」に形質や内臓などの遺伝を担う「細胞本体の核」があり、「尻尾」に呼吸機能や運動能力を担う「ミトコンドリアの核」があります。

その尻尾を動かし、泳いで卵子に辿り着く。

億に一つの精子が選ばれ、精子の頭部が卵子に入ると尻尾は切れる。

つまり、ミトコンドリアの核を持つ尻尾は入れないのです。

その後、尻尾は受精後の卵子に吸収されてしまう。

よく考えてみたら食われてしまったのと同じ。まさに雄のカマキリの頭と一緒です。

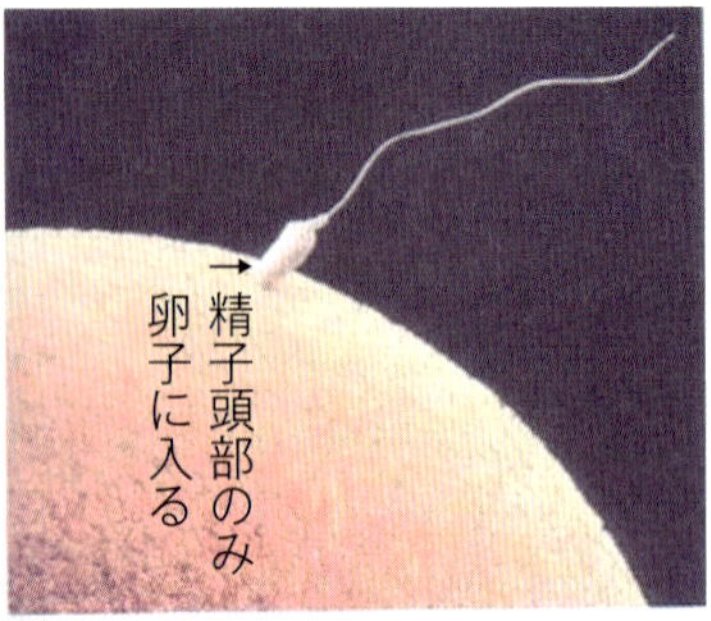

（受精の瞬間）

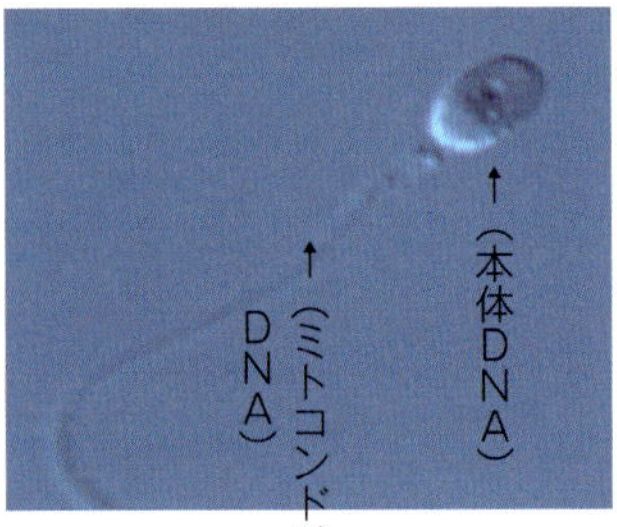

（精子の構造）

このような仕組みで、男のミトコンドリアの核は卵子に入れないのです。

呼吸や運動をつかさどるミトコンドリアのDNAは、代々女性のものしか遺伝しないのです。

それを利用して、生まれたルーツを辿ることができます。

北朝鮮による拉致事件でもこの方法で鑑定が行われ、横田さんの祖母と孫の関係が認定されました。

呼吸機能や運動能力は、動物にとっては基幹になる能力です。

だから、遺伝を担って種族を維持するのは女性の役割だと言うことができます。

§4　女の勇気、男の勇気

女は、無謀に見えるほどの勇気を持つ。

時折、交通事故の現場などに、強そうなトラック運転手に負けじと食い下がる若い女性がいます。女には、どんな敵にも向って行くという、信じられない勇気があるのです。

その勇気は苦境に立つと発揮されるのです。

男はどれだけ助けられているか分かりません。

ゲゲゲの女房で有名になった水木しげる先生の奥様、武良布枝さんも、貧乏のどん底にありながら「これだけ漫画に打ち込める主人は凄い。ものに成る。」と思ったそうです。

一見無謀と見える勇気や明るさは女性特有の武器です。この武器を敵に回すか、味方に付けるかで男の人生は大いに変わります。


男は根本では気が弱い。豪胆な精神力の持ち主である母親によって育てられるからです。

正確に言えば、男は皆マザコンに育ちます。

今、格闘技だけでなく陸上競技やプロ野球など多くのスポーツで、選手が恐い顔をしたり、刺青を見せたりして相手を威嚇します。睨んだり、凄んだりして威嚇するのは、相手の気を萎えさせたり、自分を奮い立たせるためです。

本当に強い選手はそんなことはしません。大横綱の大鵬、ホームラン王の王選手、400戦無敗のヒクソン・グレーシー選手は睨みや凄みは見せませんでした。

男の勇気、女の勇気

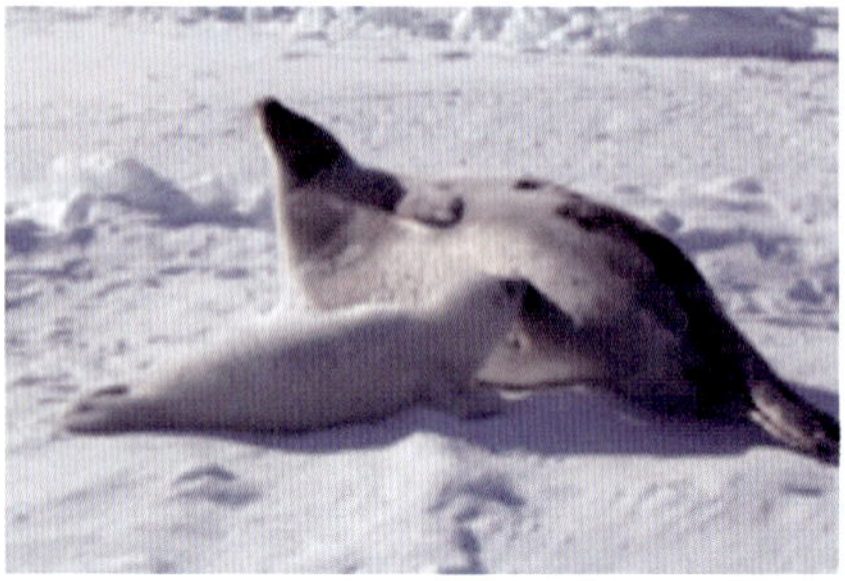

男の勇気は、「雌、獲得の戦い」に打ち勝つための勇気。同種の相手に立ち向い、自分を奮い立たせ、互角ないし優勢な時には素晴らしい力を発揮させます。

女の勇気は、「子育て」の勇気。
母アザラシが白熊に立ち向う勇気です。
どんな敵にも立ち向って、我子を守り抜く勇気です。
だから苦境に立たされた時ほど力を発揮させます。
この勇気に、子供だけでなく苦境に陥った男性も救われて実力を発揮するのです。

強い女の弱点。

女は基本的に直感で生きています。だから、面倒くさい勉強は嫌いです。学校の勉強などは、社会に出てそれほど役に立たないことも知っています。

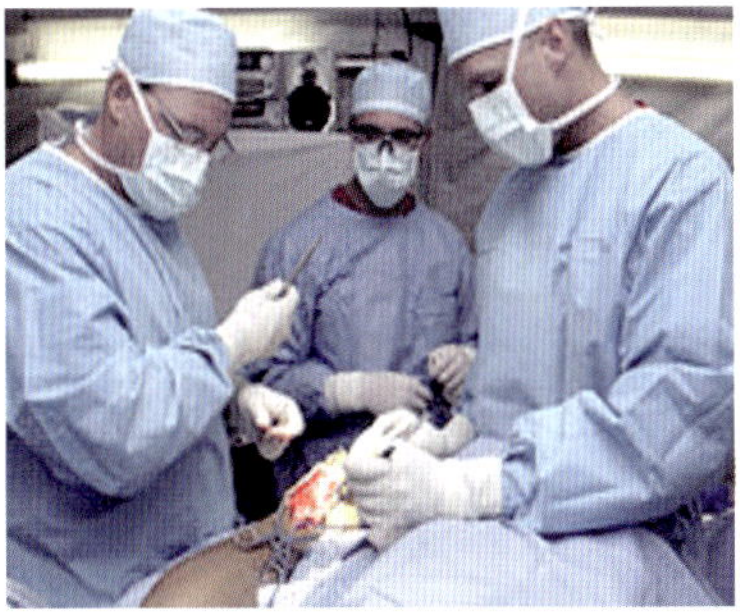

ところが、現代社会は色々な面で複雑に発達して来ており、その威力も凄い。

科学や医療や法律を見ればよく分かります。どうしてもお世話になりたくなる。

特に、女性は楽なこと、効果が凄いことが好きです。

そのうえ根が豪胆であり、細かいことは気にしないので、希望も大胆。平気でまな板の上の鯉にもなれます。

それで美容整形なども女は恐がらずに行えるのです。

ここに他人任せになりやすいという、女の危うさが生じて来ます。

豪胆さの反面こそ男の出番。

医療、法律、技術など複雑な問題こそ男の出番。TV番組でも、男の医者や弁護士の方に信頼感がある。直観的にそう感じるのです。

旅行の下調べも大抵は男の仕事になっている。つまり細かいことや勉強する必要のある分野は男の特性が生かせる。男は、地道に勉強や修行をする道を探さねばならない。がさつな男は辛いのです。

男は繊細さを生かす道に向いている。この道なら女に脅かされることは少ない。シェフ、美容師、芸術家、デザイナーなど繊細さが要求される分野での第一人者は男性が多い。勿論、スポーツや格闘技などの分野も男の生きる道です。しかし、それは本能的に他の男と戦って女に選んでもらうために行う道かもしれません。

男の根底は繊細。だから、多くの有名アスリートの奥さんは年上か気の強い女性が多いようです。どの男も女に頼らねば安心して生きられない。

男は努力家。

雌に選んでもらわなくては「生きる張り合い」すら持てないのが雄です。そのため、生まれつき「選ばれるための努力をする才能」を持っています。

だから、男はその気になれば何をやっても打ち込める。打ち込むこと自体が好きな存在が男です。だから、その成果を奥さんや子供に持って行かれたとしても、心に満足感は残ります。

どの時代、どの社会でも、努力し勉強して成果を周りの人々に与えられる優しさを持つ男は称賛されます。そして益々良い気持で仕事に励めるのです。

男は努力家に育てられたら幸せです。

§5　男はロマン、女は実利

電流の近くに方位磁石を置くと針が揺れる。つまり、電流の近くに磁界ができます。そんな事実をA・M・アンペールが発見しました。

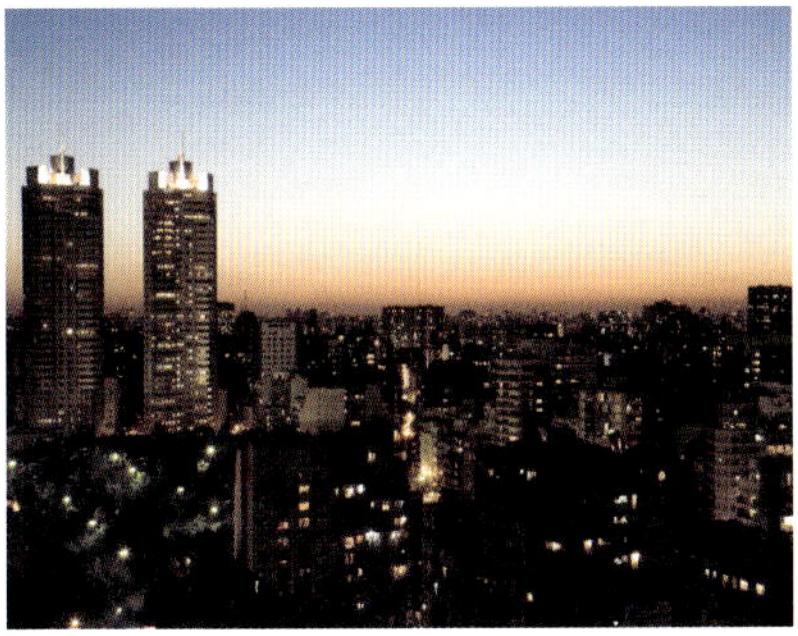

その後、電子の動きである電流が磁界に影響を与えるなら、磁界が動けば電流が流れるのではないかと気付いたのがM・ファラデーです。そのお陰で、定常的な電流が得られるようになりました。これが発電の元。感動しますが、ここまでは男のロマンの世界。

しかし、女性にとってそんなことはどちらでもよいことなのです。まだ、実利が見えません。

さらに、エジソンが電燈を発明して、パッとこの世が明るくなりました。

そしてようやく電気にも意味があるのだと気付いてくれます。ここまで来なければ女性は何の賞賛もしてくれません。

骨董品を鑑定する番組。

そこに登場する人の中で圧倒的に多いのは気弱なオジサンで、妻に内緒で骨董品を買い集める。

その逆は、ほとんどない。ダンナに内緒で骨董収集する癖があるオバサンはまずいません。

実は、オスがこのように動いてしまう訳は、オスは「生きがい」がないと生きられない動物だからです。

メスである妻は、もっと合理的に動きます。

高値が付けば一緒に大喜びして、結局のところ実利は妻の懐に入ります。

低値が付けばダンナを叱り飛ばして、益々家庭内での優位は高まる。

だから、自分は骨董品などに全く手を出す必要はないのです。

おしゃべりは女性の余剰エネルギーのはけ口。

ファミリーレストランで、子連れの元気な主婦たちがおしゃべりの花を咲かせます。

ここで、余剰エネルギーや不満のエネルギーを発散させるのです。

口や喉の筋肉は予想以上に大きい。牛タンを見ればおよその見当がつくでしょう。

それを存分に動かしておしゃべりに振り向ける。だから余剰のエネルギーがはけます。

もし女性の不満がはけないままだと、それは大事な器物に向けられ、器物損壊に至るかもしれません！

だから、ご主人は、奥さんのこうした不満解消行動を無駄と考えてはいけません。それは結局はエネルギーの安定化をもたらし、家庭生活を再び円満にするためのやむをえないステップだと思って、静かに見守るようにしましょう。

気はエネルギーです。

女の本質、男の本質に気付いて円満に生活できる道を探ることは、気のエネルギーを上手に活かすことに他なりません。

そして、気のエネルギーを、日常生活において「平気」、「勇気」、「陽気」、「元気」、「やる気」等々として働かせることができるのです。

このような形で、内側から身体を動かす力の源になる「気」を、偶然ではなく、意図して活かせたら人生はきっと楽しくなるでしょう。

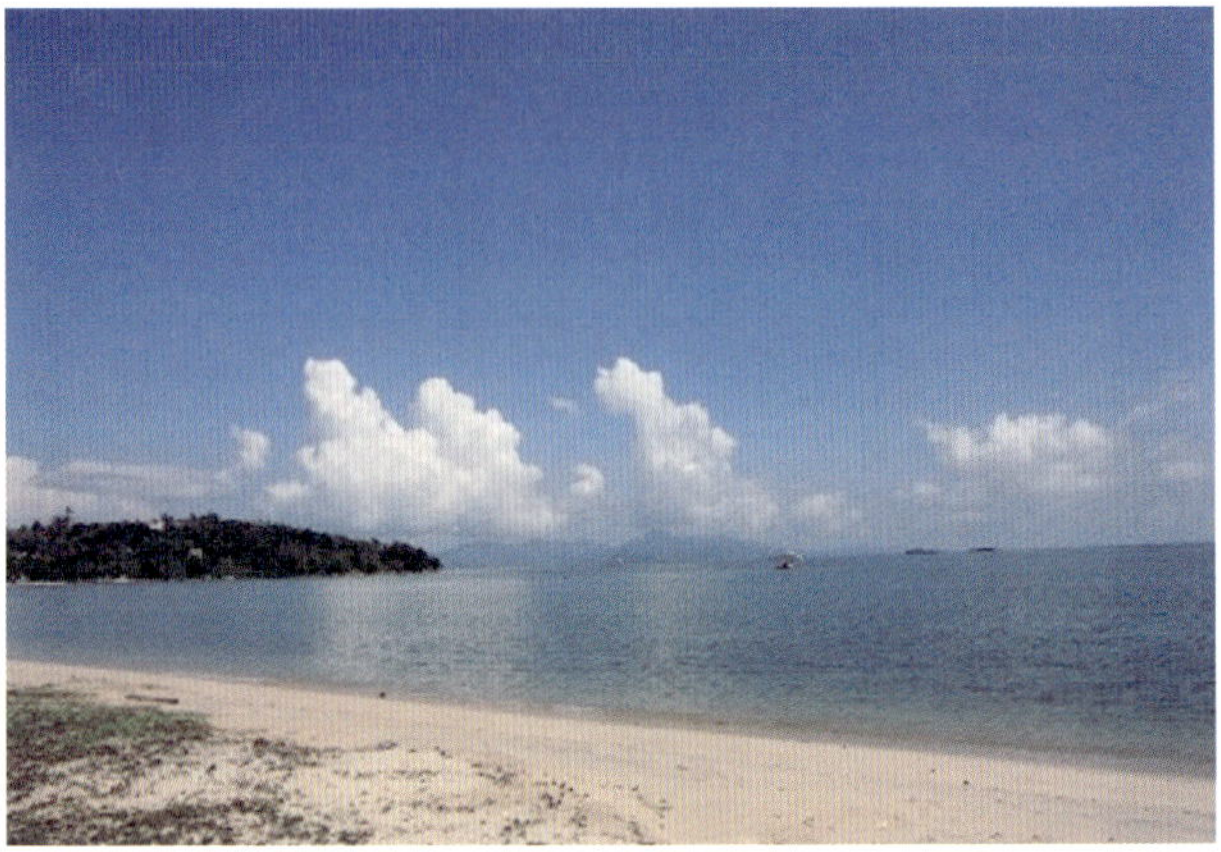

第12章　気で楽しい人生

§1　幸運を呼ぶ生活

アンデルセン童話の中に、「お爺さんのすることに間違いはない」というお話があります。

お爺さんは何十万円もする立派な馬を持っており、それを売りに市場へ出かけました。

途中で牛飼いと出会いました。

「馬はミルクは出ないでしょう。私の乳牛はミルクが沢山出ますよ。交換しませんか。」と言われ、数万円程度の乳牛と交換してしまいます。

少し行くと、羊飼いに出会いました。

「ヤギと乳牛を交換しませんか。ヤギのミルクは消化が良いし、味は格別ですよ。」と言われ、数千円程度のヤギと交換してしまいました。

さらに行くと養鶏家と出会いました。

「ヤギよりも鶏の方が卵を産んでいいよ。」と持ちかけられ、数百円程度の鶏と交換しました。

家路に戻る途中で、腐りかかったリンゴを売っている男に出会いました。

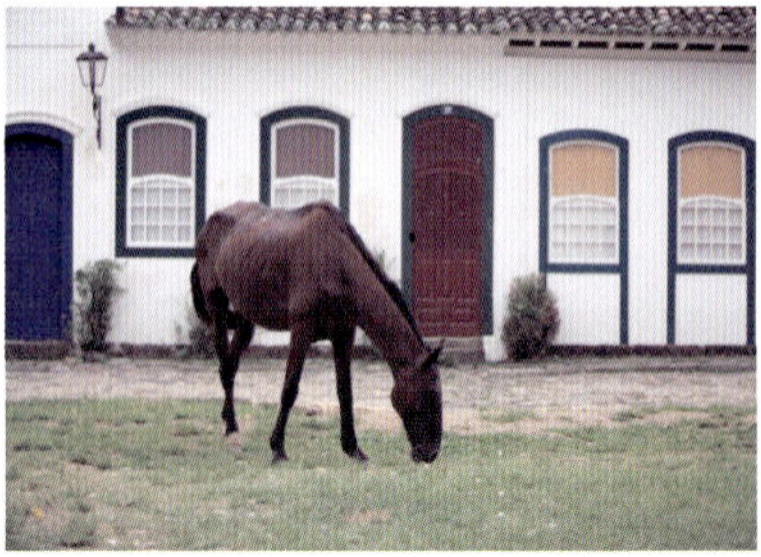

←

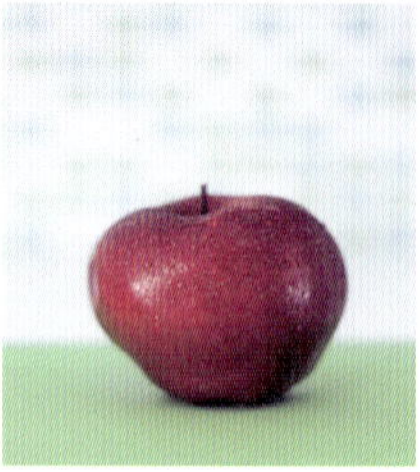

「このリンゴはジャムにすると美味いよ。」

ここでもお爺さんは騙されて、鶏とリンゴを交換しました。

それを見ていた一人の地主が「おいおい、いくら何でもあんな立派な馬と腐りかけのリンゴを交換したら、お婆さんが怒るよ。」と言いました。

するとお爺さんは、

「いや家の婆さんは、何をしてもお爺さんのすることに間違いはないですよ、と言うんです。」

「そりゃあちょっとくらいの間違えなら、そう言うかも知らんが、あんな立派な馬と腐りかけのリンゴとを取り替えたんじゃ、お婆さんも怒るにちがいない。」

するとお爺さんは、

「でも家の婆さんは、私が何をしてもお爺さんのすることに間違いはない、と言いますよ。」

「本当にお婆さんがそう言うのなら、わしの土地を賭けてもいいよ。」と言って、一緒にお爺さんの家に行きました。

家に着くと、お爺さんは、お婆さんに順々に説明しました。

「馬と牛を交換したさ。」と話すと、

「それは良かった。いい牛乳が毎日飲めますね。」とお婆さんは喜びます。

「ところが、牛とヤギを交換したさ。」、

「私は前からヤギの乳が飲みたかったんですよ。」とお婆さんは喜びます。

「いや、そのヤギも鶏と交換したさ。」、

「私は卵好きですから、卵は嬉しいですね。」とお婆さんは喜びます。

「いや、その鶏も腐りかけのリンゴと交換したさ。」、

「それは良かった。さっき隣のお婆さんが何か恵んで欲しいと来たんだけど何もなかった。今から行ってあげて来ますよ。」

その様子を見ていた地主は、お婆さんがお爺さんをあまりにも深く信頼していることに感動し、土地を無償で分けてくれました。


奥さんはご主人を信じて、返事は笑顔で「ハイ」の一言で済ませてみましょう。

笑顔は内臓を緩める。だから二人とも「気」のエネルギーが出やすくなる。

そしてご主人に逆らったり、反対したり、お説教をするのを止めましょう。

すると二人の間には滞る箇所がなくなり、「気」が大循環します。そして幸運が来る。

では、ご主人の側はどうすれば幸運が来るでしょう。

それは「お前が居てくれるからこそ、俺は頑張れる。」と言うのです。間違っても「誰のお陰で飯が食えるんだ。」などと言ってはいけません。実は、人は自分の為には頑張れないのです。

特に、男の人は自分の為には頑張れないものです。

400戦無敗のヒクソン・グレーシーも、「家族の為だから、頑張れた。」と言います。

男は、子や妻や父母など家族の為、チームの為、会社の為、地元の為、国家の為なら頑張れます。

頑張る対象になるバックの存在は大きい。その中で、妻は最も強力な存在です。

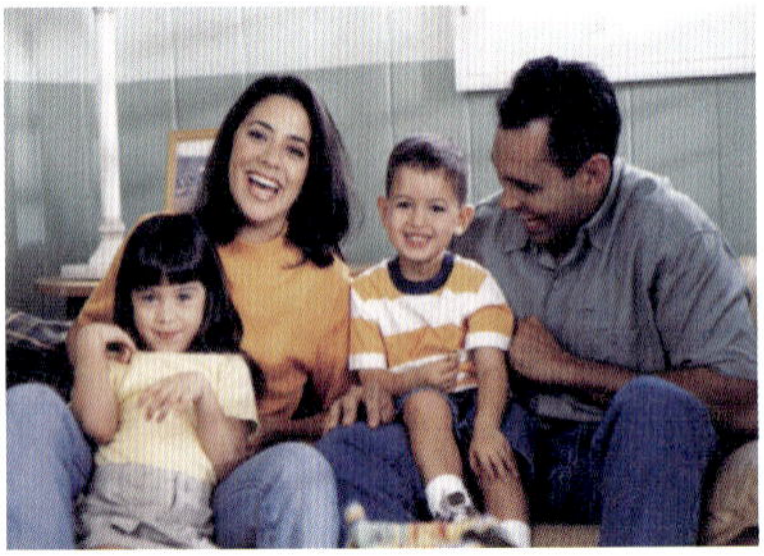

妻や家族のために頑張らせてもらうと、能力は全開し＝気が出せて、幸せになります。

女性だけに遺伝するミトコンドリアは呼吸や運動能力を司ります。

女性の持つ母親→娘という気の流れは強力です。だから、運をも支配するのです。

生命の火は、総て女性にのみ伝わると思っても過言ではありません。

男は、生命の火を点火する役割なのです。男は他人のために生きる運命にあります。

だからこそ、「～のために働く」とか、「生きがい」を持つ必要があるのです。

§2　気で安産

道場の稽古に参加され、無事に可愛い女児を出産したKさんがいます。

順調に進んでいた妊娠生活でしたが、9ヶ月目に入って逆子になってしまったのです。

現代医学にはこれといった逆子の改善策はありません。自然治癒を待ちます。

逆子が治らない時は危険と判断され、帝王切開で出産させることが多いのです。

民間療法には逆子体操というのもありますが、確実性はハッキリしません。

Kさんの場合も、やはり助産婦さんは自然に治るのを待とう、という感じでした。


稽古の時にその話をしましたら、参加されていたIさんが「私は長男の出産で、生まれる3日前に逆子を治した経験があります。」と言って不思議な治し方を話してくれました。

それは、「生卵を10個飲む。」という方法です。そのお陰で翌日に治ってしまったそうです。

「う～ん、これは凄いかもしれない。きっと効くだろう」と直観したので早速Kさんに伝えました。

すると、本人は相当に悩みました。彼女は、卵かけご飯も嫌いなほど生卵は苦手なのです。

その上、迷信的な臭いもふんぷんの方法です。

けれども、ご主人の後押しがあったり、可愛い我が子のためだ、背に腹は代えられない、と思って決行することになりました。
以下は、その後の経過を伝えるメールのやり取りです。

〈その1　Kさん〉
先程、一パック500円近くする卵を主人に買って来てもらい10個飲みました。気持ち悪い。またメールします。

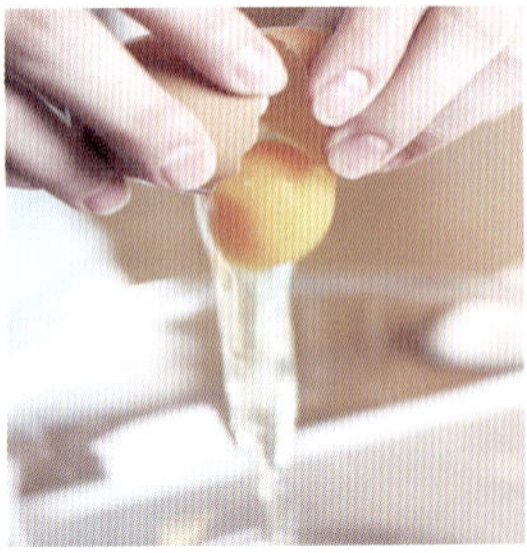

〈その2　藤森〉
アハハ。生卵を一度に10個も呑んでしまえば、それは確かに気持ち悪いでしょう。蛇じゃないんだから。一番喜んでいるのはご主人ではありませんか？

〈その3　Kさん〉
先生、まさかドッキリじゃないでしょうね。ドッキリだったら怒るから。

〈その4　藤森〉
理由が分った。ニワトリの雛は、卵の殻の中で良い位置で育つ必要があります。しかし、同時に揺籃《ようらん》と言って回転させたり、揺すったりしないと孵化《ふか》しません。

だから卵には良い位置に戻すホルモンのような物質が入っているはずです。

これが直観的に効果があると思った理由です。凄いね。


〈その5　Kさん〉

メールどうもありがとうございます。卵の件、すご～く納得しました。すごい！

経過を楽しみに過ごしたいと思います。


その翌々日、素晴らしいメールが来ました。


こんにちは、Kです。遅くなりましたが、報告を……。

生卵を飲んだのは、6時45分から。夕飯の支度をしながら、割って飲みました。

時間は15分くらいかかったかな。

夜10時くらいから寝るまで間、胎動が激しくなり、お腹の中でグルグルしているが、前の子のように頭が下をむいたというような回転の実感は得られずでした。

この日の夜より、体温がぐんと上がった気がしました。

翌日も午前中は胎動が激しく、助産院にいくまでずっと寝てすごしました。

頭が下にある感覚はなかったのですが、エコーでみたら、頭が下にあるとのことで、そのまま固定をし、今に至ります。経過は以上です。
生卵を飲みはじめてからいつもと違う反応がでたので、本当に驚きでした。
生卵、私は卵が苦手なので、正直半信半疑でしたが、飲んでよかったです。
昔の人の知恵って本当にすごいですね。Iさんにもよろしくお伝えください。
どうもありがとうございました。

卵の持つ成分の効果を知って、これは効くと信じられた結果、気も流れた。そして胎児も良い位置に戻ったというわけです。そして1ヵ月後の満月の日に、可愛い赤ちゃんを無事に出産。
その時のメールです。

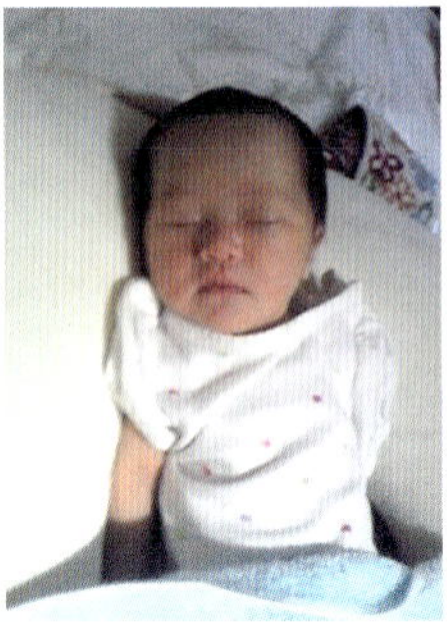

本日12時、2596gの女の子が産まれました。
お陰さまで、私も赤ちゃんも元気に過ごしています。
赤ちゃんが、臍の緒が身体に巻きつくのを右手でガードしながら産まれてきました。
お産婆さんたちから「賢い子だね」といわれました。
時間は少し掛かりましたが、とてもとても安産でした。
ありがとうございました。

§3　神風の吹く条件

この世に偶然はない、と言われます。

広大な宇宙空間の中に太陽系が存在し、その太陽系の中の適度な位置に地球が存在する。その地球の上に数多の生物が存在して、その中に人間がいる。

オパーリンの説くような、有機物の海に雷が落ちてタンパク質ができて、それが進化して偶然にも人間が生まれた、という説は俄かには信じられません。

これだけ複雑で素晴らしい能力を持った人間を設計思想なしに作ることはできない。だとするなら、その人間の行動も偶然に起こるとは考えられません。

だから、何事も諦めず、投げ出さずに行うことです。

大事なものは生命身体と心です。財産や地位や名誉ではない。このことが、東北地方を襲った大地震や原発の事故でよく分かりました。

その生命身体と心を護るには、一人ひとりにチョットした神風が吹けばよいのです。

私は何故かそのようなことが気になって戦争や事故で生き延びた人の話を聞いて来ました。

神風は、明るい大らかな気持を持つ人、好きな人生を歩む人、運の良い人に吹きます。アウシュビッツ収容所から生還できた人は、厳しい労働の後でも歌を口ずさんだ人が多いと聞きます。

落語家の春風亭柳昇さんは、中国の戦場で敵と遭遇し、危機一髪の場面を迎えました。ふと横を見ると分隊長は腰が抜けていたそうです。そんな土壇場で何を思ったか、突然大きな声を出してみたら「気が降りて」、敵が逃げ出したといいます。

漫画家の水木しげるさんは、何にも拘らない人でした。日本軍の命令などにも囚われず、総てを良い方に考えて行動した結果、何度も窮地を脱しました。

小さな神風も、積み重なれば大きく運命を好転させるものになります。

身の回りに起きた好いことを、偶然と片付けないで、神風の吹く条件に照らしましょう。

次は、国家的レベルの神風はいかにして吹いたかです。

① 圧倒的に不利な状況に立ち向かう勇気です。
② 大義名分です。
③ 気が降りていることです。

人は、自分のためには頑張れません。後ろめたい気持ちや我欲のためにも頑張れません。そして、「気」が降りてなくては神風を呼ぶ動きができません。

圧倒的に強大な元王朝の蒙古軍やロシアの言いがかりに屈しない勇気、無学祖元の教えによって気の降りた北条時宗、ネルソン提督の生き方を学んで気の降りた東郷平八郎。

彼らに導かれた日本軍に神風は吹きました。


今から800年前、モンゴル大帝国5代目の王フビライ・ハーンは脅迫にも似た開国要求の書状を送りつけて来た。その6日後、時宗は、18歳にして幕府の頂点、執権の座につく。父、時頼は数少ない情報から元の来襲を予知して、幼い時宗を連れて日本海側の守りを固めに行脚して回った。

執権として、元からの国書を黙殺することに決めた時宗。心中は重圧と恐怖が渦巻いていた。有効な手を打てないまま、一人日本を背負う重圧に苦しむ4年が過ぎていった。

文永11年10月、ついに元軍が現れる。博多沖に軍船900艘、兵4万。想像を遥かに越える大軍勢。戦況は厳しい。このままでは九州を占領されるのも時間の問題。

鎌倉で戦況を見守る時宗の元に届けられる情報は、絶望的なものだった。

もはやこれまでと覚悟を決めたある夜……（ここで気が降りた）。

信じられない奇跡が起こる。季節はずれの暴風雨が博多湾を襲ったのだ。

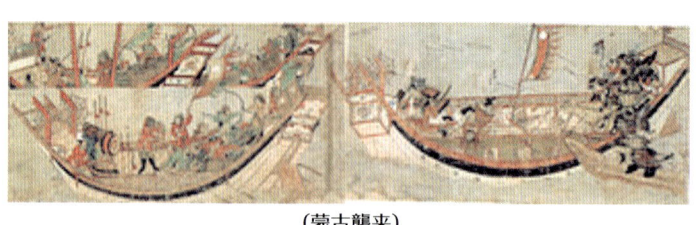

（蒙古襲来）

次の日、元軍の船のほとんどが大破し、博多湾には瀕死した元軍が累々と浮かんでいた。

後に「神風」と呼ばれた幸運によって、ひとまず時宗は元を退けられた。辛くも危機を脱した時宗。しかし、時宗の心は重く、暗く沈んでいた。

これで元があきらめるはずはない。今回は幸運にも退けられたが、必ず軍を立て直し、さらなる大軍となって、襲ってくるに違いない。

「元の巨大な影に怯える自分。一体どうすればこの危機に毅然として立ち向かえるのか。」

そんな時宗の問いに、禅の師家であった無学祖元はわずか3文字の言葉をつぶやいた。

「莫煩悩」あれこれ考えるから、危機を大きなものに膨れ上がらせる。出来る限りの準備をした後は、悩むことなく、透明な心で困難に立ち向かえばよい。

時宗の心に、稲妻のように衝撃が走った。そうか、自分で元の脅威を巨大なものにしていた。

時宗の心に、かつてない平穏が巡った……（ここで気が降りた）。

弘安4年6月、時宗31歳、14万の蒙古の大軍が博多の海岸に押し寄せてきた。迎え撃つ幕府軍4万、明らかに蒙古軍優勢であった。

しかし、防塁と鎌倉武士の勇敢な戦いによって、蒙古軍は2ヶ月の間、上陸することが出来ず、海の上に釘付けになった。

そして7月の夜、再び大嵐の奇跡が起こった。翌日、4000艘の蒙古船は総て消え去った。


現代でも条件が揃えば「原発事故での自衛隊の放水成功」のように、神風は吹くはずです。
① 大変危険な状況に立ち向かう勇気、
② 国家的な危機を救うため、
③ 覚悟を決めて気が降りる、
という条件が満たされたわけです。

§4　健康は人生の土台

老子はこう語っています。「名誉と身体とどちらが大事か、財産と身体とどちらが大事か、分るであろう。」


自分の寿命が近づいたと知ったら何を優先するでしょう。

それは他人と競争してより多くのものを勝ち取ったり、栄誉を得たりではないはずです。

どんな財産も栄誉も持って死ぬことはできない。裸で生まれて、裸でこの世を去るのです。

だから、いかに自分が満足して安らげるか、自分らしく生きられるかにあります。

その時に、過去を振り返ってみると人の恩の深さを知ることができます。

母親や父親にどのように育てられたか、何をしてもらったであろうか。

それに対して自分は何をしてあげられたか。実は万分の一もお返しできていない。

このことに気付けたら、他の多くの人にも世話になれこそすれ、お返しは出来ていない。

感謝の心が生じれば不満の心は消えて行き、心に安らぎが生まれます。

無明の世界から一点の灯明によって迷いが消えるのです。


人生の土台は、「健康で生きること」。

人は快適に生まれ、快適に生きて、快適に死ねる。

山里で生涯を送る昆虫や小鳥たちを見ても、自然の動物はそのように生きています。

楽に産まれ、楽に育ち、楽にお産し、楽しく生涯を過ごし、枯れて生涯を閉じます。

これは当たり前のこと。しかし、頭で考え出すとこうはいきません。

「良い教育→良い大学→良い職業→良い配偶者→良い家→良いお墓」、という流れになる。

途中にも、最後にも、「快適な人生感覚＝気や安らぎを味わう」、などは無いのです。

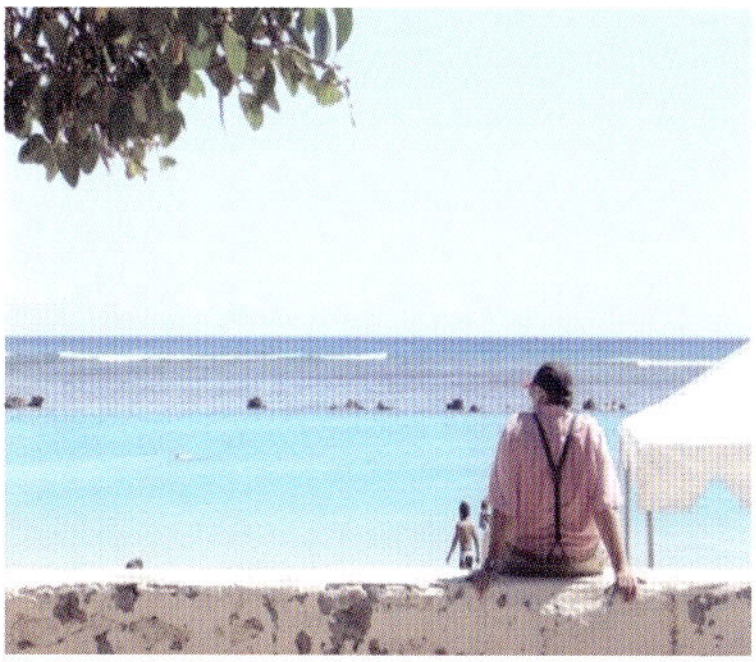

眠たさをこらえて勉強せよと鞭打つと、人生で大事なものを失います。

子供は、睡眠と遊びの中で培う人生経験が大事です。

そうしてこそ健全な身心が育ちます。

良い墓に入ることを目標にしないで、快適な人生を過ごすことを目標に。

病気になったら「病院で治してもらえばいい。」と、つい考えてしまいがちです。

それが楽だし、簡単だと思うからでしょう。

しかし、実際はすごく不自由。チューブにつながれ、寝返りも打てず、風呂も入れない。痒いところもかけない。好きなものも食べられない。1日目に、不自由さに気付けます。家はなんて良かったのだろう。

無為な安楽は、本当は楽ではないのです。適度な抵抗に打ち勝って動くことが気持ちよい。生きているということは、重力に打ち勝って動く、ことから始まります。

気のエネルギーが流れて活動が始まります。

そのエネルギーを気持ちよく流し続けると充足感に満ちた生活になるのです。

人は、いずれ自分も死ぬことは知っています。しかし、自分が死ぬとは思わない。

だから、なぜ自分が病気になるかを考えません。

およそ病気の原因は自分の内側にあるのではなく、外側にあります。

仕事の問題、人間関係、嫁姑の争いなどがストレスになり病気を生む。

外からの心理的な問題で身体に影響が出るとは思えにくいかもしれません。

しかし、恥ずかしい思いをすると顔が赤くなります。これを注射でとることは出来ません。

心の働きが身体に現れるようになっています。

ハンス・セリエ博士の発見によれば、嫌なことがあるとストレスで身体は傷つき、病人に共通する病気の症状が現れるのです。怒ると血液中にアドレナリンというホルモン物質が現れることでも明らかです。
ストレスが感じられる状況になると気の流れもよくありません。
明るく楽しい時に細胞も緩んで、気は大量に流れます。

勿論、人は、何事かを達成しようとすれば多少の抵抗にあいます。
上達や発明・発見や成功はこれまでにない境地へ登る努力だから大変なことでしょう。
この時にも抵抗をストレスと考えてしまえば、病気にもなります。
だから、目の前にある困難をどう受け止められるか、が大事です。
困難は上昇気流であり、乗り越えたら大いなる味方になります。

果たして自分の感性は、正常化否か。
人は、自分が正常なのかどうか迷うことがあります。
そんな時は、第三者的な他人から見てもらうことが役立ちます。
また、誰かに注意された時に、もう一度考え直せれば正常です。
本を読んで、考え直すのも良いことです。

§5　嬉しい、楽しい、好いことが来る

この世の現象は波動的にも捉えられます。波の特徴は、反射・周期・共鳴などです。

絵で感動する、音楽で感動する、景色で感動する、芝居で感動する、本や話で感動する……のは何故か。

それは共鳴するからです。感動とは、心の思いが共鳴することです。

身の周りの多くのものは波動で成り立っています。だから共鳴現象が起きるのです。

ピアノの傍に音叉を置いて、ピアノを弾くと音叉が鳴ります。音叉の代わりにギターを置いても同じです。

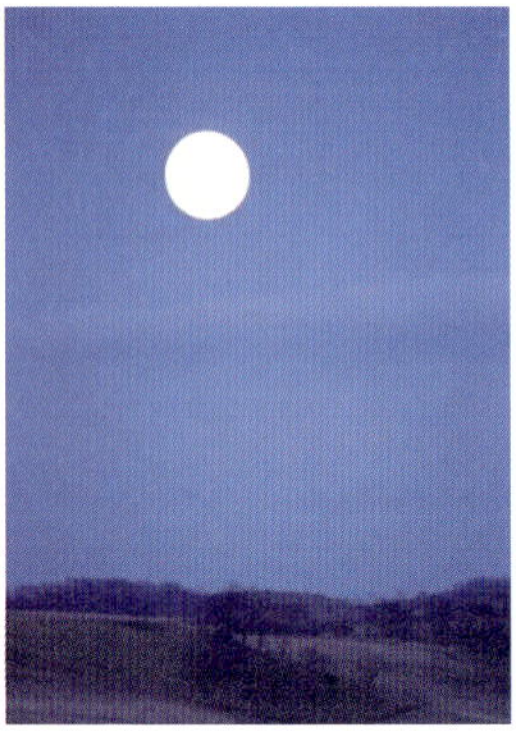

人間は、大きく見れば地球という天体の一部です。月の影響を受けて潮の干満が起こる。人体もその影響を受けて生理の周期性が起こる。
呼吸、睡眠、心臓の動きもみな周期性がある。子供の誕生は満月の晩が多い。その他にも、ゆらぎ現象など生命活動は波動的なものが多いのです。
この世を、波動的な捉え方の観点で見ると、少し異なった世界が見えます。

「考え」や「思い」は、どのようにして人に伝わり、人を動かすのでしょう。

まず、心で思った事が喉にある声帯に伝わります。次に、声帯が振動して空気に伝わります。

さらに、空気の振動が相手の鼓膜を振動させて、相手の心に伝わるのです。

しかし、時として思っただけで相手に伝わることがあります。

恋人同士や息の合った仲間、長く連れ添った夫婦間などに起こります。

音楽や美術品などの素晴らしい作品が時空を越えて感動を与えることもあります。

こういう現象を、物理的には説明しにくいものです。


それは「気」が伝播することで理解できます。

何処かへ訪ねて行った時、自分が歓迎されているのか、そうでないのか直観します。

たとえ言葉の上では歓迎しても、奥底で違うことすら分るのです。

嫁姑間の争いも同じです。言っていることと、思っていることが違う。

これらは雰囲気とか直観と呼ばるもので分るのです。

「思う」という行為が身体を動かし、さらには思いに対応した「気」が発せられます。

その気を感じて、阿吽（あうん）の呼吸というものが成立するわけです。

「阿吽の呼吸」とは、二人以上で何かひとつのことをする時に、微妙なタイミングも多くを語らずピタリと決まること、気持ちが一致している関係。

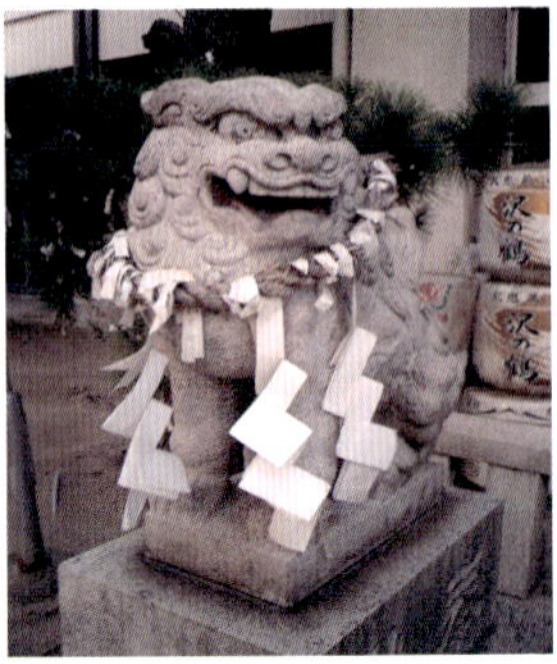
（狛犬　阿の口）

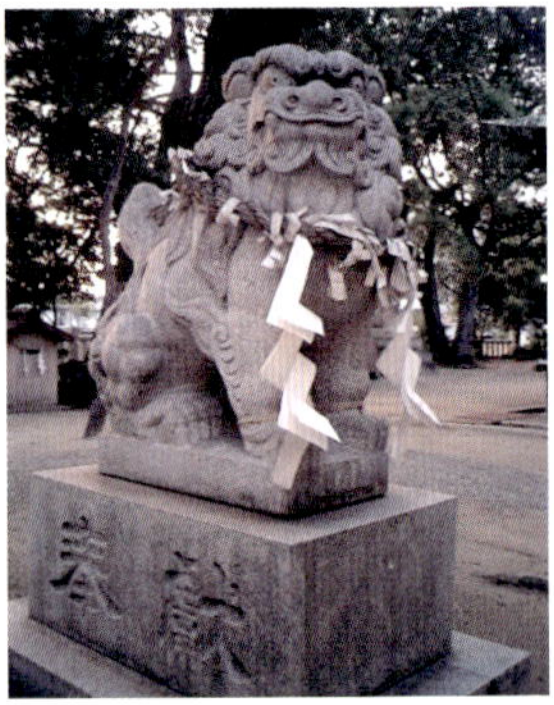
（狛犬　吽の口）

こうして心が思っただけでも、相手の身体を動かす何ものかを伝えます。更に、音楽や種々の作品の気が人を動かすなら、人の思いから発する「気」は物質にも働きかけるはずです。
だとすれば丁寧な気持ち、明るい気持ち、優しい気持ちなど、心の持ち方は生活や仕事でも大変重要になります。

人は何かを行う時に、「一生懸命に行うこと、丁寧に行うこと、辛抱強く行うこと」などを基本にせよと育てられます。それは確かに大事なことです。
しかし、もっと大事なことがあります。それは「楽しい」という気持ちです。

楽しさを失くすと、頑張りや苦しさが出て来ます。

私たちは、一生懸命に打ち込む姿に感動します。本人も一生懸命にやっているのだから、非の打ち所はあるまい、と考えます。しかし、そこに落とし穴があります。

楽しさが「ある」と「ない」とでは、「気」の流れに格段の違いが出るのです。


楽しい、とは「手伸しい＝タノしい」という言葉から始まりました。

人間は楽しいと、手を伸ばすのです。それは万歳をする姿を想い起こせば分ります。

嬉しい時、好いことが起きた時に身体には大量の気が流れ、手腕が自然と伸びるのです。

合格発表、スポーツで優勝、選挙の当選、好きな物をゲットした子供、宇宙飛行の成功……数え切れないほど人は、手を伸ばして喜びを表しています。


古代に始まった「雅楽」は雅な宮中の音楽、代表曲が越天楽。寺社のお祭りなどでの喜びを表した踊りが「猿楽」や「神楽」。田植えの喜びを表した踊りが「田楽」。その発展した形が現代に伝わる「能楽」です。その基本には、楽しいという意味が込められています。

さらに織田信長や豊臣秀吉が行った楽市楽座という経済政策があります。

「楽」とは規制が緩和されて自由になった状態です。そうしてこそ、市場に気のエネルギーが流れて経済が発展します。どの時代にも「楽」という感覚が活力を生んで来たのです。

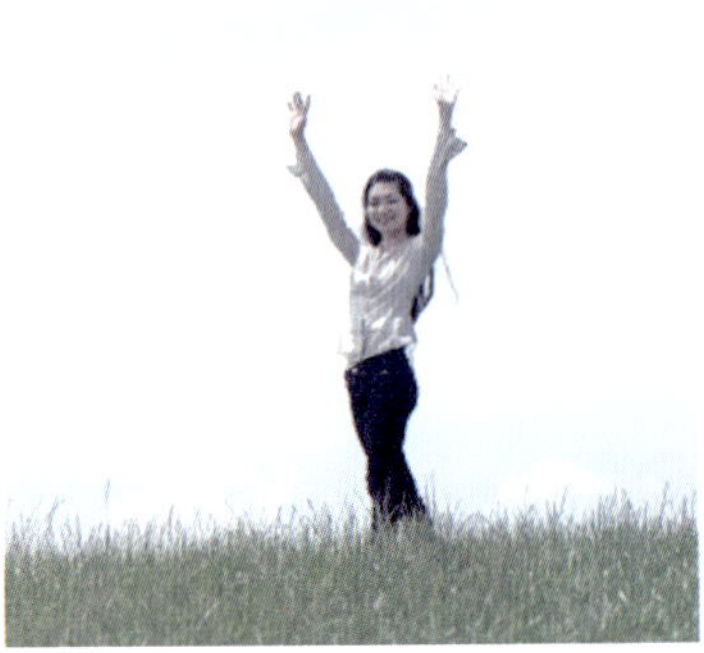

楽しい時には気が自然に大量に循環して、
手が伸び、身体も伸びます。反対に、悲しい時や
辛い時には手を握りしめ、身体は縮こまって堪えます。
手を伸ばして呼吸をしてみましょう。
楽しい気が流れ始めます

赤ちゃんには「元気」という、元の気が大量に流れており、何をするにも楽しいから短期間にあれ程の成長をするのです。

私たちの生活において何をするにも緩めた健康な身体で呼吸を行い、大量の「気」が流れるように工夫すれば、自然と楽しく行えるようになります。

また、何を行うにも「楽しい」を心の基本にすれば、身体が緩んで気も沢山流れ、人間関係などもスムーズに行きます。

そして、良い作品が出来たり、好い結果が来るのです。

それが「笑う門には福来る」という言葉で表されています。
人間は、辛い時にも、自分の意思で「明るく楽しく振舞う」ことが出来ます。
そして呼吸や緩めで気エネルギーを充填し、気の交流で笑って活性化できます。
それが本当の自助努力です。その結果、身体に自然と気が満ちて来ます。
そして気エネルギーに満ちた活動が出来るようになり、結果も善くなるのです。
今生は1回限りのものです。
その1回を、気を存分に流して楽しく生きようではありませんか。

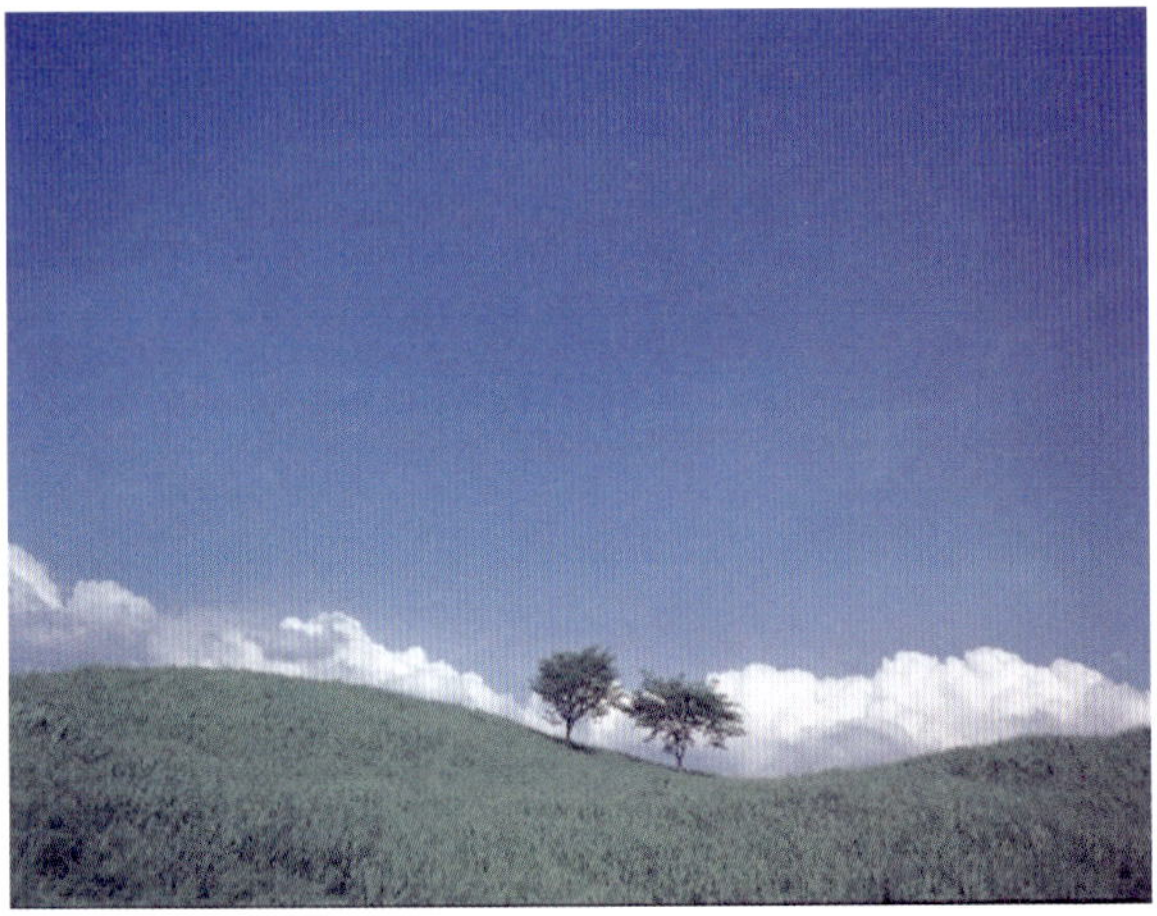

あとがき

本書の「はじめに」において、「気が分る」という場合、ではいったいどのようにしたら分らせることができるのだろうか、について説明をしました。

物事が「分る」とは、一般的には辞書のように言葉で説明できて、それを頭脳的に納得できた状態を指します。

しかし私は、言葉では説明できないものでも分ることは出来る、と考えたのです。

さらに掘り下げてみれば、言葉による説明ができたならば分った、と言えるのだろうかという疑問も湧いて来ます。

例えば、「この本は面白い。」という文章的な説明があったとします。

「面白い」ということは、一般的には何となく了解できます。

しかし、果たして何が面白いのだろうか、と考えた時に立ち止まらざるを得ません。

内容が斬新で面白いのか、常識を打ち破るから面白いのか、今までの理解を一歩深めるから面白いのか……。

「面白い」ということも、実際に体験して初めて分るものではないでしょうか。

まさに、この世の大概のことは、「実感してこそ分る＝共感できる。」といえます。

そこで本書では、「いかにしたら気を実感できるか。」という方向を目指して書き上げました。

これまでにはない、しかし本質は外さない説明を心がけたつもりです。

説明の意図がうまく成功したか、本書が気の世界を感じていただく一助になれたのだろうかは、皆様の読後感に頼らざるをえません。


さて、分るための秘訣はないものでしょうか。実は、あるのです。

数々の成功を成し遂げたエジソンは言いました、

「私たちの最大の弱点はあきらめることにある。成功するのに最も確実な方法は、つねにもう一回だけ試してみることだ。」


開示された方法を真に受けてトライしてみましょう。

本書を読むことで、気が分る＝気を感じるために必要十分な知識は得られることでしょう。

そして本書を読み終わる頃には、第一歩を踏み出す大きな決断をするに違いありません。

これからの時代は、少子高齢化社会が来ると言われています。
しかし、それとは関係なく他人の世話にならず、健康で自由に動ける生涯を全うしたいと、誰もが思い願うものでしょう。そのための一歩が、今ここにあるのです。

本書では、かなり大それた意図を持って大胆にご説明しました。そのため内容や説明の中に皆様と意見の食い違う部分もあったはずです。

しかし、寛容な心で終わりまで読み進めていただけたことは望外の幸せです。

終わりまで読んでくださって本当にありがとうございました。
心より、感謝と敬意を表します。

ウェルネス気の家主宰　藤森　博明

【参考文献】

● 西野流呼吸法　西野皓三（講談社）
● 気の発見　西野皓三（祥伝社）
● 西野流呼吸法バイオスパーク　由美かおる（講談社）
● 気の力　生江有二（小学館）
● 気いのちのエネルギー　生江有二（主婦の友社）
● 誕生前後の生活　野口晴哉（全生社）
● 女である時期　野口晴哉（全生社）
● 風邪の効用　野口晴哉（ちくま文庫）
● 整体入門　野口晴哉（ちくま文庫）
● 人間生命の誕生　三木成夫（築地書館）
● 海・呼吸・古代形象　三木成夫（うぶすな書院）
● ヒトのからだ　三木成夫（うぶすな書院）
● 内臓のはたらきと子どものこころ　三木成夫（築地書館）
● からだの設計にミスはない　橋本敬三（柏樹社）
● 鉄人を創る肥田式強健術　高木一行（学研）

●白隠禅師　健康法と逸話　直木公彦（日本教文社）
●意識のかたち　高岡英夫（講談社）
●究極の身体　高岡英夫（講談社）
●スーパーボディを読む　伊藤昇（マガジンハウス社）
●骨の動物誌　神谷敏郎（東京大学出版会）
●解剖男　遠藤秀紀（講談社現代新書）
●遺体科学の挑戦　遠藤秀紀（東京大学出版会）
●新・人体の矛盾　井尻正二（築地書館）
●新・ヒトの解剖　井尻正二（築地書館）
●原初生命体としての人間　野口三千三（三笠書房）
●アシモフの科学者伝　I・アシモフ（小学館）
●薬をやめると病気は治る　安保徹（マキノ出版）
●病気は自分で治す　安保徹（新潮文庫）
●血圧心配症ですよ　松本光正（本の泉社）
●水木しげる伝　水木しげる（講談社漫画文庫）
●犬がどんどん飼い主を好きになる本　藤井聡（青春出版）
●氷川清話　勝海舟（角川文庫）

著者略歴

藤森　博明（Hiroaki Fujimori）

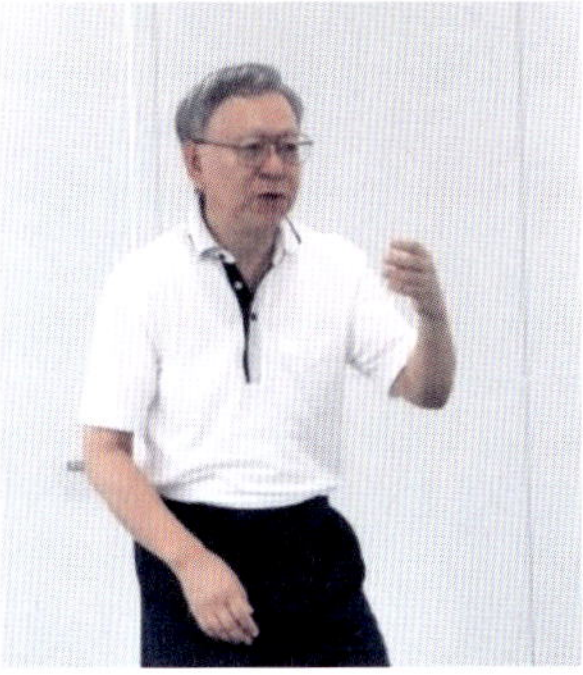

運を呼んだ、信念と粘り

気を掴むきっかけは、合気と呼吸法。

子供の頃からの相撲好きが大東流合気柔術を習った。

その後、目が覚めるほど凄い西野流呼吸法を学んだ。

そして、ふと合気は人間ならできそうという感じがした。以来、一に合気、二に合気、三四がなくて五に合気に。

身体の使い方を工夫していたある日、合気が掴めた。それを安全に公開すべく、スカイウォーキングという歩き方を開発。お陰で念願の「気」を捉えた。

次はあなたの番。

気のパワーは素晴らしい。気は想像を超えるパワー。総ての生物が持つ生命エネルギー。人間には最高の気が流れる。自然治癒、創造、活動……の源が気エネルギー。

健康道場**「ウェルネス　気の家」**主宰（電気通信大学　物理工学科卒）

（著書）『気に成る本』（コスモス・ライブラリー）
『奇跡の逆転数学ⅡB』（ごま書房）
『理系思考を身に付ける』（明日香出版）
『中学受験は算数しだい親しだい』（実業の日本）
『算数スーパーテクニックⅠⅡⅢ』（原書房）
『名門中学に合格できる算数』（明日香出版）

〒179-0083 東京都練馬区平和台4-25-12　七海ビル2F
「ウェルネス　気の家」（ハーテック）
・☎03―3936―0805
・ホームページ　http://homepage2.nifty.com/heartec/

気が分る本

2011年10月17日　　第1刷発行

発行所　㈲コスモス・ライブラリー
発行者　大野純一
〒113-0033　東京都文京区本郷3-23-5　ハイシティ本郷204
電話：03-3813-8726　Fax：03-5684-8705
郵便振替：00110-1-112214
E-mail：kosmos-aeon@tcn-catv.ne.jp
http://www.kosmos-lby.com/
装幀　瀬川　潔
発売所　㈱星雲社
〒112-0012　東京都文京区大塚3-21-10
電話：03-3947-1021　Fax：03-3947-1617
印刷／製本　シナノ印刷㈱
ISBN978-4-434-16105-6 C0011
定価はカバー等に表示してあります。

ウェルネス　気の家（ハーテック）主宰　藤森博明［著］

『気に成る本』

気を感じ、気で飛べるようにするあこがれのメソッド

本書は、気を感じてみたい人、気功を体得したい人、さらには気で健康に成りたい人に、気の感じ方、捉え方についての、今までになく簡明かつパワフルな方法論を紹介し、合わせて〝気の効用〟にも触れている。

気の世界を感じてみたい。でも、それはちょっとオカルト的で怖い。それに、できるかどうかも分からない。こう思って立ち止まってしまうのは、少し勿体ないかもしれません。

これまでは明確性のないのが、気の世界でした。しかし、少しだけ明確性の持てる道が見つかってしまったとしたら、どうでしょう。

気を捉えるのに、特別な才能は要りません。身体の緩め方や呼吸法の体得にも、特別な才能は要りません。

気は、健康や生きる気力を蘇えらせます。毎日がワクワクしてきます。気を受けると、若い人たちと同じように楽しく動けます。

これが私の分かったことであり、皆さんにお伝えできる総てです。

（本書「はじめに」より）

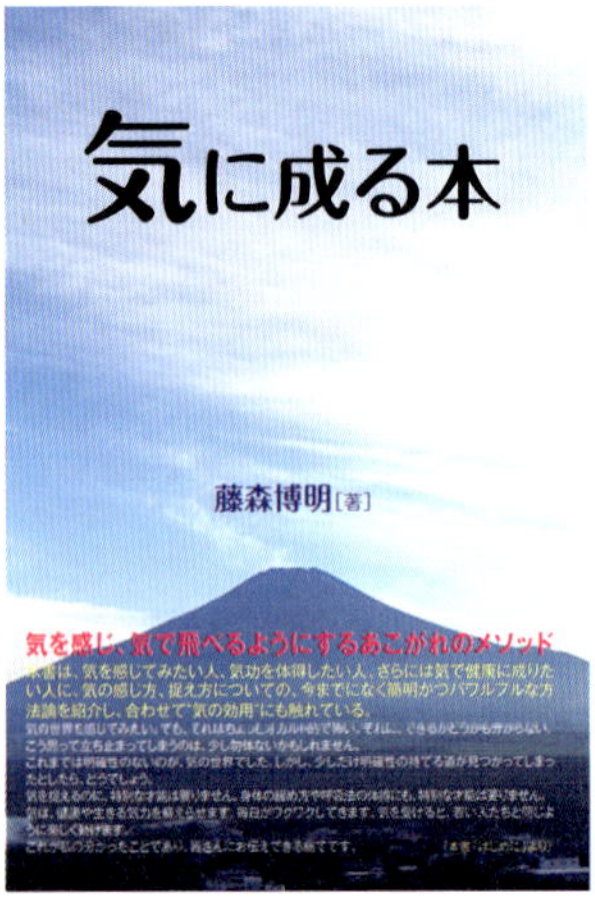

《本書の主な内容》

◎第１章　気は不思議　◎第２章　緩骨法　◎第３章　天地呼吸法　◎第４章　スカイウォーキング
◎第５章　気で飛ぶ　◎第６章　気を味わう　◎第７章　気をいかす生活　◎第８章　気に至る道

〈１６８０円〉

中国上海気功老師　盛鶴延［著］　**気功革命シリーズ**

『新装版　気功革命――癒す力を呼び覚ます』

中国気功界を代表する著者が書き下ろした、心と体に革命をもたらす気功マニュアルの決定版！

多くの流派に分れた気功法の中から本当に効果の高い方法を集大成し、図解付きでわかりやすく解説した実践書。

気功法は難しい方法ではありません。動作も簡単な、やさしい健康法です。そして、自分に合った方法を見つけて毎日繰り返し続けていれば、必ず体と心の両方にいい変化をもたらします。……

本書は一週間単位で十三週の「気功教室」に通う感じで読んでいただける構成になっています。

その中で、ひとつの好きな、自分に合った方法に巡り合えると、それは一生あなたの体を守ってくれる生きた健康法となるのです。（「本書の効果的な利用法」より）

〈1890円〉

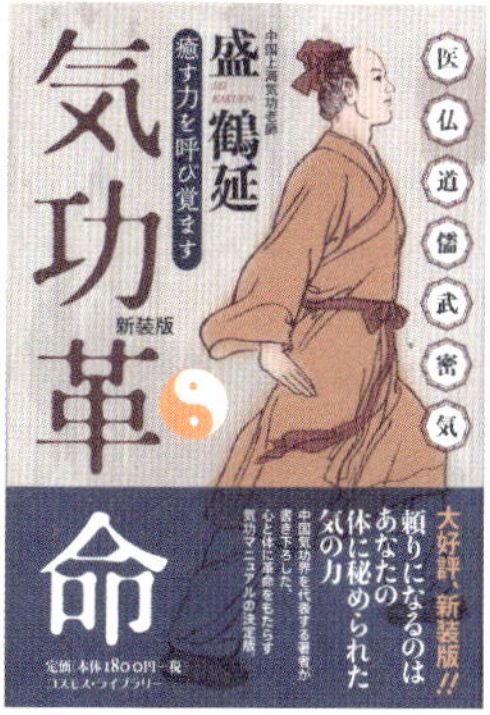

『気功革命・治癒力編――気功・按摩・薬膳・陰陽バランスを使って病気を治す・パワーを溜める』

ヨガブームに続き、気功ブーム再来。中国四千年の秘伝の養生法が、今、この一冊で明かされる

好評の『気功革命――癒す力を呼び覚ます』の続編である本書には、自分で病気を治すための知恵が集大成されている。医療ミス・医療不信が続く現代、健康への不安を抱えた現代人必読の書。

《本書の内容》◎原理編　◎実践編　◎方法編

〈1890円〉

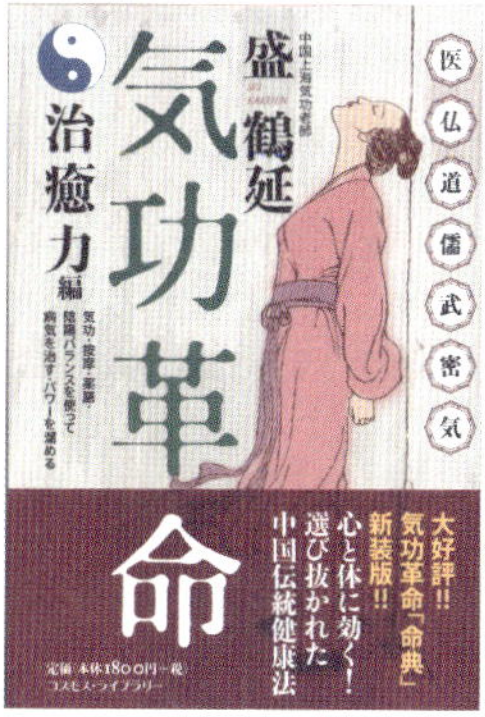

『気功革命【秘伝・伝授編】巻の一　気を知る』（DVDブック）

誰もが気功で元気になるために

秘伝とされた中国伝統気功法の奥義を、ついに映像で初公開！

好評既刊の『気功革命――癒す力を呼び覚ます』『気功革命――治癒力編』に続く、気功革命シリーズ第三弾。DVDブックとして初登場！

本DVDシリーズでは、人気の気功革命の気功法のやり方を、盛鶴延先生が映像で直接、わかりやすく指導しています。

本書は、気功教室に通えない地方在住の方、仕事があり時間がないけど、映像で気功を学び、健康を維持したい女性、時間がたっぷりある団塊世代の方々などに特に役立ちます。

《本書の内容》◎第一部　気を知る　◎第二部　気功革命基本気功法

〈10290円〉

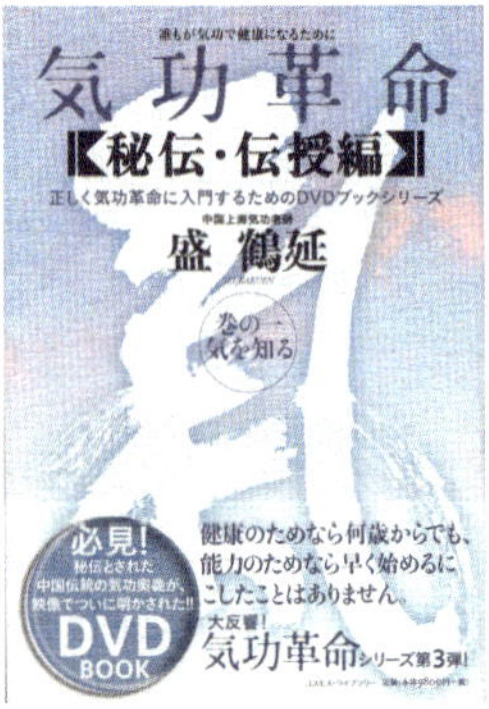

『気功革命【秘伝・伝授編】巻の二　功に成る』（DVDブック）

心の安定を取り戻すために

大好評「気功革命DVDブックシリーズ」、待望の第二弾！

中国気功の秘伝を映像付きで解説・公開し、大反響を呼んだ気功DVDブック『気功革命【秘伝・伝授編】巻の一　気を知る』の続編。前巻に引き続き、「心のエネルギー」を養う気功革命の奥義を解説し、また、DVDには中国人気気功師・盛老師による講義と実技を一時間半収録。小周天呼吸法、内観療法など、ストレス社会に打ち克ち、健康な心身を保つための、簡単で効果的な気功法の数々を、映像つきで多数紹介しています。気功革命を極めたいという方、気功を本格的に学びたいけど気功教室に通う時間がなかなかとれないという方、また、東洋医学やヒーリングなどの健康・医療関係者など、アマ・プロ双方に、おすすめの一冊です。

《本書の内容》◎第一部　功に成る　◎第二部　気功革命基本実技編

〈6090円〉

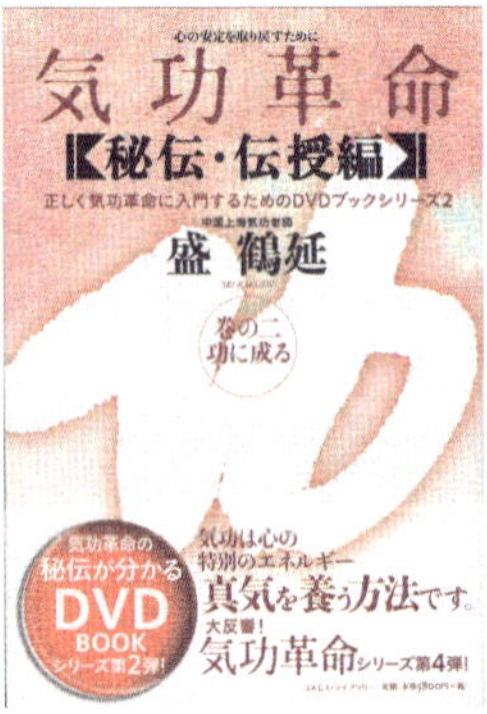

「コスモス・ライブラリー」のめざすもの

古代ギリシャのピュタゴラス学派にとって〈コスモス Kosmos〉とは、現代人が思い浮かべるようなたんなる物理的宇宙（cosmos）ではなく、物質から心および神にまで至る存在の全領域が豊かに織り込まれた〈全体〉を意味していた。が、物質還元主義の科学とそれが生み出した技術と対応した産業主義の急速な発達とともに、もっぱら五官に隷属するものだけが重視され、人間のかけがえのない一半を形づくる精神界は悲惨なまでに忘却されようとしている。しかし、自然の無限の浄化力と無尽蔵の資源という、ありえない仮定の上に営まれてきた産業主義は、いま社会主義経済も自由主義経済もともに、当然ながら深刻な環境破壊と精神・心の荒廃というつけを負わされ、それを克服する本当の意味で「持続可能な」社会のビジョンを提示できぬまま、立ちすくんでいるかに見える。

環境問題だけをとっても、真の解決には、科学技術的な取組みだけではなく、それを内面から支える新たな環境倫理の確立が急務であり、それには、環境・自然と人間との深い一体感、環境を破壊することは自分自身を破壊することにほかならないことを、観念ではなく実感として把握しうる精神性、真の宗教性、さらに言えば〈霊性〉が不可欠である。が、そうした深い内面的変容は、これまでごく限られた宗教者、覚者、賢者たちにおいて実現されるにとどまり、また文化や宗教の枠に阻まれて、人類全体の進路を決める大きな潮流をなすには至っていない。

「コスモス・ライブラリー」の創設には、東西・新旧の知恵の書の紹介を通じて、失われた〈コスモス〉の自覚を回復したい、様々な英知の合流した大きな潮流の形成に寄与したいという切実な願いがこめられている。そのような思いの実現は、いうまでもなく心ある読者の幅広い支援なしにはありえない。来るべき世紀に向け、破壊と暗黒ではなく、英知と洞察と深い慈愛に満ちた世界が実現されることを願って、「コスモス・ライブラリー」は読者と共に歩み続けたい。